血管画像技術
完全ガイドブック
―― 頭頸部・胸部・腹部・四肢 ――

循環器画像技術研究会・編
加藤京一・編著

第Ⅰ部　基礎編
第Ⅱ部　臨床編

執筆者一覧

編著者

加藤　京一	昭和大学大学院　保健医療学研究科／昭和大学藤が丘病院　放射線室

著　者（五十音順）

石川　栄二	横浜市立大学附属市民総合医療センター　放射線部
今関　雅晴	千葉県救急医療センター　検査部　放射線科
岩澤亜矢子	横浜労災病院　中央放射線部
上野　浩輝	埼玉石心会病院　放射線室
内山　裕史	昭和大学藤が丘病院　放射線室
大澤　三和	昭和大学病院　放射線室
太田　丞二	千葉大学医学部附属病院　放射線部
加藤　京一	昭和大学大学院　保健医療学研究科／昭和大学藤が丘病院　放射線室
菊地　達也	横浜市立大学附属市民総合医療センター　放射線部
橘高　大介	昭和大学大学院　保健医療学研究科／昭和大学病院　放射線室
坂野　智一	横浜市立大学附属市民総合医療センター　放射線部
坂本　肇	山梨大学医学部附属病院　放射線部
先山　耕史	昭和大学藤が丘病院　放射線室
佐藤　久弥	昭和大学大学院　保健医療学研究科／昭和大学病院　放射線室
塩野谷　純	埼玉石心会病院　放射線室
清水　大輔	埼玉石心会病院　放射線室
鈴木　宏明	東京慈恵会医科大学附属病院　放射線部
鈴木　義曜	下田メディカルセンター　医療技術部　放射線技術科
関口　博之	青梅市立総合病院　放射線科
田倉　寛恵	総合新川橋病院　放射線科
武　俊夫	昭和大学横浜市北部病院　放射線室
田島　修	埼玉県立がんセンター　放射線技術部
田邉　頌章	横浜市立市民病院　画像診断部
塚本　篤子	NTT東日本関東病院　放射線部
萩原　充人	横浜労災病院　中央放射線部
長谷川亮太	千葉県がんセンター　画像診断部
林　利廣	東京大学医学部附属病院　放射線部
藤村　耕平	東京医科大学八王子医療センター　放射線部
安田　光慶	昭和大学江東豊洲病院　放射線室
山下　慎一	東京慈恵会医科大学附属病院　放射線部
山本　和幸	東海大学医学部付属病院　診療技術部　放射線技術科

This book was originally published in Japanese under the title of:
KEKKAN GAZO GIJUTU---KANZEN GUIDE BOOK　----TOKEIBU・KYOBU・FUKUBU・SHISHI----
　(Technology for Vascular Imaging---Perfect Guide Book
　　----Head and Neck, Chest, Abdomen and Pelvis, Limbs----)

Edited by
Japanese Society of Circulation Imaging Technology（CITEC）©
2015 1st ed.
IRYOKAGAKU PUBLISHERS, INC.
11-9 Hongo 3 chome, Bunkyo-ku, Tokyo 113-0033, Japan

推薦のことば

　2014年厚生労働省人口動態調査推計報告によると，わが国の死亡原因は悪性新生物（がん）が第1位，心疾患が第2位，肺炎が第3位，脳血管疾患が第4位であり，血管性疾患が約40%と多くを占めています．このように血管性疾患の多い事を背景に，心臓カテーテル検査・治療をはじめ頭頸部・胸部・腹部・四肢の血管検査・治療を行う施設が増加しています．今日行われている頭頸部・胸部・腹部・四肢血管の検査・治療では高度画像診断機器を用い，デジタル画像データを屈指し，他のモダリティ画像（CT画像，MR画像，超音波画像）を同時に表示しながら，リアルタイムに治療を行っています．周辺医療機器や医療器材の開発と改良も進み，治療成績の向上に大きく寄与しています．これらハード面の向上は検査・治療にかかわる医師，診療放射線技師，看護師，臨床工学技士，臨床衛生検査技師等に対して，「根拠に基づく医療」(evidence based medicine：以下，EBM) とハイレベルの医学知識・臨床技術・臨床技能を要求しています．

　本書は，そういった時代の医療ニーズに応えるために，循環器画像技術研究会で30年以上培ってきた臨床技術を再度見直し，定例研究会で毎回行っている症例提示によるテクニカルデスカッションを中心に，第一部 基礎編として血管撮影装置の概略，インジェクタ，診断補助装置，カテ前情報・カテ中情報・情報のとらえ方，血管撮影領域におけるデジタル画像，画像ネットワーク，安全管理，医療器具，装置器材・周辺機器，第二部 臨床編として頭部領域，胸部領域，腹部領域，四肢領域における血管解剖，撮影技術・診断，臨床症例について，詳細に解りやすく記述されています．頭頸部領域から四肢領域に亘る血管を画像化する技術は高度画像診断X線装置の性能，デジタル画像処理の性能，デジタル画像表示装置，サーバー等のハード面の性能に委ねられているところがありますが，最終的に臨床画像を作成するのは診療放射線技師や医師であります．従って，頭部血管から四肢血管に至るまでの治療に必要な最適な最大情報量の臨床画像を作成する専門家はその疾患を熟知していることが重要であります．生きた生体情報を生きたまま画像化する瞬間に，全てのテクノロジーが結晶化されるものであります．

　循環器画像技術研究会は『心血管造影技術マニュアル』三輪書店（1994），『カテーテルスタッフのための心血管画像学テキスト』医歯薬出版（2004），『心血管画像技術　完全ガイドブック』医療科学社（2014），『血管画像技術　完全ガイドブック——頭頸部・胸部・腹部・四肢——』医療科学社（2015）と血管画像学の技術的神髄を本として出版してきました．この事業は診療放射線学の発展に多大なる貢献を行っています．これもひとえに会員の皆様方はじめ多くの諸先輩方，諸先生方のご支援とご協力の賜と感謝を申し上げます．

　本書は頭頸部・胸部・腹部・四肢血管検査・治療分野で活躍する診療放射線技師，医師，看護師，臨床工学技士，臨床衛生検査技師の質の向上を目指す手引き書として有用であります．また，チーム医療を進める上で有用な情報が満載されていますので推薦します．

2015年　7月吉日
循環器画像技術研究会
顧問　中澤　靖夫
（昭和大学大学院保健医療学研究科教授）

発刊にあたって

　私が循環器画像技術分野の仕事に携わって30年近くになろうとしています．しかし，血管造影の歴史をひも解くと，実はさらに古いことがわかります．1927年，ポルトガルの神経科医エガス・モニスは，像の陰影で脳の腫瘍や動静脈奇形などの神経性の病気の原因を診断する方法として脳血管造影法を開発し，1927年に最初の脳血管造影をリスボンで行いました．続いてレイナルド・C・ドス・サントス医師が，1929年に初の大動脈造影を行いました．1953年に新たなカテーテル挿入法としてセルジンガー法が確立されてからは，血管撮影にとどまらず，動脈塞栓術，経カテーテル的薬剤注入，血管狭窄や閉塞に対する経皮的血管形成術，メタリックステント留置，門脈圧充進症への胃食道静脈瘤塞栓術や経頸静脈肝内門脈静脈短絡術，大動脈瘤に対するステントグラフト留置，肺血栓塞栓症防止を目的とする下大静脈フィルタの留置，血管内異物除去，血栓除去など，IVRの進歩には目を見張るものがあります．これらは医師をはじめとしたメディカルスタッフ，装置や医薬品，そして数々のデバイスを開発してきたメーカの方々といった先人たちのたゆまぬ努力と治療への信念の上に確立されてきたといっても過言ではないでしょう．

　私は，これらの歴史のわずかな頁を知るに過ぎませんが，血管撮影とカテーテルを用いた治療，いわゆる塞栓術や拡張術，それは非血管，血管を選ばず，それぞれの手技，撮影法，装置などの変遷，また技術向上，放射線防護技術の進歩，装置の開発，アナログからデジタルへの移行，造影剤の進化，CTやMRIの応用，そして数々のデバイスの開発など，時代とともに経験し現在に至っています．そして今回，2014年3月に循環器画像技術研究会の発足30周年記念として出版された『心血管画像技術完全ガイドブック』に続き，第2弾として『血管画像技術完全ガイドブック——頭頸部・胸部・腹部・四肢——』を企画，出版するに至りました．

　内容は，基礎編として，装置器材・周辺機器およびデバイス，カテ前・カテ中・カテ後の情報の捉え方，血管撮影領域におけるデジタル画像，画像ネットワーク，安全管理，医療器具を解説，臨床編として頭頸部領域，胸部領域，腹部領域，四肢領域の疾患について，詳細にかつ解りやすくまとめました．各パートを担当した執筆者は，前刊同様，本研究会の幹事であり，それぞれに各施設で医療の最前線で活躍される選りすぐりのスペシャリストの皆さんです．

　本書が，循環器画像技術分野のみならず，チーム医療を含めた，臨床・教育・研究において，医療の現場で，また教育現場で，できるだけ多くのメディカルスタッフの方々に活用いただければ，企画者のひとりとして喜ばしい限りであります．

　最後に，執筆いただいた皆様，そして発刊に際してご支援とご協力を頂いた多くの方々に厚く御礼を申し上げます．

2015年6月吉日
循環器画像技術研究会
顧問　加藤　京一
（昭和大学大学院保健医療学研究科教授）

目 次

第 I 部　基礎編　　　　　　　　　　　　　　　　　　　　　　1

1　装置機器・周辺機器およびデバイス
────── 塩野谷純, 上野浩輝, 山本和幸, 太田丞二, 清水大輔 ── 3

1　血管撮影装置 ─────────────────────── 3
- 血管撮影装置の概略 ……………………………………………………… 3
- X線装置 …………………………………………………………………… 3
- Cアーム …………………………………………………………………… 5
- 血管撮影における 3D 撮影 ……………………………………………… 8
- IVR-CT とは？ …………………………………………………………… 12
- IVR-CT に求められる条件 ……………………………………………… 12
- IVR-CT 使用の注意点 …………………………………………………… 12

2　インジェクタ, 造影剤 ───────────────────── 13
- 血管撮影用インジェクタ ………………………………………………… 13
- 造影剤 ……………………………………………………………………… 13
- 造影剤腎症 ………………………………………………………………… 13

3　診断補助装置 ─────────────────────── 14
- 血管内超音波法：IVUS（intravascular ultrasound）………………… 14
- pressure wire …………………………………………………………… 14
- 超音波画像診断装置 ……………………………………………………… 16
- 各手法とその役割 ………………………………………………………… 16

2　カテ前・カテ中情報・情報のとらえ方
────── 菊地達也, 太田丞二, 安田光慶, 武　俊夫 ── 19

1　検査前情報 ──────────────────────── 19
- 診療録情報 ………………………………………………………………… 19
- 生化学検査情報 …………………………………………………………… 19
- CT 検査 …………………………………………………………………… 19

2　検査中情報 ──────────────────────── 21
- 患者生体情報 ……………………………………………………………… 21
- カテーテルの種類 ………………………………………………………… 21
- 造影剤注入時の注意点 …………………………………………………… 23

3　情報のとらえ方 ────────────────────── 26
- 情報の流れと撮影技術の組み立て方 …………………………………… 26
- 臨床情報から病態予測・インフォームドコンセントへ ……………… 27
- 技術計画と患者・カテーテルスタッフへのアプローチ ……………… 28
- 技術評価・臨床評価・総合技術評価の考え方と活かし方 …………… 29
- 診療放射線技師のための症例報告と "4 つの key" …………………… 30

3 血管撮影領域におけるデジタル画像
佐藤久弥, 大澤三和, 橘高大介 — 33

- 血管撮影における DR システムの DA 画像と DSA 画像 ……………… 33
- FPD 画像の構造 ……………… 34
- 画像処理（心臓領域との違いを明確化する）……………… 37

4 画像ネットワーク
萩原充人 — 39

- 医療情報の標準化 ……………… 39
- データ管理 ……………… 40

5 安全管理
今関雅晴, 長谷川亮太, 関口博之, 石川栄二, 加藤京一 — 43

- 患者安全対策 ……………… 43
- 放射線安全管理 ……………… 43
- カテ室の感染対策 ……………… 45
- 標準予防策 ……………… 45
- カテ室のリスク・マネジメント ……………… 47
- チーム医療 ……………… 50
- 看護師から学ぶ本当の看護 ……………… 52
- 機器管理 ……………… 52

6 血管撮影・IVR に使用する物品
塚本篤子, 関口博之 — 57

- シースイントロデューサー ……………… 57
- ガイドワイヤ ……………… 57
- カテーテル ……………… 57
- IVR 時に使用する物品 ……………… 58
- 塞栓物質 ……………… 59
- 血管撮影で使用する薬剤 ……………… 65

第Ⅱ部　臨床編　　　　　　　　　　　　　　　　　　　　67

1　頭頸部領域　　　　　　　　　　　　　　　　　山下慎一，坂野智一──69

① 血管解剖　　　　　　　　　　　　　　　　　　　　　　　　　　69

- 総頸動脈 common carotid artery ································ 69
- 内頸動脈 internal carotid artery ································· 69
- 前大脳動脈 anterior cerebral artery······························ 72
- 中大脳動脈 middle cerebral artery ······························· 73
- 外頸動脈 external carotid artery ································· 74
- 椎骨動脈 vertebral artery，脳底動脈 basilar artery ·············· 74
- 後大脳動脈 posterior cerebral artery ···························· 75
- ウイリスの動脈輪··· 76
- 頭部静脈··· 77

② 頭部血管撮影技術　　　　　　　　　　　　　　　　　　　　　78

- 頭部領域の血管撮影··· 78
- 血管撮影の適応となる疾患····································· 78
- 撮影方法··· 79
- 頭部血管内治療における画像支援······························· 81

症例

1. 脳梗塞 cerebral infarction·································· 84
2. 鼻腔血管腫 nasal cavity hemangioma ····················· 86
3. 脳動脈瘤 cerebral aneurysm ······························ 88
4. 頸動脈狭窄症 carotid stenosis ···························· 92
5. 脳動静脈奇形 cerebral arteriovenous malformation: AVM ·············· 96
6. 硬膜動静脈瘻 dural arteriovenous fistula: dAVF············· 98

2　胸部領域　　　　　　　石川栄二，鈴木宏明，藤村耕平，林　利廣，田島　修── 101

① 血管解剖　　　　　　　　　　　　　　　　　　　　　　　　　101

- 大動脈とその分枝の局所解剖··································· 101
- 大動脈弓部分枝の分離と破格··································· 102
- 大動脈と大動脈瘤··· 102
- 胸部大動脈瘤に対するステントグラフト内挿術：TEVAR·········· 104
- 気管支動脈の解剖··· 104
- 肺動脈の走行··· 105
- 肺静脈の走行··· 105
- 大静脈とアクセスルートの解剖································· 106

② 撮影技術：胸部領域の診断　　　　　　　　　　　　　　　　　108

- 胸部領域の検査··· 108
- 胸部領域のIVRについて ······································ 108
- 検査の流れ··· 114
- 造影剤条件··· 115
- 撮影条件··· 115

症例

1. 肺血栓塞栓症 pulmonary thromboembolism …… 116
2. 喀血に対する気管支動脈塞栓術
   bronchial arterial embolization: BAE …… 120
3. 胸部大動脈瘤に対するステントグラフト内挿術
   thoracic endovascular aortic repair: TEVAR …… 124
4. 胸腹部大動脈瘤に対するステントグラフト内挿術
   thoracic endovascular aortic repair: TEVAR …… 128

3 腹部領域
— 安田光慶, 鈴木義曜, 先山耕史, 内山裕史, 岩澤亜矢子, 田邉頌章 — 133

1 血管解剖 — 133

腹部大動脈 abdominal aorta …… 133
腹腔動脈 celiac artery …… 133
上腸間膜動脈 superior mesenteric artery …… 135
下腸間膜動脈 inferior mesenteric artery …… 135
総腸骨動脈 common iliac artery …… 135
門脈 portal vein …… 136
下大静脈 inferior vena cave …… 137

2 腹部血管撮影技術 — 138

IVRの種類 …… 138
腹部血管撮影の流れ …… 138
検査説明と患者ポジショニングについて …… 140
撮影フレームレートと造影剤注入条件 …… 141
angio CT …… 142
flat panel detector 搭載型 cone beam CT（CBCT） …… 143
アンギュレーション …… 143
塞栓物質 …… 145

症例

1. ステントグラフト内挿術 endovascular aneurysm repair: EVAR …… 148
2. バルーン閉塞下逆行性経静脈的塞栓術
   balloon-occluded retrograde transvenous obliteration: B-RTO …… 152
3. 下大静脈フィルタ留置術 inferior vena cava filter placement …… 154
4. 経カテーテル動脈塞栓化学療法
   transcatheter arterial chemo-embolization: TACE …… 156
5. 消化管出血（大腸憩室出血）に対する動脈塞栓術 …… 160
6. 経頸静脈的肝内門脈静脈短絡術
   transjugular intrahepatic portosystemic shunt: TIPS …… 164
7. 骨盤骨折 pelvic fracture …… 168
8. 副腎静脈採血 adrenal venous sampling: AVS …… 172

4 四肢領域 　　　　　　　　　　田島　修, 坂本　肇, 田倉寛恵 — 177

1 下肢動脈疾患と血管解剖 — 177
　病態 …………………………………………………… 177
　解剖と造影 …………………………………………… 177

2 撮影技術 — 182
　骨盤・四肢の診断 …………………………………… 182
　腸骨動脈 ……………………………………………… 182
　下肢動脈 ……………………………………………… 182

2 臨床症例：骨盤領域IVR — 184
　骨盤内悪性腫瘍に対する動注化学療法 …………… 184
　女性性器出血 ………………………………………… 184
　子宮筋腫 ……………………………………………… 186
　持続性陰茎勃起症 …………………………………… 186
　骨盤部骨腫瘍 ………………………………………… 186
　骨盤骨折 ……………………………………………… 186

症例
1. 急性動脈閉塞に対する血栓除去術
   thrombectomy for acute limb ischemia ………………………… 188
2. 末梢血管病変に対する血管形成術1
   percutaneous transluminal angioplasty for peripheral artery disease … 192
3. 末梢血管病変に対する血管形成術2
   percutaneous transluminal angioplasty for peripheral artery disease … 198
4. 炭酸ガス造影を利用した末梢動脈疾患に対する
   末梢血管インターベンション ………………………………… 208
5. 膝下動脈病変の末梢血管インターベンション1（BK-EVT） ………… 212
6. 膝下動脈病変の末梢血管インターベンション2（BK-EVT） ………… 214
7. その他の症例 …………………………………………………… 217

付録　基準範囲 　　　　　　　　　　　　　石川栄二 — 223

索　引・227

第 I 部

基礎編

1 装置機器・周辺機器およびデバイス

1 血管撮影装置

血管撮影装置の概略

血管撮影装置は，心臓や全身の動脈，静脈の血管系に造影剤を用いて造影や撮影を行うとともに，インターベンションなどの治療のためのモニタとして使用する装置である．目的部位に応じて心臓用と頭部・胸部・腹部などの汎用があるが，その違いは主に検出器のサイズであり，汎用のほうが心臓用よりも大きく設計されている．これは，観察部位が広いもしくは長いことが大きな要因となっている（**Fig.1**）.

インターベンションの進歩とともに，血管撮影装置も高画質，操作の向上，新しい撮影および画像処理アプリケーションの開発などめざましく向上・進化し，高度化する手技にも対応する装置となっている．インターベンションを行う環境に関しても透視・撮影に加えて，IVUSやECGのみではなく，CT画像のなどの情報を統合して手技を進行できる環境となっている．

また，最新の装置は，テーブルサイドの操作卓により，Cアームのポジショニングや撮影条件の切り替え，画像表示，また画像処理など多くの機能を清潔野の状態で術者が思いのままの操作が容易にできるようになっている．これにより，撮影条件の変更や画像表示のための検査室と捜査室の行き来が不要となり，ワークフローの改善が見込める（**Fig.2**，**Fig.3**）.

2000年代に入りFPDを搭載した装置が誕生したことにより，従来のI.I搭載型装置に比べて画像の歪みがなく，ダイナミックレンジが広いことによりハレーションを軽減し，細かい血管まで詳細に観察が可能になるなど飛躍的に向上している．しかし，現在もなお，I.I搭載型装置とFPD搭載型装置の混在が見受けられる（**Fig.4**）.

X線装置

汎用血管撮影装置は，循環器領域を除く，頭部，胸部，腹部，骨盤，下肢などさまざまな部位・疾患に対応するため検出器サイズが大きく，広い視野での手技が可能となっていることが特徴である．血管撮影装置システムの構成は，X線発生装置，X線機械装置，X線映像装置，X線画像処理装置，その他関連機器である．

X線高電圧発生装置

X線高電圧発生装置とはX線管に印加するための高電圧を発生させる装置である．主に供給電圧の制御やX線の制御を行っている．高電圧を制御しているため，大きな電源容量が必要であり，血管撮影装置内に設置している他の医療機器に電圧降下などの影響を与えないよう

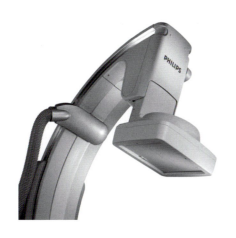 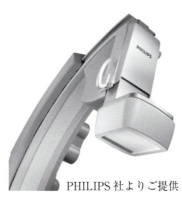

PHILIPS社よりご提供　**Fig.1**　汎用FPD（左），循環器用FPD（右）

に，専用の電源にすることが一般的である．近年ではインバータ制御方式を採用しているため，高圧トランスは飛躍的に小型となり，省スペースでの設置が可能となっている．

X線管

陰極と陽極の2極管構造．高速電子を陰極から陽極に衝突させX線を発生させる．陽極は固定陽極と回転陽極に大別される．血管撮影用のX線管は高い線量率のX線を長時間発生させる必要がある．そのため，陽極蓄積熱容量は1300～3000kHU，焦点サイズは0.3～1.2mm，陽極冷却率は500～900kHU/minのX線管が用いられている．陽極蓄積熱容量は焦点面温度によって制限されるため，その熱量を効率良く放熱できる構造である必要がある．従来の回転陽極は金属製のボールベアリングを使用しているため，陽極軸の軸ブレにより金属の摩耗・偏心し，X線管球の故障の原因のひとつとなっていた．しかし，近年ではベアリングレス（液体金属による軸受）のX線管が登場した．

金属同士の接触が一切ない液体金属ベアリングを使用しているため，ベアリング破損によるX線管球故障の心配もなく，熱伝導効率や冷却効果が高く，回転速度も安定した高性能なX線管である．これにより，大型の熱容量であるX線管が用いられ，高負荷をかけたX線

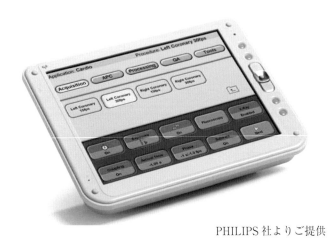

PHILIPS社よりご提供

Fig.2 テーブルサイド操作卓

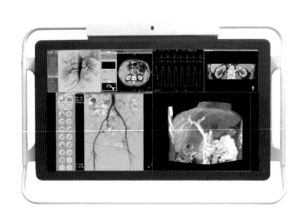

PHILIPS社よりご提供

Fig.3 大型モニタ

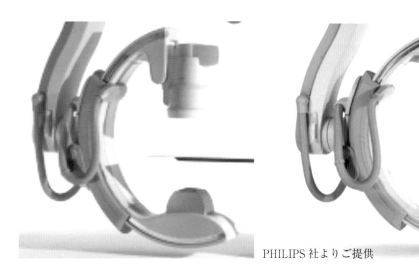

PHILIPS社よりご提供

Fig.4 ベアリングレスX線管

管の冷却を行うための透視・撮影の停止がなく，効率良く手技を遂行できる．また，ベアリングレスになったことにより，ロータ騒音が大幅に低減し，静かな検査環境を保つことが可能である（Fig.5）．

自動露出機構：AEC

自動露出機構とは，被写体厚に関わらず，常に一定の輝度を保持するシステムである．このAECは血管撮影装置のみでなく，ほとんどのX線装置に装備されている．光電子増倍管（フォトマル）等の光検出器が出力光量を検出し，管電圧および管電流の制御を行っている．

image intensifier: I.I

I.IはX線によって入力面上に形成された蛍光像を，真空管内の光電陽極によって電子像に変換し，外部から電子エネルギーを与え，これを加速・収束し，出力面上に蛍光像に変換し輝度を増幅する装置である．I.Iの性能評価として，変換係数Gx，量子検出効率DQE，コントラスト比，解像力，画像の歪み，輝度ムラがある．この中でも変換係数GxはX線束を光に変換するI.Iの効率を示し，重要な因子である．I.Iの経年劣化により入力面の受光体が劣化し変換係数が小さくなる．これにより，管電流や管電圧が上がり被曝線量が増加する．また，量子検出効率DQEも重要な因子であり，入射X線量の信号対雑音（S/N比）と出力画像の信号対雑音（S/N比）のエネルギー比で定義される．I.Iの量子検出効率DQEは一般的に40〜65％程度である．また，I.Iはダイナミックレンジが FPDに比べると，あまり広くないことから，DSAではハレーションを起こすことがある．この対策方法として補償フィルタを挿入して対応する．

flat panel detector: FPD

FPDは半導体などを用いてX線エネルギーを電気信号に変換し，X線画像を構築する装置である．I.Iと比較すると広いダイナミックレンジであるため，ハレーションしにくい．そのため，細かい血管を描出することが可能となった．また，I.Iと比較すると量子検出効率DQEが高い．このことから，少ないX線量で高画質を得ることが可能であるため，被曝低減につながる．また受光面が平面であるため，幾何学的な歪みがなく，血管径などの計測精度の向上が期待できる．また，血管撮影室内にあるさまざまな医療機器から放出する磁気の影響が少ないために，画質にほぼ影響せず，経年劣化が少なく，長期にわたり安定した高画質を得ることができる．FPDには直接変換方式と間接変換方式が存在する．直接変換方式は解像度が優れ，間接変換方式はX線感度が優れている．近年では，間接変換方式が主流となりつつある．

Cアーム

Cアームの設置方法は床置き式・天井懸垂式・バイプレーン・新型アームがあるが，それぞれの特徴があるため，導入時に施設の設置面積や使用環境を考慮したうえで導入すべきである．

床置き式

一般的に天井懸垂式Cアームと比較するとポジショニングの柔軟性が劣り患者へのアクセスが制限されるなどのデメリットがあるが，設置面積が少なく，安定性に優れ，画質も安定している（Fig.6）．

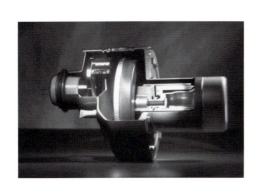
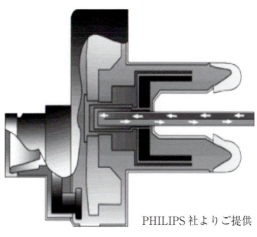

PHILIPS社よりご提供　　Fig.5　I.IとFPD

天井懸垂式

　天井懸垂式は広い範囲を自由に動かすことができるため，麻酔器や点滴などの周辺機器との干渉を避けることができる．しかし，天吊りされている照明器具やモニタなどのシステムとの干渉や空調を乱してほこりを舞い上げるなどの問題点がある．そのため，ハイブリッド手術室用血管撮影室導入の際にはレール部にHEPAフィルタを配置するなどの衛生管理を考慮する必要がある（Fig.7）．

バイプレーン装置

　バイプレーン撮影では，側方散乱の影響を除去するために2方向同時に撮影しているのではなく，互いに位相をずらし，X線を交互に曝射している．FPDは残像が少ないが，I.Iの場合には残像が短くなければならない．1回の造影剤注入で，同時に2方向から撮影が行えるため，造影剤総量を減らすことが可能である．また，同時に2方向から透視・撮影が行うことができるため，検査時間短縮にもつながり，患者の負担が軽減できる．しかし，操作が不慣れな術者の場合，位置合わせの際の透視が長くなったり，患者からFPDが離れることによる透視・撮影での被曝線量が増加する場合もある（Fig.8）．

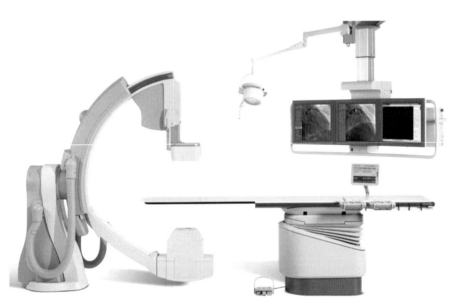

PHILIPS社よりご提供　　Fig.6　I床置き式装置

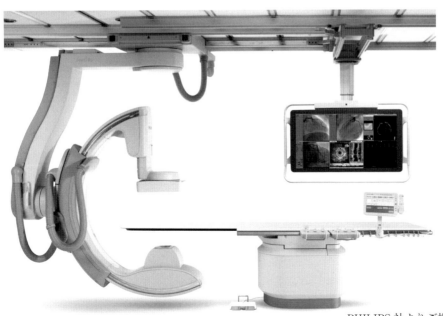

PHILIPS社よりご提供　　Fig.7　天井懸垂式装置

新型Cアーム

近年では，Cアームスタンド部に多軸駆動機構を採用した装置や自動で任意の位置に自走可能な自動走行装置などの装置がめざましく開発されているため，床置き式の安定性と天井懸垂式の可動性の両装置の利点を兼ね備え，より高度なIVRにも対応できるハイブリッド手術室用血管撮影装置として開発されている（Fig.9, Fig.10）．

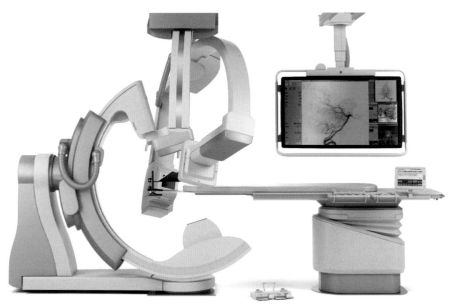

PHILIPS社よりご提供　　Fig.8　バイプレーン装置

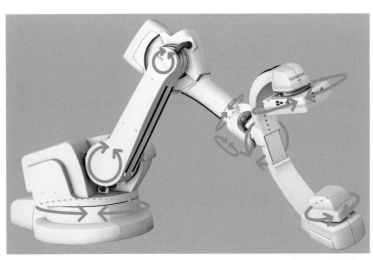

Fig.9　新型Cアーム　　SIEMENS社よりご提供

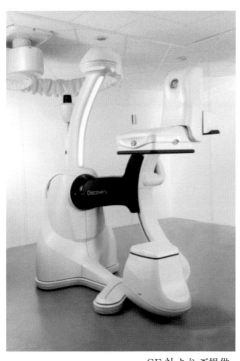

GE社よりご提供

Fig.10　自動走行式Cアーム

血管撮影における3D撮影

血管撮影装置のデジタル化が進むと同時に，撮影法も2Dだけでなく3Dへと進化を遂げた．特に，頭頸部および腹部領域の血管内治療においてなくてはならないものとなりつつある．血管撮影装置から得られる3D撮影法には大別して3DRAとCBCTがあげられる．各々の特徴を理解し，状況に応じて適切な3D撮影法を選択することが重要である．

3D rotation angiography: 3DRA (Table 1)

Cアームによる約200°の回転撮影にて投影データを収集し，コーンビーム再構成アルゴリズムによりMPR画像やVR画像を得る撮影法．造影剤や骨など高コントラストの描出に適している．特に，頭部領域で脳動脈瘤の形状や大きさの把握，血管内治療のワーキングアングル選択に用いられることが多い．

cone beam CT: CBCT (Table 1)

FPD搭載型Cアームにより回転撮影と再構成を行うことによってMPR画像やVR画像を得る撮影法．I.Iに比べ広いダイナミックレンジを有するFPDを用いることにより，低コントラスト分解能が向上し軟部組織など低濃度差病変部の描出が可能である．特に，腹部領域で淡い造影効果の腫瘍と周囲軟部組織の把握や，頭部領域で血管内治療後の出血確認に用いられることが多い．

3D撮影におけるアーチファクトとその対策

3DRAにおけるビームハードニングアーチファクト

3DRAにおいて擬似血管狭窄アーチファクトを経験する．これは，回転方向と平行に走行する高吸収体がビームハードニングにより信号欠損を起こすアーチファクトである[3]．ビームハードニングアーチファクトを低減する方法には，回転方向に対し被写体をrotationする方法と，希釈造影剤を用い被写体コントラストを下げる方法がある（Fig.11）．頭部領域の3DRA撮影において，回転方向と直行する眼動脈や中大脳動脈でアーチファクトが出現した場合，頭部をやや傾けることで改善可能である．また，巨大動脈瘤では希釈造影剤を用いることで母血管の擬似狭窄アーチファクトを改善できる．

CBCTにおけるストリークアーチファクト

高濃度造影剤など高吸収体周囲から放射状に広がるアーチファクト．投影データ数が少なく，CTに比べ撮影管電圧の低いことに起因する[4]．ストリークアーチ

Table 1　3DRA・CBCTの概要

3DRA	CBCT
・I.IまたはFPD搭載装置で撮影可	・FPD搭載装置で撮影可能
・高コントラストイメージング	・低コントラストイメージング
・頭部領域 　→脳動脈瘤の形態評価 　→AVM・AVFの血管評価 　→WAの決定	・頭頸部領域 　→頭蓋内ステント描出 　→術中術後出血確認 　→頸動脈ステント評価 ・腹部領域 　→軟部組織の描出 　→腫瘍や周囲臓器との関係把握

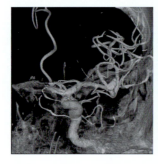 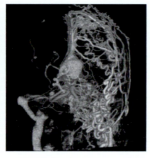 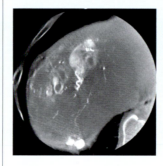 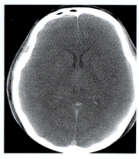

ファクトを低減するためには，scan time を上げ投影データ数を増やす方法と，希釈造影剤を用い被写体コントラストを下げる方法がある．投影データ数を増やす方法は動きのない頭部領域では有効になるが，腹部領域では息止め不良によるモーションアーチファクトの原因となりえる．腹部領域では希釈造影剤を用いる方法が一般的となっている（Fig.12）．

3D 撮影における画質と被曝線量の関係

さまざまな 3D 撮影プロトコールや撮影条件が各メーカーから開発されており，撮影目的に合わせユーザー側で選択する必要がある（Table 2）[5),6]．よって，IVR に携わる診療放射線技師は各撮影プロトコールによる画質と被曝線量の把握が重要となる．

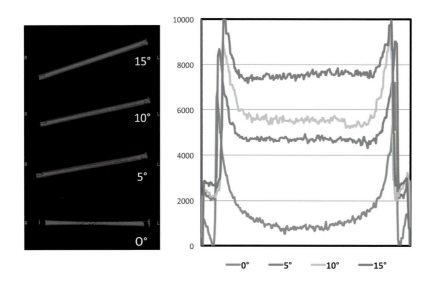

Fig.11 ビームハードニングアーチファクト
　　　対策：rotation

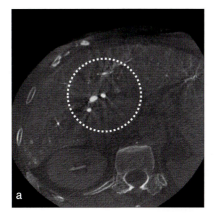 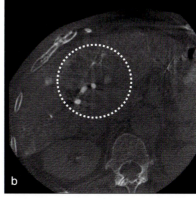

Fig.12 ストリークアーチファクト対策
　　　：希釈造影
　a　300mgI
　b　150mgI

Table 2　3D プロトコル：SIEMENS@2012

scan time	4	5	6	8	10	20
frames	192	139	229	419	275	543
pulse width	5	12.5	5	5	12.5	12.5
focal spot size	L: 1.0	S: 0.6	L: 1.0	S: 0.6	S: 0.6	S: 0.6
kV set	90	70	90	90	70	70
matrix	480 × 480	960 × 960	480 × 480	480 × 480	960 × 960	960 × 960
pixel depth	14bit	12bit	14bit	14bit	12bit	12bit

各撮影プロトコールにおいて投影データ数が多ければ高分解能画像というわけではないため，各々の撮影法の特徴をよく理解する必要がある（**Fig.13**）．3DRAでは造影血管など高コントラスト分解能が重要となる．3D撮影における高コントラスト分解能は撮影プロトコールによる大差はあまりない（**Fig.14**）．また，MIPやVRによって表示するため，ストリークアーチファクトやノイズの影響を受けにくく，投影データ数は少なくてよいといえる．ただし，収集マトリクス数の低いプロトコールを選択した場合には，VRでもノイズの影響を受ける場合があるため，最適な再構成関数に変更する．

一方CBCTでは，MPRで軟部組織や淡い造影効果を表示するため，低コントラスト分解能が重要となる．低コントラスト分解能は投影データ数，管電圧，焦点サイズ，収集マトリクス，収集階調数，再構成関数に影響を受ける（**Fig.15**）．また，3D撮影では照射範囲が広いために，被曝線量の把握が難しい．血管撮影装置はアンダーチューブであり，3D撮影においては軌道の大半が被写体後面となるため，後面ほど被曝線量は高くなる（**Fig.16**）．線量分布はscan timeよりも投影データ数に

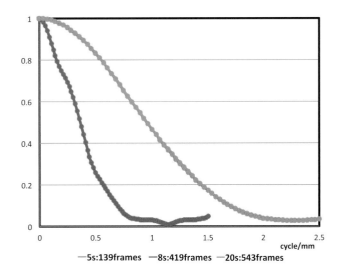

Fig.13 MTF

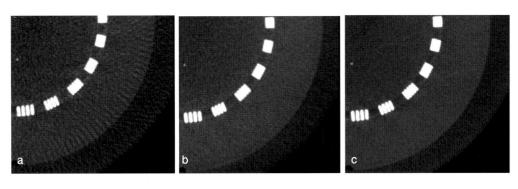

Fig.14 高コントラスト分解能
a 5s scan: 139 frames
b 8s scan: 419 frames
c 20s scan: 543 frames

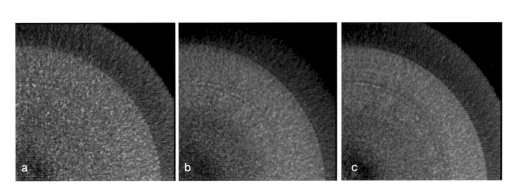

Fig.15 低コントラスト分解能
a 5s scan: 139 frames
b 8s scan: 419 frames
c 20s scan: 543 frames

依存する.

以上のように撮影目的に合わせた画質と被曝線量のバランスを考えプロトコール選択をすることが重要である. 例えば, 頭部領域では脳動脈瘤など高コントラスト描出ならば 3DRA で短時間での撮影法を, 頭蓋内ステントなど低コントラスト描出ならば CBCT で高分解能かつ低コントラスト分解能の高い撮影法を選択する. 自施設での撮影プロトコールの特徴をよく理解し最適プロトコールの選択を行うことが重要である.

進化する 3D アプリケーション

fusion image (multi volume・multi modality)

異なる撮影で得られた 3D 画像を重ね合わせて表示する機能. 頭部においては血管と骨を fusion することによって開頭術前の計画や, AVM 治療の際に複数 feeder の把握が可能となる. 腹部においては CT や MRI の AX 画像と CBCT の VR を fusion することによって, 腫瘍の同定と確認を行う.

3D road map

3DRA 画像を透視画像とリアルタイムで重ね合わせる表示する機能. 寝台位置や C アーム角度の変更にも追従する. 最近の装置では fusion や registration 精度が向上したため, 特に, 頭部領域において有効なツールとなっている.

HCC に対する TACE 支援機能

HCC に対する TACE の際に, CBCT 画像にてターゲット腫瘍をマーキングすると, ターゲットまで伸びている血管をカラー表示する機能. 栄養血管が多数あるような場合に, 枝血管の選択造影の回数が低減でき治療効率が向上する.

needle guide

経皮的生検やドレナージの際に, CBCT 画像上でターゲットまでのパスを計画すると, 透視画像上にパスが重ね合わせて表示される.

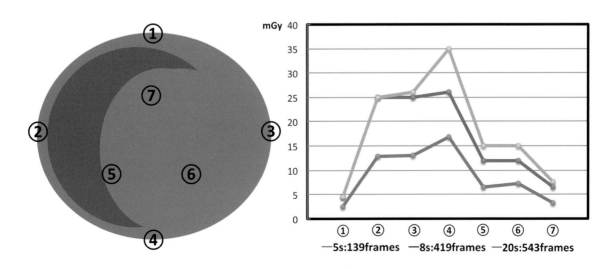

Fig.16 CBCT 被曝線量分布：腹部領域

IVR-CT とは？

CT 装置と血管撮影装置を組み合わせた IVR-CT 装置（Fig.17）は，1992 年に初めて実用化された．angio CT を施行するにあたり，血管撮影装置と CT 室が別々に存在する場合は，カテーテル挿入下での移動が必要であった．2 つの装置を一体化させることにより，清潔，安全かつ円滑に angio CT を行うことが可能になった．

近年では，初期診療に IVR-CT を導入する施設もある．このシステム導入により，患者を移動させることなく，患者搬入から効率的で迅速な診断と治療が可能となる．

IVR-CT は，肝細胞癌に対する TACE における有用性も報告されており，BAE や VHA などさまざまな IVR でも用いられている．また，CT ガイド下生検などでも広く用いられている[7)～12)]．

IVR-CT に求められる条件

IVR-CT 装置に求められる条件は以下の条件である．
① 血管撮影装置と CT 装置が同一寝台で行え，天板フローティング動作と CT 撮影で精度の高いヘリカルスキャンが行える．
② さまざまな IVR のアプローチが可能で，設置性に優れコンパクトなシステムであること．
③ 高度な IVR 支援機能を有すること．
④ 各装置がそれぞれ単体で使用が可能であること[13)～14)]．

IVR-CT 使用の注意点

・アームレスト，CT ガントリ，インジェクタなどの周辺機器が干渉を起こさないように注意を払わなくてはならない．
・CT 撮影中に装置の干渉を起こすと撮影が中断してしまうこともあるので特に注意が必要である．また，自走式 CT であるので，ガントリ走行レーン上に障害物がないようにしなくてはならない（Fig.18）．

IVR-CT 装置は，高額で減価償却できないため，一般病院には導入は難しい．しかし，設計に工夫をすることによって，血管撮影のみの検査時に，空いている CT 装置の部分を区切り有効利用している施設もある[15)～19)]．

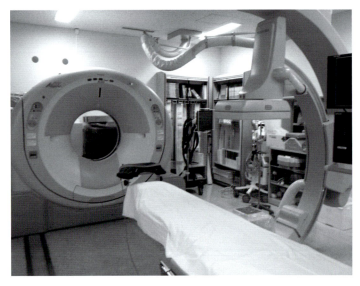

Fig.17　IVR-CT の全体像

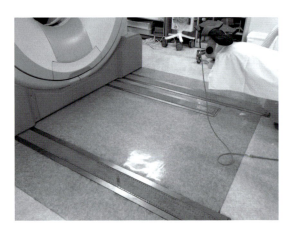

Fig.18　IVR-CT の走行レーン

2 インジェクタ，造影剤

血管撮影用インジェクタ

頭部や腹部，四肢などの血管造影を行う際に，造影剤を定量的かつ正確に血管内に注入し，良好な造影像を安定して得るために必要不可欠なものとして用いられている（Fig.19, Fig.20）．

造影剤

使用造影剤の決定には検査部位や検査目的が影響するが，施設間の考え方の違いも大きい．また，angio CTやコーンビームCTなど使用装置や検査方法によっても異なってくる．注入条件の決定には以下の項目を検討し，決定してもらいたい．

造影剤濃度：造影剤 1ml 中のヨード含有量
注入速度：1秒間あたりの注入量
注入量：1回の撮影に注入する造影剤量
注入時間：1回の撮影の注入に掛かる時間
立ち上がり時間：許容最大フローレートに到達するまでの時間
注入量（ml）＝注入速度（ml/sec）×注入時間（sec）

造影剤腎症

ヨード造影剤の副作用にはさまざまなものがある．中でも容量依存性の代表としてあげられるのが腎障害である．昨今この腎障害は造影剤腎症（contrast induced nephropathy: CIN）とよばれ，腎機能低下を引き起こすものである．

造影剤腎症には病理学的に定められた定義はないとされているが，一般的に検査後48〜72時間以内に血清クレアチニン値が軽度上昇（25%あるいは0.5mg/ml以上）するものから，透析を必要とする急性腎不全を呈するなど幅は広い．

造影剤腎症の予防・低減方法についてはさまざまであるが，生理食塩水による補液や造影剤の最大投与量を算出するCigarroaらの式（Fig.21），ビグアナイド系糖尿病薬との併用を避けるなどがあげられる．

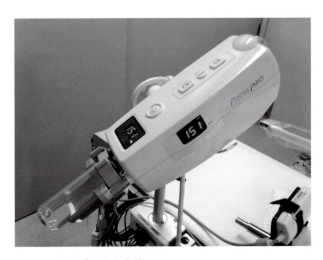

Fig.19 インジェクタ本体

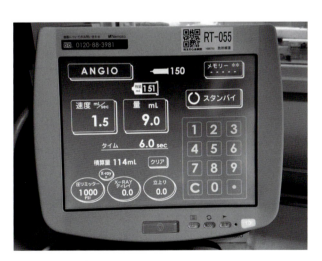

Fig.20 インジェクタ操作パネル

・最大使用量（ml）＝体重（kg）× 5（ml）／血清クレアチニン値（mg/dl）

Fig.21 Cigarroaらの式

3 診断補助装置

血管内超音波法：IVUS
(intravascular ultrasound)

IVUSはカテーテル先端にある探触子から超音波を発信し，そのエコー像を得るもので，血管の断層像を詳細に観察できる検査方法である．

IVUSのスキャン方法は，1つの探触子を機械的に回転し（1,800回／分）断層像を得る機械走査式と，カテーテル全周に配置した探触子へ電気的に信号の送受信を行う電子走査式の2つがある．

機械走査式は，カテーテル自体がプロテクティブシースの中で回転する構造のためシース内のエア抜きが必要となる．周波数は45MHz/40MHzの高周波を使用しているため解像度の高い画像が得られ，シース構造によるスムーズなプルバックを行えるため距離計測が正確にできる．しかし，探触子の回転ムラによるアーチファクト（NURD）が発生する可能性がある．NURDは，血管の強い蛇行，IVUSカテーテルの屈曲，Yコネクタの閉めすぎなどにより発生する可能性がある．

電子走査式は，プロテクティブシースが必要ないためエア抜きが不要である．周波数は機械走査式と比較すると20MHzと低いため，画像の解像度は機械走行式に劣る．しかしながら，20MHzの周波数は機械走査式に比べ深達性があるため，血管径の大きい頸動脈，腸骨動脈などの血管描出が可能である．ガイドワイヤはカテーテル内を走行するため，ガイドワイヤによるアーチファクトがなく，カテーテル先端から探触子までの距離が約1cmと短いため，頸動脈ステント留置術（CAS）には電子走査式が使用されることが多い．

機械走査式と電子走査式の利点，欠点を下記の表にまとめる（Table 3）．

IVUSは血管のサイズ，病変長，プラークの性状，分布を把握し主に治療戦略の決定に使用する．プラークの性状は，エコー輝度により判断可能であり，代表的なものとして脂質性プラーク，線維性プラーク，解離，石灰化プラークなどがあげられる（Fig.22）．エコー輝度による，プラークの分類を下記の表にまとめる（Table 4）．

PTA時，ステント留置後のIVUSでは，ステント周辺に着目し，ステントの拡張不良や圧着不良がないか，ステント内へのプラークの逸脱が生じていないかを確認する．拡張不良の際には，後拡張を行う判断も決定することが可能である．さらに，ステントのエッジ部分では解離や血腫形成の合併症が起こりやすく，必要によって追加治療の判断を行う．

pressure wire

0.014インチのフロッピーワイヤに圧センサーを装備し，狭窄より抹消の血管の内圧を測定して狭窄前後の圧比較を求めることで生理的な狭窄度を判定するデバイス．主に冠血流予備能比（fraction flow reserve: FFR）で使用される．冠動脈の虚血評価では，塩酸パパベリン

Table 3　機械走査式と電子走査式の利点，欠点

	機械走査式	電子走査式
利点	・高周波（45MHz・40MHz）のため解像度の高い画像が得られる． ・シース構造によりプルバックが行え，距離計測が正確に行える． ・カテーテル近位部の描出に強い．	・探触子は回転しないためNURDは発生しない． ・20MHzの周波数により深達性があり，血管遠位部の描出が可能 ・使用準備が簡単である（接続後すぐに使用可能）． ・先端から探触子までの距離が短い（約1cm）．
欠点	・回転ムラ（NURD）による画像の歪みが発生する． ・ガイドワイヤが探触子の外側を通過するため，ガイドワイヤのアーチファクトが発生する． ・高周波のため血管遠位部の描出が困難 ・使用前の準備が煩雑（カテーテル内に生食充填，エア抜き）	・解像度が機械走査式に比べ劣る． ・探触子部分が金属製で硬く，屈曲や石灰化病変で抵抗を受けやすい． ・カテーテルのプルバック時に病変の抵抗を受けるため病変により病変長は左右される．

やATPなどの薬剤を投与し最大充血状態で冠動脈内圧を測定し狭窄前の冠動脈内圧はカテーテル先端圧（Pa）を用い，狭窄遠位部の圧は圧測定ワイヤの圧（Pd）を用いてFFR = Pd/Paで求められ，FFRが0.75以下であれば虚血として評価され血行再建の適応となる．

下肢領域では，FFRのように0.75といったカットオフ値は存在していない．そのため，圧格差のみの評価となる．EVTにおけるプレッシャーワイヤの使用理由は治療の適用の評価，治療効果の評価となる．また，冠循環と抹消循環の異なる点として，冠血流は拡張期に血流が多く流れるのに対し，抹消循環では収縮期に血流が多く流れる．そのため，FFRは平均血圧で算出されている．それに対し，抹消血管の圧格差の場合には収縮期の狭窄前の血圧と病変遠位での血圧の比で圧格差を求めることが必要となる．薬剤負荷を行う際には，ISDN，塩酸パパベリンが多く使用されている．

EVTでのプレッシャーワイヤの使用はまだ発展途上にあり，今後の展望が期待されるモダリティである．

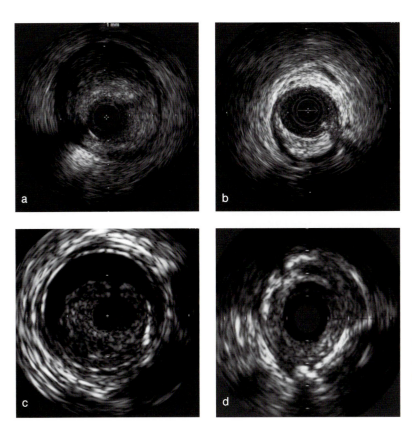

Fig.22　プラーク性状
a　脂質性プラーク
b　線維性プラーク
c　解離
d　石灰化プラーク

Table 4　プラークの分類

プラークの種類	エコー輝度	病変の硬さ	デブリの多さ	画像の特徴
石灰化プラーク	高い ↑	硬い ↑	少ない ↑	エコーの強い反射が生じ，石灰化の後方にエコーが届かず陰影欠損となる．
線維性プラーク				線維成分が多いほどエコー輝度が高く，超音波の減弱が強くなり石灰化と間違うこともある．
脂質性プラーク				外膜のエコー輝度に比べ，プラークの輝度が低エコーである．
attenuation	低い	柔らかい	多い ↓	音響陰影を作る石灰化が存在しないにも関わらず後方のエコーが減弱する．脂質を多く含み抹消 塞栓の可能性を示唆する所見

超音波画像診断装置

　超音波画像診断装置の中でも，血管超音波検査は，非侵襲性，簡便的であることに加え，血管の形態，機能をとらえることができスクリーニング検査や治療選択，治療効果判定など幅広い分野において役割をもつ検査法である．
　血管超音波検査の特徴を下記に示す．

非侵襲性・簡便性・経済性・即時性

　患者に苦痛を与えず，X線検査のような被曝もなく，繰り返し非侵襲的に行える．また，前処置も必要とせず，装置も比較的安価であり，簡便性，経済性にも優れる．緊急時にも即座に検査可能で即時性にも優れる．

生理的状況下での形態と機能の評価

　断層像による携帯診断はもちろん，血流情報などを介して血管の機能評価もある程度可能である．

局所を詳細に観察可能

　血管超音波検査は下肢血管のような広範の領域を観察するために，狭い視野の画像を連続して広範囲を走査していかなければならない欠点があるが，その反面として，局所を詳細に観察できるのも特徴である．

さまざまな検査目的

　頸動脈から抹消血管まで，スクリーニングから術前まで，患者の病態，検査内容によりさまざまな場面での検査目的が可能．

各手法とその役割

　血管超音波検査は形態を観察する方法である断層法（Bモード法）とドプラ法の2つに分けられる．その中でも，ドプラ法はカラードプラ法，パルスドプラ法，連続はドプラ法がある．下記にそれぞれの特徴を記載する．

断層法

　断層法は，血管超音波検査のみならず，すべての手法の基本となる．血管超音波検査における断層法の役割は血管壁や隆起性病変の形状，性状の評価となる（Fig.23）．

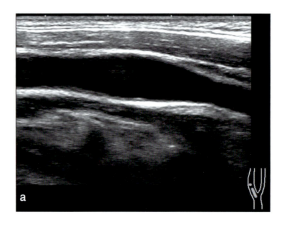
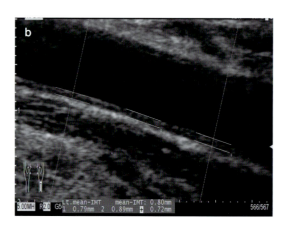
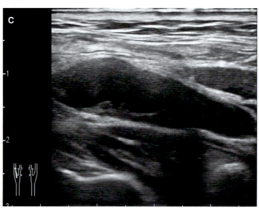

Fig.23　断層法による頸動脈エコー像
a　正常画像
b　狭窄画像
c　内中膜複合体厚（IMT）値測定
内腔側から第1層目の高エコー帯と第2層目の低エコー帯の部分を内中膜複合体（IMC）といい，その厚さをIMTというIMT値を動脈硬化度の指標に用いる．

カラードプラ法

カラードプラ法は断層上にある領域の血流情報をカラー表示によりリアルタイムで表示する方法である．狭窄病変では，モザイクシグナルにより病変部同定が容易となる．また，断層法のみでは，見落とす可能性があるソフトプラークもカラードプラ法の併用が重要である（Fig.24）．

パルスドプラ法

パルスドプラ法は，波形パターンや血流速度から，中枢側，抹消側病変の有無の推測に用いられる．また，頸動脈では，血流パターンにより内頸動脈，外頸動脈の識別にも用いられる．

連続波ドプラ法

連続波ドプラ法は，狭窄部の血流速度の測定に用いられる．しかしながら，病変部の血流速度は病変長，合併病変の有無等により影響を受けるため，血管領域ではあまり利用されない．

血管超音波検査で使用されるプローブを検査部位別に下記に図に示す（Fig.25）．

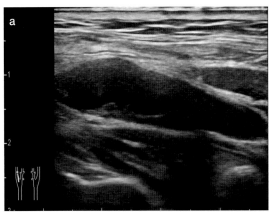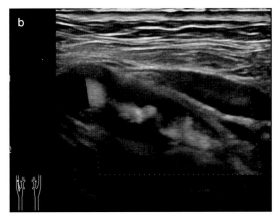

Fig.24　カラードプラによる狭窄病変の同定
a　断層法のみでは，狭窄病変の見落としの可能性がある．
b　同部位にてカラードプラの併用により狭窄病変の同定が容易であることがわかる．

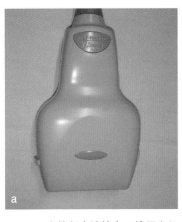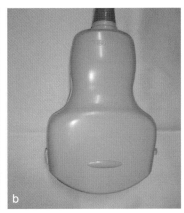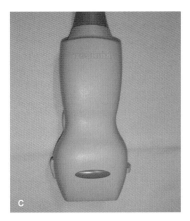

Fig.25　血管超音波検査で使用されるプローブ
a　リニア型プローブ　頸部や体表四肢血管に適する．
b　コンベックス型プローブ　腹部，深血管，下腿に適する．
c　セクタ型プローブ　血流評価，大動脈弓に適する．

参考文献

1) 萩原充人，岩沢亜矢子，安田光慶・他：心血管画像技術完全ガイドブック．医療科学社，9-11: 2014.
2) 中澤靖夫，加藤京一，新田 勝・他：改訂版診療放射線技画像診断機器ガイド．メジカルビュー社，24-28: 2002.
3) 谷川 仁，坂口太郎，安陪等思・他：3D-DSAにおける擬似狭窄アーチファクトの検討．日放技学誌，58(12)：1687-1695; 2002.
4) 福西康修：血管造影におけるCone-beam CTの有効な利用法と課題；第2部 Cone-beam CT画像．日放技学誌，66(3)：265-270; 2010.
5) 武 俊夫・他：コーンビームCTを使いこなすためのワークショップ．全循研誌，23: 5-16; 2011.
6) シーメンス旭メディテック マーケティング本部・編：AXIOM Artisシリーズ 3Dプロトコルブック．2012.
7) 伊藤正博，中 智章・他：Hybrid Emergency Room設立にむけた診療放射線技師としての運用効果．日臨救医誌(JJSEM)，17: 435-439; 2014.
8) 釜本寛之，堀部俊哉・他：肝細胞癌に対するTranscatheter Arteial Chemoembolization (TACE) におけるIVR-CTの有用性について- IVR-CT使用TACEと非使用TACEの比較検討-．肝臓，48(12)：589-597; 2007.
9) 中森 靖，和田大樹・他：IVR-CTが変える外傷初期診療．映像情報メディカル，45(4)：311-315; 2013.
10) 安田光慶，加藤京一・他：最新！IVRテクニック IVR-CTを用いたIVR．映像情報メディカル，44(4)：350-353; 2012.
11) 志村 武，佐竹光夫・他：IVR-CTの利用方法：映像情報メディカル．36(7)：657-661; 2012.
12) 上田和茂，大川原徹・他：肝細胞癌の診断と治療におけるIVR-CTシステムの使用経験．映像情報，30(24)：1503-1507; 1998.
13) 綿鍋 歓：東芝IVR-CT/Angioシステムの現状．断層映像研究会雑誌，23(2)：23-26; 1997.
14) 大江光雄：IVR-CT血管撮影装置の現状と課題；開発の経緯と動向．INNERVISION，14(1)：90-93; 1999.
15) 種山英記：最新アンギオCTシステムの臨床応用．アールティ，28: 37-41; 2005.
16) 川口信之：IVR-CT/angio systemについて．Radiology Frontier，5(2)：39-43; 2002.
17) 市川秀男：IVR-CT検査法の手技と実際．INNERVISION，14(11)：4-9; 1999.
18) 岩野晃明，門田耕作・他：ハイコストパフォーマンスIVR-CT＆CT透視下3次元穿刺システムの開発と臨床評価．映像情報，31(14)：787-795; 1999.
19) 村松禎久，関本宏二・他：システムを使用してわかった問題点と対応．INNERVISION，14(1)：94-97; 1999.
20) 萩原充人，岩澤亜矢子，安田光慶，先山耕史：心血管画像技術完全ガイドブック；2 装置機器・周辺機器．医療科学社，14-15, 60: 2014.
21) 島村智幸：造影剤について—ヨード造影剤の副作用対策—．循環器画像技術研究会会誌，27(1)：2009.
22) 萩原充人，岩沢亜矢子，安田光慶・他：心血管画像技術完全ガイドブック．医療科学社，22-23: 2014.
23) 飯田 修，鈴木健之，曽我芳光・他：下肢EVTトラブルシューティング55．南江堂，108-111: 2013.
24) 戸出浩之，高田浩之，寺島 茂・他：血管超音波テキスト．日本超音波検査学会，1(4)：4-79; 2008.

2 カテ前・カテ中情報・情報のとらえ方

1 検査前情報

　カテーテル検査・治療を行う医師は，十分な戦略を立て検査・治療を行っている．それは，カテーテル検査・治療は，生命リスクが高いため，検査・治療中に起こり得るあらゆることを事前に予測することで，安全にかつ判断を誤ることなく，検査・治療を行うためである．そのためには，メディカルスタッフが行う検査は重要な情報源であり，患者個々の疾病状態に対し，「必要な情報は何か」を常に意識し，施行医師と同様な治療戦略が立てられることが大切である．

診療録情報

　診療録には患者基本情報・主訴・既往歴・現病歴・検査結果・入院経過・看護記録・カテーテル検査レポート・他院からの情報提供内容等が記載されている．
- 患者基本情報：氏名・年齢・身長体重の身体情報のほかに職業・生活環境・趣味・嗜好品等の生活状況がわかり，診断や治療方針の決定に欠かせない情報である．
- 主訴：症状の有無・性質・程度・頻度がわかる．
- 既往歴：併発疾患，危険因子，患者が過去にどのような病気を罹ったかを知ることで全身の状態や内服薬が理解できる．
- 検査結果：CT，MRI，エコー等は病態の把握だけでなく，検査時のデバイスの選択や治療方針の参考になる．閉塞性動脈硬化症（ASO）では，足関節上腕血圧比（ABI）の低下なども参考になる．
- 入院経過・看護記録・カテーテル検査レポート：過去にカテーテル検査・治療を行っている場合は，看護記録やカテーテル検査レポートから検査の結果や治療した部位・対象病変の把握ができ，病態予測・治療計画に繋がる．使用したデバイスも確認することで，デバイスの事前準備や予測ができる．

　検査前情報として診療録から多くの情報が得られ，病態や使用物品の予測を行うことで検査を円滑に進めることが可能である．また，事前に行った他検査の結果を参考としてカテーテル検査に臨むことで読影や診療の補助にも繋がる．

生化学検査情報

　生化学検査は，血液中の成分を化学反応させ分析し診断や治療に用いられる．
　カテーテル検査前には血液一般検査（WBC，RBC，Ht，Hb等）の確認と，炎症程度を表すC反応性蛋白（CRP）をみる．
　検査情報から，身体情報を予測し，カテーテル検査中・検査後の合併症を予防することが可能である．
　造影剤腎症を予防するためには，腎機能の状態を表す血清クレアチニン値（Cre）や尿酸窒素（BUN），推算糸球体濾過率（eGFR）も確認し補液や造影剤使用量に注意が必要である．特にeGFRは血清クレアチニンに性別・年齢が考慮された値となっているため腎機能評価として有効である．
　肝細胞癌（HCC）においては，肝細胞癌の腫瘍マーカである α-フェトプロテイン（AFP），PIVKA-II，AFP-L3の上昇を認める．また，HCC罹患者は，ウイルス性の慢性肝炎や肝硬変などを背景に発生しているので，感染防護のためにもHBV，HCVの感染はしっかり把握すべきである．

CT検査

　治療目的の動脈分岐位置，狭窄，血栓や壁の石灰化などの有無を確認する．
　TACEで目的血管となる肝動脈の分岐変異は，腹腔・上腸間膜動脈の発生過程でさまざまな様式がみられる．血管走行の予測ができ，使用するデバイスの決定にも有効である．肝内動脈枝の解剖を把握し，腫瘍栄養動脈を同定することも可能である（**Fig.1**）．
　下肢血管に対するPTAにおいては，ステントやバ

ルーンなどのデバイスサイズを予測でき，治療戦略を立てるに重要な検査である（Fig.2）．

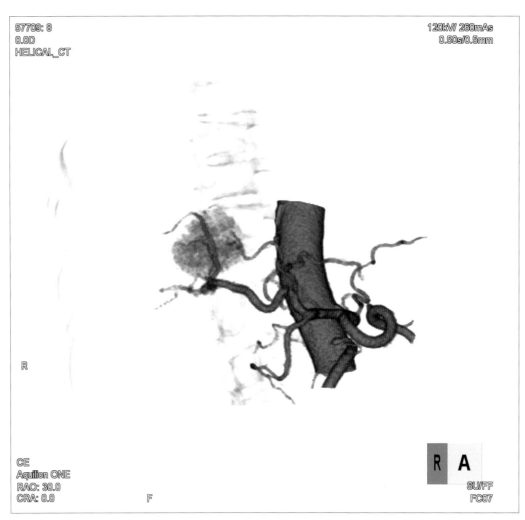

Fig.1　TACE 術前 CT

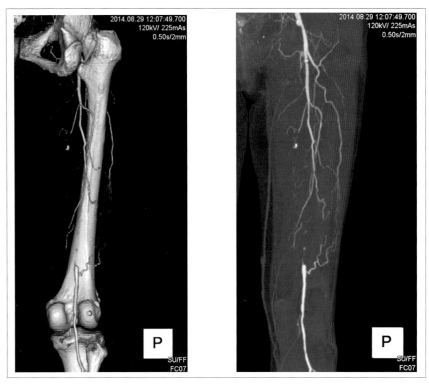

Fig.2　大腿動脈 PTA 術前 CT

2 検査中情報

患者生体情報

心電図，心拍数，血圧，血管内酸素飽和度

　血管撮影室におけるカテーテル検査・治療において，患者生体情報の管理は必須となる．検査中の生体情報としては一般的に心電図，心拍数，血圧，血管内酸素飽和度（サチュレーション）がある．多職種により構成される血管撮影業務においては，患者情報は常に誰かが生体情報の変化について注意しなければならない．

　カテーテル操作により，血栓が冠動脈内に迷入，心筋虚血に陥り心電図が変化する場合や，血管塞栓による疼痛，頸動脈ステント留置術（CAS）時の頸動脈拡張時の迷走神経反射による心拍数低下，消化管出血など血管塞栓術中の再出血による血圧低下（Fig.3），薬剤鎮静による肺換気低下，CT下肺生検による気胸を発症しサチュレーション低下など，生体情報は，現在体内で起こっている状況を数値として如実に反映する．

　入室時の状況と異なる変化や，大きな数値変化が観察された場合は，診療放射線技師としては，血管撮影室内のすべてのスタッフに聞き取れるように生体情報の変化について明瞭に伝え，状況の判断，対処を医師・看護師に行っていただくことが非常に重要となる．

経頭蓋ドプラ血流計測・モニタリングシステム

　超音波を用いることにより，無侵襲に頭蓋内の主幹動脈血流（中大脳動脈，前大脳動脈，後大脳動脈など）の変化を評価するシステム．頸動脈ステント留置術（CAS）時に，治療による頭蓋内の血流を客観的に評価するとともに（Fig.4A），術中プラークなどによる血管塞栓のモニタリングを行うことが可能となる．注意点としては，頭表部にプローブを固定するため，透視画像の障害陰影となる他に，プローブとモニタリングを行いたい血管の位置がずれるとドプラ波型が観察できなくなるため，頭部のポジショニングをあらかじめ行った後にプローブ位置を調整する必要があるので，手順に気をつけなければならない（Fig.4B）．

カテーテルの種類

　血管造影用カテーテルの尖端は，選択したい血管形状に合わせさまざまな形状となっている．

　頭部血管用カテーテルは，大動脈弓部から上部に分岐する血管が選択できるようにヘアピンカーブ型となっている（Fig.5）．シェファードフックカテーテルは鉤爪状の形状をしており，下行大動脈からほぼ垂直および下方

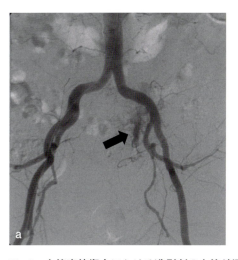
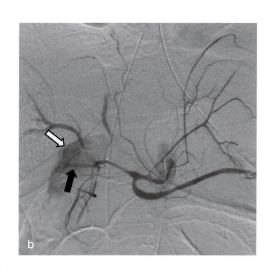

Fig.3　血管塞栓術中における造影剤の血管外漏出像
a，bのような造影剤血管外漏出がみられたときは，血圧低下の危険性があるため，迅速な対処が必要となる．
a　骨盤骨折における総腸骨動脈撮影：左内腸骨動脈からの造影剤漏出が確認される（矢印）．
b　消化管出血における腹腔動脈撮影：胃十二指腸動脈からの造影剤が噴出し（黒矢印），腸管内に漏出している（白矢印）のが確認できる．

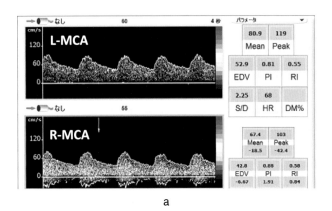
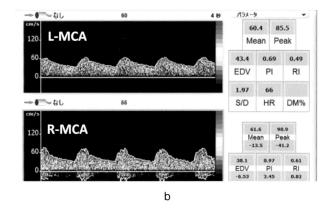

Fig.4A 経頭蓋ドプラ血流計測・モニタリングシステム
平均血流速度（Mean），収縮期最高血流速度（Peak），拡張末期血流速度（EDV），pulsatility index（PI），抵抗係数（RI）
右内頸動脈狭窄に対するCASを施行した症例
a　CAS前（平均血流速度：左　80.9cm/sec，右　67.4cm/sec）
b　CAS後（平均血流速度：左　60.4cm/sec，右　61.6cm/sec）
CAS前にみられた平均血流速度の左右差が，CAS後において小さくなっている．

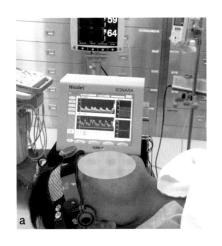
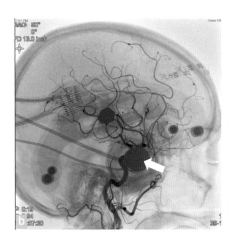

Fig.4B 経頭蓋ドプラ血流計測・モニタリングシステム（装着時）
a　プローブ装着時像およびモニタリングシステム（中大脳動脈のモニタリング）
b　内頸動脈撮影　側面像　DA．円型上の障害陰影がプローブ（矢印）

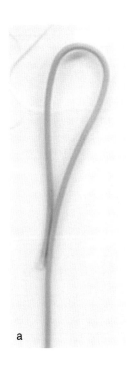
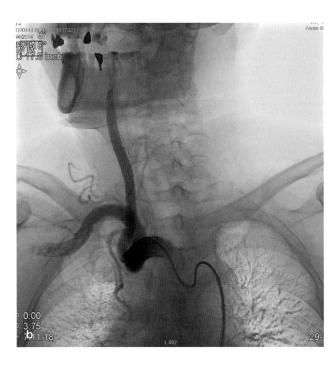

Fig.5 頭部血管用カテーテル
a　頭部血管用カテーテル先端形状
b　頭部血管用カテーテルによる腕頭動脈撮影

に向かって分岐する腹腔動脈や，上腸間膜動脈を選択する際に有利な形状となっている（Fig.6）．ピッグテールカテーテルは，豚の尻尾のように丸く円を描く形状をし，さらに先端部分に多孔があり，大動脈造影や左右室造影など大量の造影剤を急速注入する際に用いられる（Fig.7）．オクルージョンカテーテルは，血流を遮断する際に用いられるバルーンカテーテルで，CAS時に頸動脈狭窄の遠位にて，バルーン拡張し血流を遮断することにより，狭窄部を拡張する際，剥離するプラークが頭蓋内血管に流入するのを防ぐ目的で用いられる（Fig.8）．

また，その他に気管支動脈選択に用いるミカエルソンや，蒸気を用い術者自身によって形を熱成型するストレートタイプなどがある．

造影剤注入時の注意点

患者説明

造影剤注入時は十分な患者説明が重要となる．造影剤仕様による重篤なアナフィラキシーショックは，発疹，嗄声，気分不快感などの症状から発生する場合があり，造影剤注入時に少しでも症状に変化がある場合は，すぐにスタッフに声掛けするように患者に説明する必要がある．

また，造影剤注入時に起こる血管疼痛や熱感により体動を起こし，DSA画像にモーションアーチファクトを発生させる場合があるため，外頸動脈撮影時は顔面に，

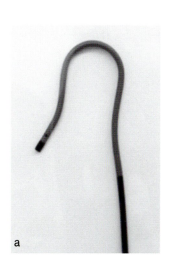
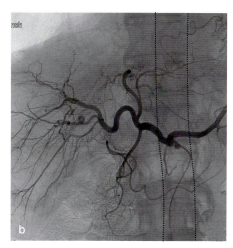

Fig.6 シェファードフックカテーテル
a シェファードフックカテーテル先端形状
b シェファードフックカテーテルによる腹腔動脈撮影（点線は腹大動脈のイメージ）．

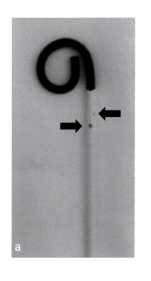
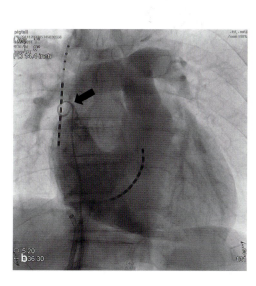

Fig.7 ピッグテールカテーテル
a ピッグテールカテーテルの尖端形状．尖端に孔がいくつか空いている（矢印）
b ピッグテールカテーテル（矢印）による右房造影

椎骨動脈撮影時には後頭部に熱感を感じる場合があるなど、より具体的に患者説明することにより、体動を抑制しアーチファクトを低減することができる。

造影剤

造影剤注入時に熱感や疼痛を訴え体動につながる場合は、造影剤を生理的食塩水にて希釈し用いるとよい。血管撮影装置の性能や症例、撮影部位によっても希釈割合は変わるため、術前に施行医と相談し造影剤を希釈して用いる。四肢血管の場合300mg/ml造影剤であれば、2倍希釈でも十分な造影効果を得られる。施設によって150mg/ml程度の造影剤が導入可能であれば、生理的食塩水対の浸透圧比が約1で注入時の熱感なども小さいため、こちらの使用をすすめる。

また、等浸透圧造影剤であるイオジキサノールは、造影剤注入時の疼痛と熱感が低浸透圧造影剤であるイオヘキソールと比較し非常に小さく、頭部・四肢血管造影に有用である。特に膝下の抹消血管において効果が高く、造影剤注入時の痛みと熱感がイオヘキソールよりもイオジキサノールにおいて有意に低下するとともに、DSAにおいて診断に用いる情報が向上する。適応部位や使用方法については、各々の添付文書の内容に準じ使用すること。

造影剤希釈

コーンビームCT（CBCT）によるCTA、門脈造影下CT（CTAP）、高分解能CTを撮像する場合、観察対象や撮像方法によって造影剤の希釈率が異なるため、準備段階で目的に合わせた希釈造影剤をインジェクタに装填しなければならない。また術中は、CBCTの他に血管撮影も行わなければならないため、希釈率は血管撮影における十分なコントラストが得られるように考慮しなければならない。

インジェクタの中には、原液の造影剤と生理的食塩水を個別のシリンジに装填、それらを1本のチューブで接続し、造影剤注入量と生理的食塩水注入量をそれぞれ変化させることにより、チューブ内で造影剤が任意に希釈され、血管撮影に用いることができる装置があるので、機器購入時には検討してみるとよい（**Fig.9**）。

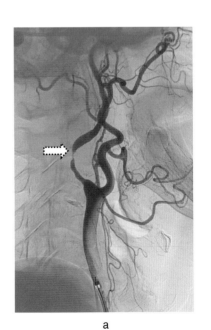 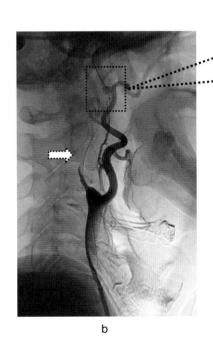 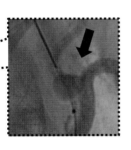

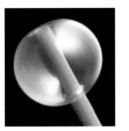

a　　　　　　　　　　　　　　　　b　　　　　　　　　　　　c

Fig.8　オクルージョンバルーンカテーテルによる内頚動脈閉塞
a　総頚動脈撮影　側面像　オクルージョン前
b　総頚動脈撮影　側面像　オクルージョン後
c　オクルージョンバルーンカテーテル先端形状（透視画像拡大・実物）
オクルージョンバルーンにより内頚動脈の血流が途絶えていることがわかる（a, b矢印）。

造影剤注入条件

　造影剤注入条件は，選択している血管や病態，用いているカテーテルによって異なるため，適時変更しなければならない．目的血管の血流速度よりも遅い注入速度で，血管が充満されない注入量を設定した場合，造影剤が層流の影響を受け，診断に必要なコントラストが得られない．

　圧リミットに関しても，選択血管，カテーテルによってことなる．大動脈造影では，注入速度・注入量がともに高いため，注入圧が高くなる．そのため，圧リミットを1000psi程度に設定しておかなければ，設定した注入条件に達しない場合がある．ただし，カテーテルの注入耐圧を超えないように設定する必要がある．

　立ち上がり時間は，設定した注入速度に達する時間で，目的血管に対するカテーテルのかかりが悪い場合，立ち上がり時間が早いとカテーテルが外れてしまうため，そのような時は立ち上がり時間をやや長め（0.8～1.0sec程度）に設定するとよい．

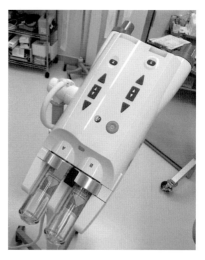

a

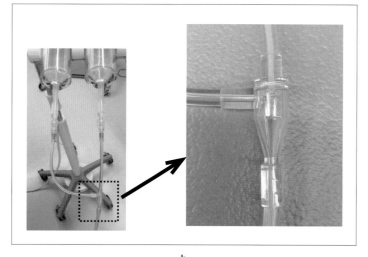

b

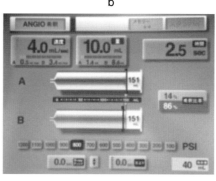

c

Fig.9　デュアルインジェクタ
a　外観　一方のシリンジに造影剤，もう一方に生理的食塩水を装填するようになっている．
b　耐圧チューブ　耐圧チューブ内で撹拌されるようになっている．
c　設定画面　デュアルシリンジの容量が表示されている．また希釈比率を任意に設定できるようになっている．

3 情報のとらえ方

腹領域のIVR検査においては，近年さまざまな診断機器の発達に伴って，検査の事前に患者の解剖学的情報，病態予測，治療戦略が理解され検査が開始される．しかし，複雑な症例や，患者病態によっては，検査前の情報とは異なった結果が表れてくることも想定される．刻々と進みゆくIVR検査中の状況や変化に対してカテーテルスタッフはその情報をいち早く察知し，術者が要求する画像の提供や検査データや解析データの提示，医療スタッフとしての医師や看護師の患者サポートを行っていく必要がある．

そこで本項では，『心血管画像技術完全ガイドブック』同様，検査前・検査中情報を基にどのように情報をとらえどのように活かしていくべきかを考え，安全な医療の提供と医療技術の向上をはかるためのひとつの手法として「診療放射線技師のための症例報告（テクニカルディスカッション）」を提案する．キーワードは"4つのkey"（key data，key point，key technique，key image）であり，その概略は本項では腹部編代表的検査，経カテーテル的動脈化学塞栓術（以下 transcatheter arterial chemoembolization: TACE）を中心として記述している．

情報の流れと撮影技術の組み立て方

腹部IVR検査を実施するうえで検査目的および検査内容に沿った撮影技術計画の構築が必須となる．そのためにあらゆる情報をとらえておくことで，検査の進行および画像所見の予測に生かすことができ，より良い画像情報の取得に繋がる．撮影技術とは臨床情報・検査所見といった検査前情報より疾患の把握・病態，解剖バリエーションなどの予測を行い，検査を施行するための技術的アプローチを考案・実施することである（Fig.10, Fig.11）．また，検査中情報より形態や血行状態を確認し，それらの情報を撮影技術にフィードバックしていくことで最良の画像情報や造影所見を得ることができる（Fig.12）．これらの撮影技術情報が適切に処理されたかを評価・記録することで，次回の検査および同様症例の検査を行う際の重要な情報源となるため，情報の管理をあわせて実施しなければならない．

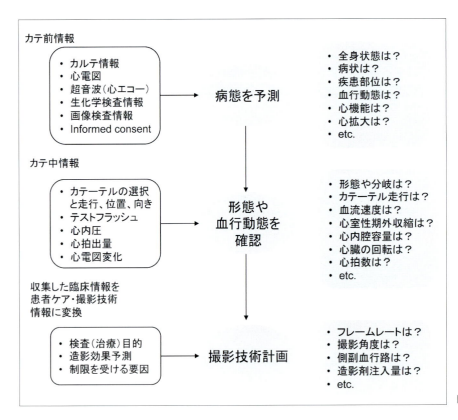

Fig.10　撮影技術の組み立て方

臨床情報から病態予測・インフォームドコンセントへ

臨床情報からの病態予測

腹部IVR検査に携わるスタッフにとって，検査前のさまざまな臨床情報からの病態予測は非常に重要な意味をもつ．特に急性期病変においては，限られた情報から病態予測を行う必要があるため横断的な知識が必要とされる．例えば，出血に対するTAEでは，出血部位やその出血量などによる病態変化を予想することが重要となる．出血部位では，腹腔，後腹膜，消化管内，骨盤腔さまざまである．これらは，臨床的背景はもちろん，CT，超音波，内視鏡など，検査前の画像情報が有効になる．近年ではCT高速化に伴い有効な画像情報が提供される．造影CT検査を施行していれば，その画像より，出血部位，責任血管まで道程できる．また，3D画像が構築できれば，IVR検査施行時には，選択的血管撮影から検査に入ることができ，使用造影剤量を減らすことや，検査時間の短縮がはかれる．また，バイタルサインは緊急度や病態変化を読み取るのに有効である．

また，薬剤禁忌情報や内服薬情報を読み取ることによって重篤な合併症を防ぐことも重要である．特に喘息

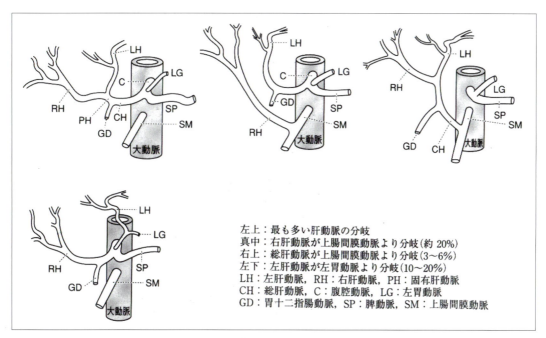

Fig.11　肝動脈分岐のバリエーション

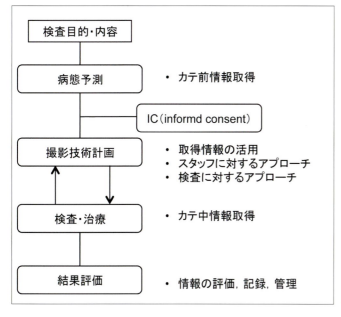

Fig.12　撮影技術情報の流れ

の既往や造影剤による副作用情報があった場合，検査前に前投薬による処置を行ったり，造影剤の種類の変更や使用量に注意を促すことで副作用が予防できる．また，ビグアナイド系糖尿病薬とヨード造影剤の併用は乳酸アシドーシスを引き起こし重篤な合併症をきたすことが報告されている[4]ため，糖尿病患者の検査においては内服薬の種類や休薬期間などを確認することが重要となる．

このように臨床情報を読み解き病態予測を行うことによって，検査において最良の画像を得るための撮影技術計画に繋げるのみならず，検査中の急変や合併症発生時にも素早く対処できると考える．

画像所見からの病態予測

画像を用いた病態予測は診療放射線技師にとって最も重要な項目となる．過去カテーテル画像や他モダリティ画像から治療対象血管，血管バリエーションや狭窄の有無など病態を予測することは，その後の撮影技術計画を立てるうえで必要となるステップである．腹部領域においては，CT画像やMRI画像が有効な情報を与えてくれる．また，血管撮影装置に併設されるCT装置（以下IVR-CT）や，Cアームの回転撮影よりCT様画像を得られる cone beam CT（以下CBCT）において，IVR検査手技中にも3D画像が得られ検査精度や検査効率が高くなっている．特に肝動脈化学塞栓術（TACE）のIVR検査に画像情報として，CT duringhepaticarteriography（以下CTHA：肝動脈造影CT）とCT duringarterio-portography（以下CTAP：経動脈性門脈造影CT）画像は重要であるが，IVR-CTやCBCTは血管撮影装置からこれらの画像が得られ，IVR手技の支援画像として重要な位置付けとなってきている[6]．これらより，腹部領域のIVR検査に置いてCT画像は欠かすことのできないツールとなっている．

患者心理とインフォームドコンセント

血管造影室に入室する患者は少なからず不安感を抱いている．入室時には患者が安心して検査や治療を受けられるような環境作りが求められる[7]．患者と血管造影室スタッフは初対面のことが多いため患者は緊張感を抱きやすい．よって，入室時は必ずスタッフから挨拶と自己紹介を行いフルネームで患者確認を行う．また，検査内容や造影剤使用などの禍因的な説明と患者自身の要望を聞き取り対応する．例えば臨床情報から長時間の治療が予測される場合，仰臥位での保持が困難なことが事前の聞き取りから予測できれば，タオルやマットを挿入することで安楽を確保できる．このように患者心理を理解し直接患者から聞き取りや説明を行うことで不安の程度を認識し，不安を取り除くためのインフォームドコンセントを行うことが重要である．

技術計画と患者・カテーテルスタッフへのアプローチ

技術計画

腹部領域のIVR検査においては，術前の生理学的検査データ，CTなどの画像データより，病名や病態，解剖学的画像情報は明らかとなっていることが多く，検査手技の方向性は決定していることが多い．また，今後の治療方針の決定となる，診断目的の検査もあるが，たいていはその検査も目標点が決定していることが多い．したがって技術計画は検査が始まる前に確認しておく必要がある．また，予期せぬ合併症や，治療に伴う反応，薬剤および治療薬剤における副作用等の容体変化に留意し検査に臨む必要がある．

例えば，TACEにおいて，沈黙の臓器といわれる肝臓は基本的に痛みを発信しないといわれている．実は肝臓の細胞内には痛覚の受容体はなく臓器を取り囲む腹膜等の膜に痛覚の受容体がある．いわゆるTACE手技中の副作用は疼痛，嘔気，嘔吐などであり，これら患者の容体変化は血流変化における周辺臓器への影響，また薬剤等が周辺臓器に流れた場合などに症状が出現するといわれている．治療計画において，胸膜に接する内胸動脈や肝臓周辺を走行する下横隔動脈を治療する場合は激しい痛みが出現すると予想されるため，事前に疼痛に対する薬剤の準備も必要である．

患者へのアプローチと緊急時のチェックポイント

検査前情報やインフォームドコンセントで得られた患者の訴えから，安全に安心してIVR検査を受けられるよう検査中にも適宜声かけし，他のスタッフと共同してできるだけ不安を和らげ安静保持を促すことが大切である．IVR検査では心臓カテーテル検査と異なり，DSA撮影時検査室からスタッフが退室することが多い．患者に不安を与えないため，「撮影をする」こと，「退室する」こと，または「呼吸停止等を行ってもらう」ことなど検査の進捗に合わせてこまめな説明を加えることも大切である．

また，IVR検査中に患者状態が急変することはまれ

ではなく，カテーテルスタッフは常に患者の訴えに注意を払いつつバイタルサインもチェックし，異常を発見したスタッフは職種を問わずただちに大きな声でスタッフ全員に報告することが重要である．日頃から患者急変時の対応を想定し訓練しておく必要がある．

カテーテルスタッフへのアプローチ

IVR検査では，カテーテルスタッフが臨床情報を共有し目的をひとつにすることが重要であり，検査・治療直前のスタッフ全員参加によるタイムアウト（あるいはショートカンファレンスやブリーフィング）は情報共有に欠かせない取り組みである．

タイムアウトでは，カテ前情報から立てた病態予測や技術計画の妥当性を確認してスタッフ間の整合性をはかるとともに，患者ケア，被曝低減，撮影角度やキーイメージ，ワーキングアングル，画像表示などについて助言・提案することが大切である．

検査・治療中は被曝低減のため看護師には看護タイミングや作業位置に注意を払い，術者には不要な透視を抑えることやワーキングアングルの変更を適宜働きかけ，さらに被曝線量を把握し随時報告する．また，透視・撮影画像に異常所見がみられないか，検査前のCT・MRI画像との相違がないか確認し，検査・治療方針の変更がないが，合併症が疑われる場合にはただちに報告することも重要な診療放射線技師の役割である．

技術評価・臨床評価・総合技術評価の考え方と活かし方

IVR検査・治療が終了した後，得られた画像が診断に寄与する画像になっているかどうかを評価・記録することは，より診断価値の高い画像をより安全に提供するための技術向上に必要な作業である．また，現在は診断目的の血管撮影検査が少なくなってきている．診断とともに治療が進行していくといえる．よってこの評価はIVR手技中にも行い，より良い治療結果に導く必要がある．

日常の臨床の場においては，画像としてどんなにすばらしい出来映えでも診断にほとんど寄与しないものや，反対に画質が悪く見た目の良くない画像でも診断価値として高い画像が得られることもある．このことを踏まえ，臨床画像を評価するには，①検査・治療目的は何か，②重要な読影ポイントはどこか，③画質は診断に耐えうるか，④撮影技術は適正かの4項目を日頃から学習し，的確に臨床画像を評価できる能力を身につける必要がある．

評価能力を高めるためには，臨床カンファレンスなどに積極的に参加することで医師が求めている画像情報の着目点を学習し，目的達成のための病態予測，技術計画が的確であったかを確認しながら評価を繰り返し積み重ねていくこと大切である．

技術評価

技術評価とは，技術計画に基づいて実施された撮影技術や患者ケア，スタッフへのアプローチが適切であったかを評価し，検査前・検査中情報から導き出した技術計画にフィードバックすることである．

撮影技術では，①病変の描出技術，②造影剤の注入条件，③撮影条件，④撮影プロトコール，⑤被曝低減技術，⑥参照画像の選択・表示，⑦計測や解析，⑧画像の物理評価（コントラスト，濃度，粒状性，解像度）について評価する．

患者やスタッフへのアプローチ技術では，①インフォームドコンセント，②患者ケア，③スタッフへの被曝低減の啓発・助言，④異常所見の把握，⑤US，IVUSなど周辺機器の操作技術（担当の場合）について評価する．

臨床評価

①アーチファクトのない造影像が得られたか．
②病変部の形態や血管構造が明確に把握できるか．
③病変血管と他の血管（分枝など）位置関係が把握できるか．
④解剖学的位置関係が把握できるか．
⑤血行動態が把握できるか．
⑥組織濃染像が得られたか．
⑦逆流状態を正確に判定できるか．
⑧合併症の有無，病態を正確に把握できるか．
⑨計測・解析可能な造影が実施可能か．
⑩流入血管，流出血管まで描出されているか．
⑪拡大率補正は精度良く実施できるか．
⑫IVR支援ソフトが使用可能な画像か．

総合技術評価

撮影ごとに臨床評価と技術評価を勘案して3段階（excellent, good, poor）に判定し，総合技術評価として診断・治療の目的が安全に精度良く被曝線量を抑えて達成できたか総合判定する．

① quality：目的の達成度，検査・治療効率，所要時間・造影剤使用量など

②cost：費用（カテーテルなどの医療材料の選択・数量，造影剤などの使用量）
③care：患者被曝線量，患者ケア，緊急時対応，従事者被曝低減など

診療放射線技師のための症例報告と"4つのkey"

前述した①臨床情報，②病態予測，③技術計画，④評価をひとつにまとめると，診療放射線技師の医療技術の向上をはかるためのひとつの手法として「診療放射線技師のための症例報告（テクニカルディスカッション）」ができあがる．ここでは①～④までの4項目を端的に表す"4つのkey"（key data, key point, key technique, key image）の考え方について概要を説明する．症例報告の事例については各疾患の章を参照していただきたい．

key data（キーデータ）

症例検討をするうえで基礎となるのが検査前の臨床情報である．この中で患者の疾患や病変部位，病態が最も端的に表現され，技術計画に最も役立ち欠かすことのできない所見が「key data（キーデータ）」となる．

例えば，TCAEにおいて，検査前のCT画像やMRI画像によって病変部位が診断される．また，生理学的データを含めた情報より病態の進行状態がわかり，これらの治療部位，治療方針が決定される．検査前の情報としては治療部位を決定する．「検査画像」や治療方法決定した「生理学データ」がkey dataとなる．

key point（キーポイント）

次に，検査前の臨床情報の多くの情報から病名，疾患部位，画像所見などの病態を予測することができる．これにより治療部位，治療方針と目的が明確になる．したがって，目的を達成するために何が見たいのか，何をすると達成できるのかといった情報が「key point（キーポイント）」である．key pointを導き出すことによって，目的達成のために必要が技術計画を立てることができる．

例えば，CT画像等の診断よりS8病変の化学塞栓と部位決定した．造影CTより3D画像を構築すると，右肝動脈は下腸間膜動脈より分岐していることがわかった．また，S8病変は下横隔動脈が栄養血管となる場合がある．最終的に検査中の選択的血管造影をより治療血管は決定できるが，検査前情報としては重要であり，また，選択的血管造影にCBCTを用いれば，血管走行や分岐が明確になり，IVR手技のワーキングアングルとなる．「栄養血管同定と血管走行とワーキングアングルの決定」がkey pointになる．

key technique（キーテクニック）

続いて，病態予測やインフォームドコンセントの患者の訴えから技術計画を立てる．ここでは，腰痛による長時間の安静困難や腎機能低下などの対象病変以外の重要な情報も加味し，key pointに基づいた目的達成のために最も重要となる技術情報が「key technique（キーテクニック）」となる．

TACEの場合，IVR検査に重要な良質な画像を得るためにテクニックは，血管走行における，造影時のカテーテル位置．薬剤によって腸管の動きを抑えたり，血管を拡張させたりする，薬理学的血管造影．また，長い時間の呼吸停止が困難な場合は酸素負荷をして患者に協力してもらうこともある．「実際に医師が行うこと，診療放射線技師が提供する技術，患者に協力してもらうことなど，key pointや目的を達成するためもさまざまな技術など」が重要なkey techniqueとなる．

key image（キーイメージ）

最後に画像評価を行い，撮影されたシーンから最も病変や病態を忠実に捉えている画像が「key image（キーイメージ）」となる．

前述の場合，血管バリエーションがわかった画像や，ワーキングをアングルを決定した画像などがkey imageとなる．

参考文献

1) 加藤京一・他：心血管画像技術完全ガイドブック．医療科学社，2014．
2) 平野　透・他：超実践マニュアルCT．医療科学社，2006．
3) 茨木　保・他：ビジュアルノート第4版．Medic Media，2012．
4) 日本医学放射線学会・日本放射線専門医会／医会　合同造影剤安全性委員会：ヨード造影剤（尿路・血管用）とビグアナイド系糖尿病薬との併用注意について（第2報）．2012．
5) 平松京一：腹部血管造影診断の基本と実際．金原出版，1997．
6) 廣田勝彦・他：MDCTおよびFPD搭載型コーンビームCTを用いた3D画像の基礎的検討；特に腹部IVRでの描出について．日本放射線技術学会雑誌，65(6)：745-754,;2009．
7) 稲垣　優，中川義久，横山しのぶ，鎌塚尚子・編：心臓カテーテル室から生中継！20ステップでまるわかり　PCIの入室〜退室ケアポイント．HEART nursing，26(2)：8-9;2013．
8) 中澤靖夫・編：画像検査フルコース改訂第2版．メディカルビュー社，188-195: 2010．
9) 循環器画像技術研究会・編：カテーテルスタッフのための心血管画像学テキスト．医歯薬出版，1-13: 2004．
10) 循環器画像技術研究会・編：心血管画像技術完全ガイドブック．医療科学社，73-78: 2014．

3 血管撮影領域におけるデジタル画像

X線は，1985年にドイツのヴィルヘルム・レントゲンが発見して以来，今日まで100年以上経過しているが，より高画質な画像を求めて進歩し続けている．1930年には増感紙の開発により，アナログX線画像として増感紙－フィルム系の基礎技術が確立された．さらに，1960年代にはI.I－TVシステムが開発され血管造影検査に用いられるようになった．1980年代にはdigital fluorography: DF装置によるdigital subtraction angiography（以下，DSA）やdigital angiography（以下，DA）撮影が診断および治療に使用されるようになった．1990年代には，新しいX線画像検出器として，FPDが開発され，急速にX線画像のデジタル化が進んでいる．

血管撮影におけるDRシステムのDA画像とDSA画像

画像のデジタル化とは，アナログ画像を標本化と量子化とによってデジタル画像に変換することである．

デジタル画像は，digital radiography: DRシステム（**Fig.1**）によって形成される．X線は，被写体を透過しX線検出器で受光されるが，検出器にはさまざまな種類があり，電気信号への変換方式が異なる．変換された電気信号はアナログ信号であり，A/D（analog-to-digital）変換器によりデジタル信号に変換され，画像処理コンピュータへと出力される．このA/D変換の過程では，標本化（sampling）と量子化（quantization）が行われ，アナログ信号がデジタル信号となる．言い換えると，一般に画像や写真は，平面的に広がった画素値（濃淡度など）をもつアナログ画像である．これをコンピュータで画像処理を行うために，デジタルデータに変える必要がある．そのため，テレビカメラあるいはスキャナを通して画像を電気信号とした後，標本化回路を通して縦横等間隔に離散的な画像値に分割し標本化する．そして，その標本化された1つの画素の濃淡を量子化する．この工程により，コンピュータ内もしくは周辺機器にデジタル的に画像が記録される．

DA画像（**Fig.2**）とは，造影剤を使用して血管造影を

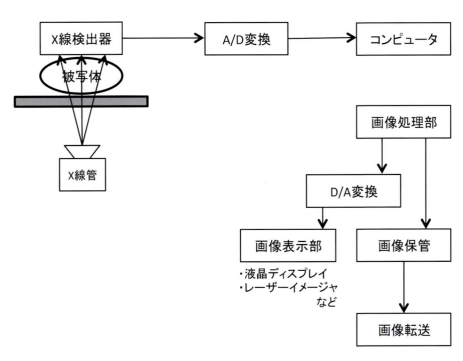

Fig.1 デジタルX線画像システムの構成図

した際に，透視画像と同様に骨や臓器が写り込んだ状態で撮影した画像のことをいう．

DSA 画像（Fig.3）とは，造影剤注入前の画像と造影された画像を重ね合わせ（正確には差分），血管像のみをリアルタイムに表示する画像処理である．

診断の障害となる骨や腸の空気を画像処理により消去し，造影された血管のコントラストを強調することができるため，少量の造影剤注入で，血管の鮮明な画像が得ることができる．

FPD 画像の構造

血管撮影装置の X 線検出器は，I.I から FPD に移行し，低線量で高画質化が期待されている．

FPD システム（Fig.4）には，間接変換方式と直接変換方式がある．間接変換方式は，ヨウ化セシウム（以下，CsI）や蛍光体で X 線を一旦光に変換した後に，フォトダイオード（以下，PD）で電荷量に変換する仕組みであるため，I.I システムと同様の光の散乱などからボケが生じる可能性がある．一方，直接変換方式は，X 線のエネルギーをアモルファスセレン（以下，a-Se）で直接電荷量に変換する方式で，散乱によるボケが生じないため，原理的には高い MTF 特性が得られる（Fig.5）．また，濃度分解能にも優れ，低コントラストに優れている．

間接変換方式の FPD の原理を，Fig.6 に示す．入射した X 線は，まず CsI シンチレータで光に変換される．この光は，CsI シンチレータのファイバ状構造に導かれて，各画素に設置されたフォトダイオードに入射し電荷

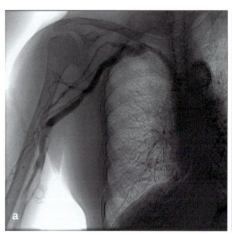
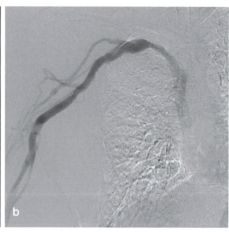

Fig.2 DA 画像と DSA 画像の比較（上肢血管）
a DA 画像
b DSA 画像

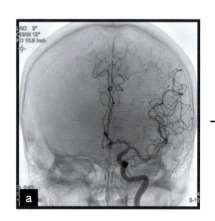
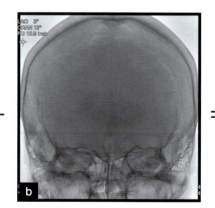
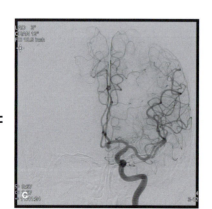

Fig.3 DSA 画像の形成
a DA 画像（血管造影像）
b マスク画像（血管造影なし）
c DSA 画像（血管のみ描出）

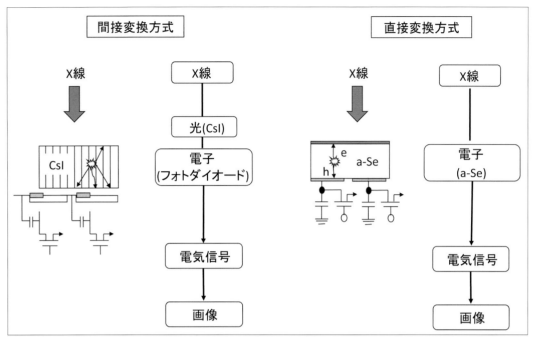

Fig.4 FPDの種類
左図：間接変換方式
右図：直接変換方式

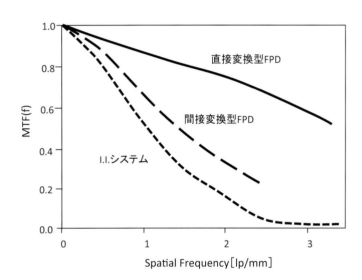

Fig.5 空間分解能伝達係数（MTF）

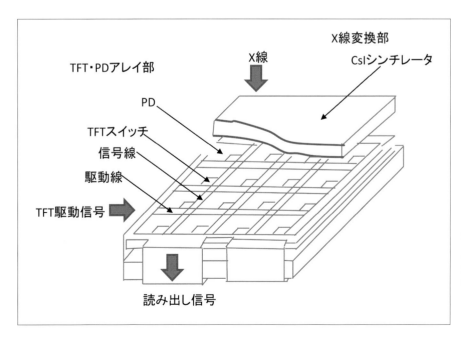

Fig.6 FPDの構造
入射したX線はCsIシンチレータで光に変換され，PDで電荷に変換し蓄積される．電荷はTFTスイッチをONにすることで読み出すことができる．

として蓄積される．電荷は各PDに配置された薄膜トランジスタ（以下，TFT）スイッチによって信号線を通して読み出される．信号の読み出しは駆動線1ラインごとに行われる．駆動線にTFTスイッチONの信号を与えると，この駆動線につながっている1ラインすべてのTFTスイッチがON状態になり，PDに蓄積されていた電荷は各信号線に流れ出す．この電荷は低ノイズアンプによって増幅され，A/D変換されてデジタル画像信号となる．

直接変換方式のFPDの原理を，Fig.7に示す．a-Seに電圧をかけると電子は正方向に，正孔は負方向に引かれ，電気力線に沿って直下の画素電極へと移動するために散乱要素がない．さらに，ダイナミックレンジが広いのでI.Iシステムで生じるハレーションがなく，視認性に優れているのが特長である．臨床的には，これまで描出困難であった微細血管やインターベンションデバイス（ステント，ガイドワイヤ）などの視認性が向上したことである（Fig.8）．したがって，FPDの画質は，低線量で目的部位の微細部まで明瞭に描出できる高い感度特性を有し，高空間分解能かつ歪みのない大視野（Fig.9）は，腹部，四肢領域を超高精細画像にてフルカバーできる．

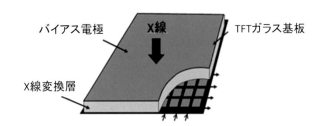

Fig.7　FPDの構造（直接変換方式）

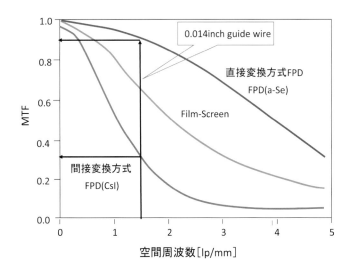

Fig.8　ガイドワイヤ（guide wire）のMTF特性

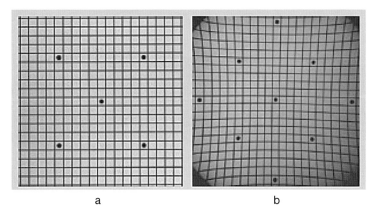

Fig.9　画像歪みの違い
a　FPDシステム
b　I.Iシステム

画像処理
（心臓領域との違いを明確化する）

頭部や腹部は，心臓と違い附随運動がない臓器である．そのため，リカーシブフィルタ処理のような，時間フィルタ処理を利用している．リカーシブフィルタ処理の考え方をFig.10に示す．

リカーシブフィルタ処理は，現在の画像に，時間的にある重み付けをした過去の画像を加算することで，ノイズを低減させる処理（Fig.11）である．リカーシブフィルタ処理を強くするとノイズ低減効果が大きくなるが，動きを伴う場合残像をきたす．

Fig.12に動態ファントムを用いてリカーシブフィルタ処理によって発生する残像を示す．

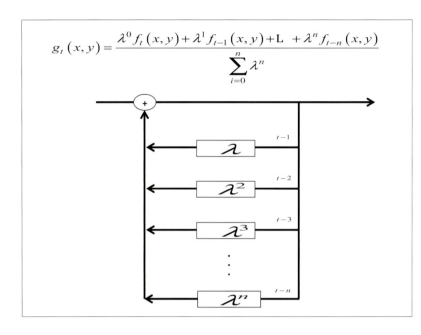

Fig.10 リカーシブフィルタ処理の考え方
理論式に用いられている g_t は、処理後の画像，λ はリカーシブフィルタの強度，$f_t(x, y)$ は t パルス目の画像を示す．

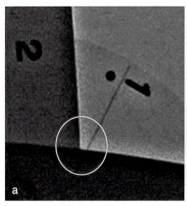 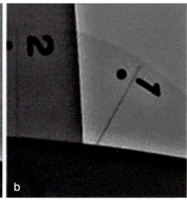

Fig.11 リカーシブフィルタ処理によるノイズ低減されている画像（静止ファントム）
a リカーシブフィルタ処理なし
b リカーシブフィルタ処理あり

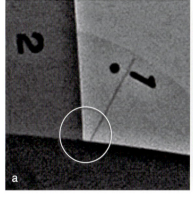 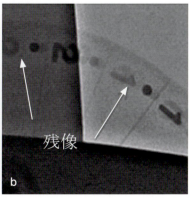

Fig.12 リカーシブフィルタ処理によって発生する残像（動態ファントム）
a 残像なし
b 残像あり

参考文献

1) 藤田晃年,阿部秀郎：画像診断装置の発展を支える FPD と X 線管.東芝レビュー,l66(7):2011.
2) 井出　聡：心臓カテーテル検査の実践　長時間 IVR 時の被曝低減の取り組み.Eisai medical region radiology, 2014.

4 画像ネットワーク

医療情報の標準化

オーダリングシステムの導入，電子カルテの普及，画像のデジタル化，さらに地域医療連携の拡大に伴い，病院内，あるいは他病院間との情報交換を行う必要性と重要性が昨今高まってきた．医療情報を共有し，利用するために情報の標準化をはかることは非常に重要なことである．

DICOM

医用画像規格では，DICOM (Digital Imaging and Communications in Medicine) がある．DICOM は医療画像情報分野における規格で唯一のものである．全世界で普及している規格であり医用画像情報の通信プロトコル，媒体保管，データフォーマットに関して規格を定めている．放射線画像がフィルムを記録媒体としていたアナログ画像から，いわゆるデジタル画像へと移行し従来のアナログ画像にはないさまざまな特性を活かした画像ビューワを用いたモニタ診断に大きく変化した昨今，DICOM 規格を採用した機器が普及し，さまざまなメーカーから提供される画像をモニタによって観察することが可能となった．当初は，医用画像のやり取りに関してのみであったが，システム間連携を行うための規格やセキュリティに関しての規定といった，画像検査全体関わるワークフローの改善を目的として拡張がすすめられている．

DICOM 規格で注意しなければならないことは，部分適合を認めていることである．そのため，各メーカーにより DICOM 規格の付帯情報の構成範囲が違う可能性があり，DICOM 規格準拠の製品がすべて接続可能ではないことがある．最新の規格書の構成は Part 1〜18 までの 18 巻（Part 9, 13 は削除）と DICOM Base Standard（規格書本体），Supplement（補遺），Correction Proposal（修正提案）で構成されている．すべてインターネット上で公開されダウンロードも可能であり現在も追加，修正がされている．装置には，それぞれ DICOM のサポート範囲を明記した Conformance Statement（DICOM 適合性宣言書）が提供され，メーカーによっては自社のホームページ等で公開している．これを参照することで個々の装置がどこまで DICOM をサポートしているかの情報を得ることができる．例えば，通信で使用できる文字列はどこまでサポートしているのか，あるいはプリント出力はできるのか，この装置でやりたいことが可能なのか，その機能は自施設の希望する情報の受け渡しが可能なのか，あるいは圧縮規格は何なのかなど，Conformance Statement を読むことでかなりの装置固有の情報を得ることが可能である．

HL7

DICOM が画像情報の標準規格に対し，患者名や検査オーダ等の医療情報の文字情報の標準規格が HL7 (Health Level 7) である．規格の構成は 15 章あり，患者管理，オーダ，照会，財務，検査報告，マスタファイル，情報管理，予約，患者紹介，患者ケア，ラボラトリオートメーション，アプリケーション管理，人事管理などを取り扱っている．

MFER

近年，日本発の世界標準規格として心電図，脳波，血圧波形等の医用波形の標準規格 MFER (Medical waveform Format Encoding Rules) を使用することを推進している．心電図は本来波形情報であるが，従来は PDF 等の図形情報あるいは，SVG 等の画像情報として取り扱われていた．しかし，これではデータの保管が図形あるいは画像情報であるため，再解析ができない．MFER によって波形データとして標準化することにより，拡大表示や継時的な比較，あるいは再解析が可能となり，さらに違った会社の心電図データを解析したり，保存することが可能となった．

IHE

データを標準化することにより医療情報の共有化が飛躍的に進歩した．しかし，こういった標準規格は万能ではない．できるだけ多くの場面に対しての汎用性を考慮した結果，たくさんの選択肢があり，そもそもシステムの運用そのものを明確に規定しているわけではないため，このような標準規格そのものの使い方を別途定める必要が出てきた．IHE (Integrating the Healthcare

Enterprise）とは医療標準規格のシステムを上手に適応，運用するためのガイドラインを定めている．したがって，新しい規格を策定するものではなく，既存の標準規格を利用の仕方を定義付けて，医療情報システムを構築する方策をガイドラインとして促す取り組みを行っている．

HELICS

　医療情報分野に適応し，利用することが望ましい標準規格を選択審議し指針として定める活動を行っているのが，医療情報標準化推進協議会（Health Information and Communication Standards Board: HELICS）である．また，厚生労働省からは保険医療分野の適切な情報化をすすめることを目的に，厚生労働省標準規格を制定，「保険医療情報分野の標準規格として認めるべき規格について」という施策を示して，その採用を推奨している．

　血管造影画像領域での画像情報の大きな特徴は，静止画像だけでなく，造影剤の血管内の流れを観察するために動画像を扱うことである．それに加え画像解析等を行った数値データも含まれる．また，放射線画像だけではなく，IVUS，OCT等の動画や静止画もある．さらに，心電図や血圧波形の情報，検査手技中のデバイスの種類等の臨床データベースもあり多種多様のデータを扱って利用している．これらの情報のフォーマットや保管形態も同様に的確な規格で運用することが重要である．

データ管理

　近年，システムの保守管理やコスト面を考慮して画像サーバーの統合化が求められることがあるが，統合された画像サーバーシステムでは循環器部門で必要とする機能を犠牲にせざるを得ない場合がある．循環器領域では撮影した造影像は動画として観察することが大前提であり，PACSシステムとの違いは大容量の動画データをいかにスムーズに動作させ，かつIVUSやOCT等の他の動画データ，波形情報等も含めた複数のデータを切り替えてストレスなく動作することである．ネットワークの高速化，デスクの大容量化あるいはソフトウエアの進歩により，静止画PACSと同様な循環器診療に特化したネットワークシステムが構築されることが多い．構築にあたっては，院内のオーダーシステムや，放射線部門システム，レポートシステム，既存のPACSとの連携も必須になる．システムの構成もRAID5による冗長性を保ち容量，耐障害性の向上性を確保し，またホットスペアによる予備のハードデスクを装備することでデータの紛失に備えることも大切である．LTOドライブによるバックアップを行ってデータの安全性を確保することも必要なことである．

　デジタルデータは劣化もなく，過去画像との比較も容易でありまたコピーも簡単にできることから，紹介患者の場合には紹介元に簡単にデータを引き渡せたり，紹介先にデータを持ち込むことも容易となった．従来のようにフィルムに静止画を焼きつけるのではなく，医用画像をCDなどに格納して動画情報として提供するケースが増えてきている．しかし，現時点ではCD等への書き込みに対する取り決めが浸透しておらず，個人情報としてのセキュリティの問題や，受け取った先でのデータの取り扱い，さらには画像が参照できない等の問題を起きている．

　IHEでは，PDI（Portable Data for Imaging）というCD等の可搬媒体に医用画像を格納するための規格を作り，さらに日本放射線技術学会，日本画像医療システム工業会，保健福祉医療情報システム工業会，日本IHE協会，日本医療情報学会，日本放射線技師会が，「患者に渡す医用画像媒体についての合意事項」，および「医用電子画像の取り扱いについての指針」を公開している．概略は，

1. IHEのPDI規格に準拠していること
2. DICOM違反のタグを含まないこと
3. 1枚のCDに一患者のみとすること
4. オートスタートを避けること

等々であり，詳細は各学会のホームページ上に公開されている．さらには，厚生労働省より「医療情報システムの安全管理に関するガイドライン」も公表されている．

　今後，医療情報の標準化が進展することによりますます医用画像の重要性が高まると思われる．またPC等の機器の発達，ソフトウエアのさらなる開発によりさらに安価に，また効率的に電子化が進んでいく．また，日本放射線技術学会から公表されている「画像情報の確定に関するガイドライン」等も一読のうえ，利用の促進だけでなく，患者の個人情報の保護や安全性という面を考慮することが今後の診療放射線技師の責務のひとつと考える．

参考文献，関係リンク

1) IHE-J のホームページ　　http://www.ihe-j.org/
2) IHE Home Page　　http://www/ihg.net/
3) NEMA Official DICOM Home page
   http://madical.nema.org./dicom.tyml
4) DICOM Standard Status Page
   http://www.dclunie.com/dicom-status/status.html
5) JIRA 医用画像システム部会
   http://www.jira-net.or.jp/commission/system/index.html
6) 日本放射線技術学会　医療情報分科会
   http://www.jsrt.or.jp/97mi/
7) 日本 HL7 協会
   http://www.hl7.jp/
8) 医用波形医療規約
   http://www.mfer.org/jp/index.htm
9) 日本医療情報学会
   http://jami.jp/jamistd/tool_pdi2.html
10) 医療情報標準化推進協議会
    http://helics.umin.ac.jp/
11) 厚生労働省
    http://www.mhlw.go.jp/shingi/2010/02/s0202-4.html

5 安全管理

患者安全対策

　安全かつ確実なIVRを行うためには，治療技術や被曝低減などを考慮した撮影技術のみならず，患者の術前・術中・術後の管理は欠かすことができない．そのためには，カテ室スタッフとのコミュニケーションをはかり，共同でのバイタルチェックやお互いの役割を認識する必要がある．

　IVRでは多くの手技が局所麻酔で行われ，患者は覚醒した状態にあり，手技に対する不安，検査室の大きな装置の威圧感，長時間仰臥位でいることへの苦痛を感じることは少なくない．そのため，IVR施行前にはインフォームド・コンセント（IC）が必須であり，術中・術後においては不測の事態が起きないよう細心の注意を払った手技・観察が望まれる．患者安全管理を確立するには，日頃のインシデントやヒヤリ・ハットの事例を共有し，常に危機管理意識をもって業務に従事することである．

放射線安全管理

患者被曝管理

　IVRは検査と異なり透視時間が数時間に及ぶ場合もあり，透視時間が長くなれば放射線による影響，特に脱毛や皮膚の発赤，重篤な場合は皮膚潰瘍などの皮膚障害が発生する可能性がある．また，症例・病態によっては繰り返しIVRが施行されることもあるため，患者の推定皮膚線量および被曝部位を確実に記録し，参照できるシステムの構築が必要である．

　放射線障害は確定的影響と確率的影響に区分され，IVRに伴う皮膚障害は確定的影響に属し，しきい線量が存在する．すなわち，しきい線量以下の被曝では皮膚障害は発現しない．ただし，しきい線量を超えても，必ずしも障害が出現するわけではない．国際放射線防護委員会（ICRP）では被曝した人のうち約1％に障害が発現する線量をしきい線量と規定している[1]．皮膚・水晶体への影響，しきい線量，発現時期の一覧を Table 1 に示す．

Table 1　被曝の影響

	影響	近似しきい線量（Gy）	発症までの時間
皮膚	一過性初期紅斑	2	2〜24時間
	皮膚紅斑	6	〜1.5週
	一過性脱毛	3	〜3週
	永久脱毛	7	〜3週
	乾性落屑	14	〜4週
	湿性落屑	18	〜4週
	二次性皮膚潰瘍	24	6週以上
	晩期性紅斑	15	8〜10週
	虚血性皮膚壊死	18	10週以上
	皮膚萎縮（1st phase）	10	52週以上
	毛細血管拡張症	10	52週以上
	晩発性壊死	12	52週以上
	皮膚がん	not known	15年以上
目	水晶体混濁（検出可能）	>1	5年以上
	白内障（弱度）	>5	5年以上

ICRP-Report [Avoidance of radiation injuries from interventional procedures /Table3.1]

IVRによる皮膚障害は，X線が照射された部位のみに出現し，高線量な部位ほど出現頻度は高く，出現する皮膚障害は重篤になる．つまり，皮膚障害の症状や発現は，照射部位，照射面積，照射線量によって異なる．

IVRに伴う皮膚障害に対しての警告は1994年のFood and Drug Administration（FDA）[2]によるものが最初である．また，2001年に発表したICRPのPublication 85では，皮膚累積線量が3Gy以上（繰り返される手技では1Gy）の場合には，被曝の詳細を記録するとともに被曝後10～14日間の皮膚状態を観察すべきであると述べられている．わが国でも1995年に日本医学放射線学会がIVRに伴う患者および術者被曝に関する警告[3]を発表し，2004年医療放射線防護連絡協議会がIVRにおける放射線皮膚障害の防止に関するガイドライン[4]を発行した．これらガイドラインなどを活用しIVRにおける放射線皮膚障害の発現を減少させることが望まれる．

放射線防護の基本的な考え方

ICRPの勧告で，放射線防護の最も基本的な原則として，以下の放射線防護体系の三原則を提唱している．
- 正当化：いかなる行為も，利益を生むのでなければ採用してはならない．
- 最適化：すべての被曝は合理的に達成できる限り低く保たなければならない．
- 線量限度：個人に対する線量は勧告する限度を超えてはならない．

医療において人体に放射線を照射するのは，診断に必要な画像を得ることや治療に用いるといった目的がある．これらの目的を達成できないほど線量を下げては放射線による利益を失うこととなる．そのため，医療現場における放射線防護は，各々目的に見合うよう放射線量を管理することである．また，正当化の観点から線量限度を患者の医療被曝に適用することは適切ではない．

患者被曝線量の低減

患者の放射線皮膚障害を防止するには最小限の被曝線量にてIVRを施行し，しきい線量を超えないように常に考慮しておく．面積線量計を搭載したX線装置ではリアルタイムに線量が表示される．しかし，この表示値は患者の皮膚線量を正確に表示している値ではない．ファントムや他の線量計などを用いて校正することによってはじめて皮膚線量の推定が可能となる．しかし，測定時とIVR時では条件が異なる場合があり，誤差を生じる可能性があるので注意が必要である．

不必要な被曝を避けるため，透視・撮影の線量率を最小限にすることも重要である．また，照射面積が小さいほど皮膚障害の発現が抑えられ，照射野をできるだけ絞ることも大切である．しかし，照射面積を小さくし過ぎると自動露出機構の設定次第では管電流が上昇し，単位時間あたりの皮膚線量が増加してしまう．そのため，最適な照射面積を把握しておく必要がある．その他，可能な限り患者－X線管距離を離し，検出器を患者に近付けることにより被曝線量を軽減することができる．患者の被曝を低減することで，同時に散乱線量も低減するためIVRスタッフの被曝低減にも繋がるものであり，日常的に実践していくことが重要である．

患者被曝低減対策を以下に示す．
① 透視時間を短くする
　（最も効果的だが，最も難しい項目である）
② 低レートパルス透視を使用
③ 必要最小限の撮影レート・枚数
④ 最適な付加フィルタの選択
⑤ 透視・撮影線量の適切な調整
　（目的に応じたプロトコールの作成）
⑥ 焦点皮膚間距離を大きくする
⑦ 検出器（FPD・I.I）を患者に近付ける
⑧ 過度のインチアップを避けデジタルズームを使用する
⑨ 継続した装置管理

放射線診療従事者の被曝管理

放射線診療に従事する者は，医療法施行規則の規定に従い放射線診療従事者に登録されなければならない．放射線診療従事者として登録されたものは，蛍光ガラス線量計（ガラスバッジ）や光刺激ルミネセンス線量計（OSL）などの個人被曝線量計を指定された部位（男性は胸部と頸部，女性は腹部と頸部）に装着し，被曝線量をICRPの勧告に基づいて定められている線量限度を超えていないことを確認しなければならない．Table 2に線量限度を示す．

線量限度は，個人がさまざまな線源から受ける実効線量を総量で制限するための基準として設定されている．線量限度の具体的数値は，確定的影響を防止するとともに，確率的影響を合理的に達成できる限り小さくするという考え方に沿って設定されている[5]．

IVRでは患者の被曝に注意するだけでなく，患者の身体からの散乱線の影響を考慮しなければならない．したがって，自分自身の被曝線量を管理し，最小限にするために遮蔽・距離・時間の三原則に沿った防護措置を積極的に実行すべきであり，放射線防護は放射線診療従事

者が最低限知っておくべきことである．

IVRに携わるスタッフはエプロンタイプの防護衣を着用する機会が多いため，防護衣の内側となる胸部（女性は腹部），外側となる頭頸部にそれぞれ個人被曝線量計を装着する．これは，防護できる部分とそうでない部分が存在する不均等被曝のためである．防護衣の外側に装着した線量計は，防護衣に覆われていない頭頸部および水晶体の評価に利用する．また，検査室内の空中線量分布の把握はスタッフの被曝低減に重要である．防護具あり・なしで線量分布を測定し，その結果をスタッフにフィードバックし，IVRチーム全体の被曝低減に貢献すべきである．正しい線量管理を行うことが放射線防護の第一歩といえる．

使用装置・環境によってもスタッフの被曝が異なる．例えば，オーバーチューブ装置は患者前面の空間が広く操作が行いやすい反面，術者の手指や頭頸部への被曝はアンダーチューブ装置の10倍以上多い[6]．

カテ室の感染対策

心臓カテーテル検査は低侵襲ではあるが観血的な検査である．そのため，検査に立ち会う医療従事者は汚染された血液や体液，針，または開放創や小さな切創を介して皮膚に接触するか，眼や他の粘膜に接触することによりウイルスが伝播され，職業的暴露を起こす危険性がある．また，患者も穿刺部位，開放創より感染する可能性があるためそれらを防ぐ対策を立てなければならない．そのガイドラインとして，米国では米国疾病管理センター（Centers for Disease Control Prevention：以下 CDC）が，わが国では厚生労働省医政局が感染対策を通達している．

標準予防策

「隔離予防策のためのCDCガイドライン：医療現場における感染性微生物の伝播の予防，2007年」は1996年にCDCが初めて勧告した「病院における遠隔予防策のためのガイドライン，1996年」を改定かつ拡大した政策であり，その中で"標準予防策（standard precautions）"があげられている．これは，医療現場におけるすべての患者に適用することを目的としており，予防策の実施は患者と医療従事者間の感染性微生物の医療関連感染の予防のための主な戦略を構成している．

この標準予防策は1985年にヒト免疫不全ウイルス（HIV）／後天性免疫不全症候群（AIDS）が流行した際に対応するために勧告された普遍的予防策（universal precautions）と生体物質隔離（body substance isolation）の主要な特徴を組み合わせたものである．

「汗を除く患者の血液・体液や患者から分泌される湿性物質（尿・痰・便・膿），患者の創傷，粘膜に触れる場合は感染症のおそれがある」という原則に基づいており，感染が疑われているか確定しているかに関わらず，医療ケアが行われているどの場所においてもすべての患者に適応される．

具体的な感染予防策の方法として，感染性体液に汚染されている可能性のある器具などを直接触るときは手袋を着用する．激しく汚れたものは包み込んで封じ込める．再利用する物は適切に消毒や滅菌を行ってから他の患者に使用しなければならない．また，これらの物質に触れた場合は手洗いをし，あらかじめ触れるおそれのある場合には，個人防護具（personal protective equipment：PPE／手袋，エプロン，隔離用ガウン，マスク，ゴーグル，フェイスシールド）などを着用するとしている（Fig.1）．

Table 2 線量限度

線量限度の種類		線量限度
実効線量[※1]		100mSv/5年間[※3]
		50mSv/1年間
等価線量	水晶体	150mSv/1年間
	皮膚	500mSv/1年間
	妊娠中の女性の腹部表面	2mSv[※2]

※1 妊娠可能な女性については，3か月間について5mSv
※2 妊娠と診断された時から出産まで
※3 放射線障害防止法では，線量限度を5年ごとに区分した各期間につき100mSv，かつ1年間につき50mSvと定めている．

手袋

- 医療従事者の手の汚染を防ぐために用いられる.
- 手によって運ばれる可能性のある感染性物質への暴露から患者および医療従事者を防ぐことができる.
- 血液や体液,粘膜,傷のある皮膚やその他の潜在的な感染性物質に直接触れることが予想されるとき.
- 接触感染によって伝播する病原体を保菌または発症している患者に直接接触するとき.
- 肉眼的に汚染しているか,またはその可能性がある器具および環境に触れるとき.
- 針刺しなどで鋭利物が手袋を突き抜けたとき,手袋は鋭利物の外側にある血液などの付着物を46〜86％減少させる可能性があるが,中空針の内腔にある血液には影響しない.そのため血液媒介病原体の伝播からどの程度守れるかは確定されていない[7].

エプロン・隔離用ガウン

- 腕や露出した身体部位を守り,衣類が血液,体液,その他感染性物質で汚染することを防ぐために用いられる.
- 選択されるエプロン・隔離用ガウンの必要性と種類は,患者との相互作用の性質に基づいている.
- 臨床着,検査着は個人防護具として認められない.

マスク・ゴーグル・フェイスシールド

- 医療従事者の顔を感染性物質から守るために装着する.
- 口,鼻,眼の粘膜は感染性微生物の感受性が高く,標準予防策の重要な構成要素である.
- 医療従事者の口や鼻から暴露される感染性物質から患者を守るために,滅菌テクニックを行う際に装着する.
- 患者から他の人々に感染性呼吸器分泌物が拡散するおそれがある場合に患者が装着する.
- 個人の眼鏡やコンタクトレンズは十分な眼防御として考慮されない.
- 眼防御は快適で,十分に周囲がみえ,しっかりとフィットできるもの.
- ゴーグル,マスク,フェイスシールドは手袋を外して手指消毒をした後に安全に外すことができる.固定するためのひもやバンドは清潔で触れても安全である.しかしマスクなどの前面は汚染している可能性がある.

手指衛生

　医療関連感染症は世界中の入院患者の合併症および死亡の主な原因であり,医療関連病原体の伝播はほとんどの場合,医療従事者の汚染した手指によって生じている[8].したがって手指衛生は重要であり,CDCが医療現場における手指衛生のためのCDCガイドライン2002（Guideline for Hand Hygiene in Health-Care Settings in 2002）を公開している.

　このガイドラインでは,普通石鹸による流水下の手洗い後に0.5％グルコン酸クロルヘキシジン含有アルコール製剤を使って擦式消毒をするラビング法（ウォーターレス法）が推奨されており,これは従来法と同等の効果を保ちながら,より短時間で経済的に消毒ができ,皮膚にやさしい手術時手指消毒法として取り上げられている[9]（**Fig.2**）.

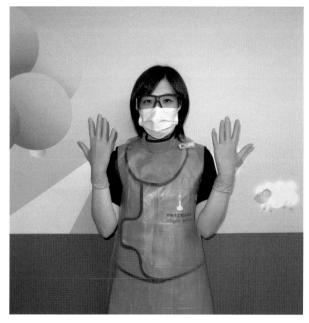

Fig.1　個人防護具
感染の可能性がある器具などを取り扱う際は,個人防護具（personal protective equipment: PPE）：手袋,エプロン,隔離用ガウン,マスク,ゴーグル,フェイスシールドなどを着用する.

針刺し事故対策

「国立大学医学部附属病院感染対策協議会病院感染対策ガイドライン（第2版）」では，B型肝炎ウイルス（HBV），C型肝炎ウイルス（HCV），およびヒト免疫不全ウイルス（HIV）は血液や体液が直接人体内へ入ることにより伝播するもので，基本的に血液を介する一括した院内感染対策が必要である[10]，と掲げている．穿刺，鋭利なものを扱うカテ室でも針刺し事故など，刺傷・切傷から感染する事故を防止するために，以下のような対策を立てなければならない．

- 使用済みの注射針はリキャップせずにそのまま堅固な医療廃棄物容器に廃棄する．
- リキャップ不要の安全装置付き注射用機材（安全機材）を導入する．
- 医療廃棄物容器は使用地点に可能な限り近い場所に設置するか，あらかじめ用意して使用する．
- 医療廃棄物容器は廃棄物が容易に取り出せないような構造であることが望ましい．

カテ室のリスク・マネジメント

ヘルスケア・リスク・マネジメント
healthcare risk management

日本におけるヘルスケア・リスク・マネジメントは，平成10年3月に日本医師会医療安全対策委員会が「医療におけるリスクマネジメントについて」を取り纏めたことがはじまりと思われる．その後，平成11年1月に横浜市大病院で起きた手術患者の取り違え事故を契機に医療安全管理が高い注目を浴びるようになった．

ヘルスケア・リスク・マネジメントの最大の目的は，医療事故や医事紛争を回避することであり，結果として患者と医療提供者の双方に安心・安全を確保し，病院組織の経済的損失を抑制することにもつながる．

カテ室における検査治療は手術に比べて低侵襲といわれるが，メディカルスタッフの一人がミスを起こせば患者の生命に係わる重大な医療事故となり得ることを強く意識してヘルスケア・リスク・マネジメントを理解し実践する必要がある．

ヘルスケア・リスク・マネジメントの実践

ヒヤリ・ハット報告

ヒヤリ・ハット報告の事例の中には医療事故へと繋がる重要な原因が含まれている．現場で働くメディカルスタッフはヒヤリ・ハット報告を徹底し，情報を整理・分析することで，問題となるシステムの流れを解明し，将来，発生するかもしれない医療事故を未然に防止しなければならない．ここで大切なのは，分析する過程でミスを犯した個人を特定することではなく「人間は間違える」ことを前提に，間違いに気付くための確認行為や間違いが起きても被害が最小限となるシステム作りのための報告であることをスタッフ全員に周知することである．

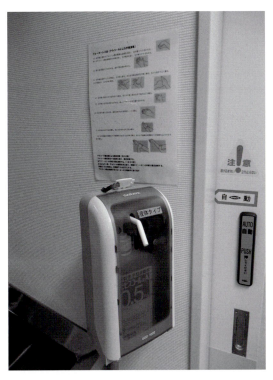

Fig.2　0.5％グルコン酸クロルヘキシジン含有アルコール製剤と手洗い方法のポスター
0.5％グルコン酸クロルヘキシジン含有アルコール製剤の近くに手指消毒の方法のポスターを掲示して，的確にウォーターレス法が行えるようにする．

なお情報の整理・分析は職種横断的に実践することが望ましい.

事故報告

医療事故が起きた場合，スタッフはただちに現場の上長や上司，リスクマネージャに一報を入れる．場合によっては直接，所属長や安全管理室に報告をすることが大切である．医療事故は，現場だけの問題ではなく病院組織全体の問題と取られ，早い段階から病院経営陣に情報提供し，早急に事故の原因究明と今後の対応を考える必要がある．なぜならこの対応の遅れが，事態の悪化を招き，さらには医事紛争の原因となり，結果として組織の責任を問われることになるためである．このため，現場では，あらかじめ事故報告のフローを決めておき，スタッフがいつでも確認できるように掲示するなど工夫が必要である（**Fig.3**）．また，可及的速やかに，時系列に沿った報告書を作成し提出することが求められるため，報告書のフォーマットや置き場所を決めておき，定期的に周知する必要がある（**Fig.4**）．

チームエラー対策

カテ室のように多職種で協働する場合，個人的エラーとコミュニケーションエラー，それにシステム上の問題点が複雑に絡み合ってエラーが発生する．これをチームエラーという．個人的エラーには，過信，盲信，思い込み，勘違い，経験不足，知識不足，確認不足などがあり，コミュニケーションエラーには，指示出し・指示受けなどの情報伝達エラー，共同作業上の連携エラーなどがある[12]．カテーテルチームにおいては，確認し合い，互いのミスを指摘しカバーし合える良好な関係が理想である．しかし実際には，メディカルスタッフの知識や経験の違い，業務の多忙状況や人間関係によって指摘することをためらう場合もあるので，相手を過信せず実施者が責任をもって確認するという教育を徹底する必要がある[13]．

チームエラーを防ぐためのポイントを**Fig.5**に示す．

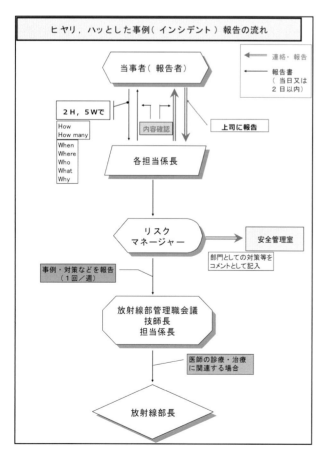
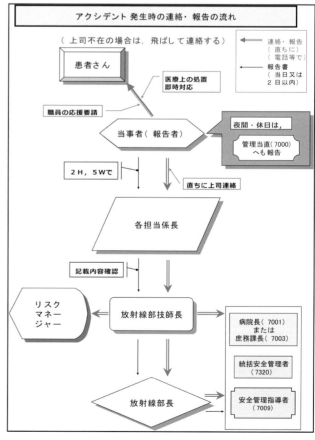

Fig.3 ヒヤリハット，事故報告の流れ
ヒヤリハット事例や事故報告の流れをいつでも確認できるように現場に掲示する．

医療機器管理

平成 19 年 4 月 1 日施行の医療法施行規則改正において医療機器の安全確保が義務化された．したがって，放射線機器の保守管理は診療放射線技師が遵守するべき責務である．日常点検を継続し，必要に応じて部品交換や調整を実施し，点検結果の記録をいつでも参照できるように整理保管する必要がある．業者に点検を依頼する場合もその内容を必ず確認し，把握しておかなければならない．装置管理の詳細は本誌別項を参照していただきたい．

放射線管理

診療放射線技師は，カテーテルチームにおいて唯一，放射線管理を義務付けられた存在である．したがって，メディカルスタッフや患者の被曝低減は診療放射線技師の最も重要な職務である．放射線防護の三原則と ARALA (as low as reasonably achievable: 合理的に可能な限り低く）の原則に従い，X 線撮影線量や X 線透視線量の最適化を定期的に実施する必要がある．放射線安全管理の詳細は本誌別項を参照していただきたい．

緊急時対応シミュレーション

患者の安全を確保するため，平時から患者急変時や災害時に備えシミュレーションしておく必要がある．可能であればメディカルスタッフに加え，院内の ER チームや災害対策チームを評価者として参加させることが望ましい．緊急時の運用や安全確認手順，避難誘導や連絡体制等は標準化（マニュアル化）し定期的に見直し改訂する必要がある．

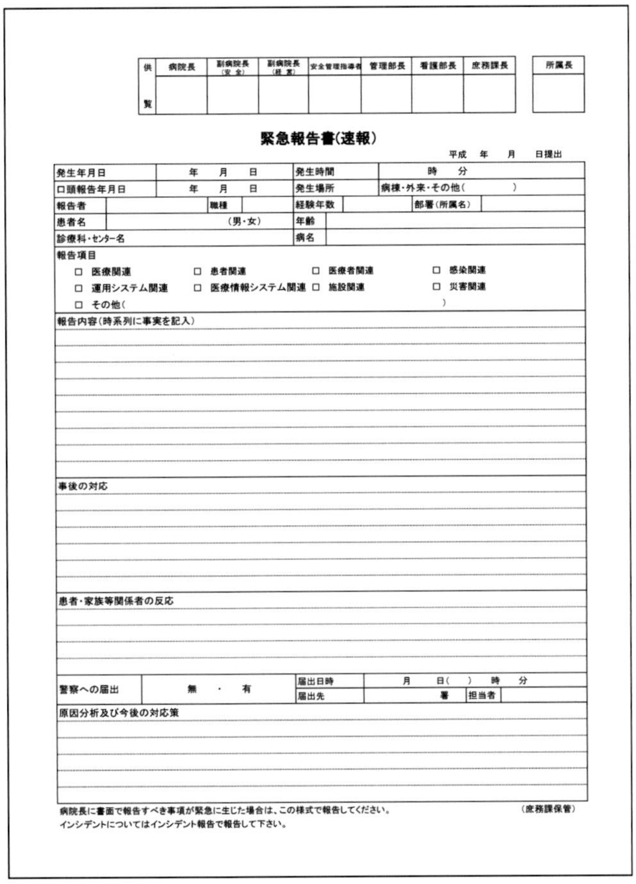

供覧	病院長	副病院長（安全）	副病院長（経営）	安全管理指導者	管理部長	看護部長	庶務課長

所属長

緊急報告書(速報)

平成　年　月　日提出

発生年月日	年　月　日	発生時間	時　分
口頭報告年月日	年　月　日	発生場所	病棟・外来・その他(　　)
報告者　　職種		経験年数	部署(所属名)
患者名	(男・女)	年齢	
診療科・センター名		病名	

報告項目

□ 医療関連　□ 患者関連　□ 医療者関連　□ 感染関連

□ 運用システム関連　□ 医療情報システム関連　□ 施設関連　□ 災害関連

□ その他(　　)

報告内容(時系列に事実を記入)

事後の対応

患者・家族等関係者の反応

警察への届出	無　・　有	届出日時	月　日(　)　時　分
		届出先	署　担当者

原因分析及び今後の対応策

病院長に書面で報告すべき事項が緊急に生じた場合は、この様式で報告してください。　(庶務課保管)

インシデントについてはインシデント報告で報告して下さい。

Fig.4　事故報告書の一例

報告書は置き場所を決めて職員に周知する．

チームエラー対策のポイント

① 自分の行動は自己の責任のもとで最終確認する
② 記憶にたよらない
③ 情報伝達手段として文字情報を活用する
④ 第三者にも確認を依頼する
⑤ 注意喚起の警告は行為を実施する現場に掲示する
⑥ 他人の行動でも確認し合える職場環境や人間関係を築く
⑦ 行き過ぎた職業的礼儀や権威勾配を是正する
⑧ 疑問，不審，不穏，胸騒ぎなどの『 第六感 』を大切にする

Fig.5　チームエラー対策のポイント

日本放射線技術学会・監：医療安全学．医療科学社，67: 2005. より抜粋．

チーム医療

チーム医療とは

　平成21年に発足した，チーム医療推進協議会（http://www.team-med.jp/）では，医療専門職の呼称について「私たちを"メディカルスタッフ"と呼んでください」，「医師・看護師・その他（コ・メディカル）」と標記せず，医師・看護師も含めて「メディカルスタッフ」と呼んでくださいと提言している．これは「コ・メディカル」という言葉が，医師とそれ以外といった上下関係を暗示させ，チーム医療の精神に反するとの考え方である．

　つまりチーム医療とは，医師を含めた各職種が平等な関係を築き，それぞれの専門的意見と患者やその家族もチームの一員として議論し，チームとして得られたコンセンサスに基づき行われる医療である．

医療スタッフの共同・連携によるチーム医療の推進について

　平成22年4月30日付けで厚生労働省より医政局長通知「医療スタッフの共同・連携によるチーム医療の推進について」が発出され，同省ホームページに公開された．この中で診療放射線技師については①画像診断における読影の補助を行うこと，②放射線検査等に関する説明・相談を行うこと，が具体例としてあげられている．

　深刻な医師や看護師の人員不足と業務負担を軽減する目的で厚生労働省が医師，看護師を含めたメディカルスタッフ（医療専門職）に，その専門性とスキルを遺憾なく発揮することを求めている．われわれは「国にその実力を認められ期待されている」ことを再度認識し，積極的に学び自己研鑽して，チーム医療に貢献できる診療放射線技師でなければならない．

チーム医療の現状と課題

　チーム医療がうたわれてから，循環器の領域においても，さまざまなメディカルスタッフ（医療専門職）によるチームが発足しており，学会や研究会で心臓カテーテルチームやIVRチーム等の取り組みが盛んに報告されている．しかし，これらは先進的に取り組んでいる施設の報告であり，今後もチーム医療を推進し，より多くの施設に普及していくには，必要職種の明確化やチーム連携の教育の問題，メディカルスタッフの適正配置（人員確保）の問題など，多くの課題が残されている．

心臓カテーテルチームの実践的事例

　厚生労働省が平成23年6月に発出した「チーム医療推進のための基本的な考え方と実践的事例集」から，心臓カテーテルチームの事例を抜粋したので参考にしていただきたい（Fig.6）．

カクテルサポート (cocktail support) という考え方

　診療放射線技師の役割は，患者を中心にした医療スタッフの一員として，technical supportとemotional supportという大きな2つを担っているといえよう．臨床においては，これらどちらか一方を怠っても，本当の医療を実現することは難しい．まさしくカクテル（cocktail）のように2つをうまく混ぜ合わせ援助していかなければならない．

テクニカルサポート

1) X線装置，周辺機器の操作

　装置の特性，性能をよく理解し，その装置のもつ最大限の力を発揮できるよう努めたい．

2) X線装置，周辺機器の保守管理

　血管撮影装置は，X線撮影装置の中でも，最も信頼性の問われる機器のひとつである．据えつけ試験をはじめとして，定期点検，保守点検，仕業点検といったQC活動は当然行われなければならない．

3) 血管撮影技術の提供

　対象は全身であるが，それぞれの部位，また症例にあった撮影技術が必要である．たとえば心臓は動きの速い臓器や血流である．よって画像のボケを防ぐべく，条件設定や焦点サイズの選択が重要となる．また撮影視野が狭いため血管を追従する技術，パニングが必要となる場合もある．

4) 最大情報量をもった画像の提供

　最小の造影回数で，目的の血管が描出されることが重要である．冠状動脈であれば，分枝が2方向以上から描出され，盲点のないことが要求される．医師とよく話し合い，全体を網羅する撮影角度をあらかじめプリセットしておくこともそのひとつである．

5) 画像の作成，画質管理

　検査に携わる診療放射線技師は，検査の目的は何か，臨床情報は充分に得られたか，どんな情報が必要なのかを頭において画像を作成しなければならない．

6) 画像の解析，計測

　特にIVRを施行する際に必要となるデバイスの径を

決定する場合，狭窄径，狭窄率の計測は重要な情報となる．したがって，その計測の方法，精度を検討し，臨床に有効に活用すべきである．

7）安全対策

血管撮影室は感染症にさらされる危険の高いところのひとつにあげられ，クリーンルームとして運用することは当然である．装置では電気的安全の確保が重要でありミクロ，マクロショック対策が必要である．またX線管圧迫防止機構のように接触事故を防ぐ機構についても対応すべきである．

8）被曝管理

診療放射線技師は行為の正当化，防護の最適化，個人の線量制限といった防護対策の三原則をよく認識し被曝管理を行わなければならない．特にIVR施行時の被曝による皮膚傷害，また術者の甲状腺や水晶体，生殖腺を含めた散乱線による被曝が問題となるので，専門家として適切な対応が必要である．

エモーショナルサポート

チーム医療を考えた場合，患者への思いやり，患者心理の理解はわれわれ診療放射線技師にとっても，重要な事柄である．

1）患者心理の理解

患者ケアが，いかにわれわれにも必要かつ重要であるかはいうまでもない．良い画像の提供だけでなく，大型装置からの威圧感を和らげ，検査に対する不安感を和らげる．また，検査に協力してもらうことが，よりよい検査に繋がるので協力願いたい，といった説明をすることは決して怠ってはならない．また他の職種とよく話し合い，お互いが支援し合うことで，患者のための一助になることが重要である．

2）情動指数の向上

チーム医療を展開する前に，ひとりの人間として，また医療人として成長することも重要である．診療放射線

心臓カテーテルチーム

チームを形成する目的
　心臓カテーテルチームでは、それぞれの専門職種が検査・治療予定の患者に対して、当日の朝カンファレンスで必要な情報を提供している。その目的は、医師が安全に安心して治療を行うためである。これにより、患者のQOL向上、疾患の治癒促進および合併症を予防し、早期退院に結びつくことができる。

チームによって得られる効果
・冠穿孔・動脈解離等の合併症が減少し、在院日数を短縮でき医療の質向上が期待できる。
・患者の放射線皮膚障害を抑制することと、スタッフの医療被曝低減が期待できる。
・事前に治療戦略を理解し合うことで、検査・治療が円滑に遂行され、患者のQOLの向上が期待される。
・各専門職種より事前に情報が共有されるため、検査・治療に用いる機器や消耗品が予測されコスト削減が期待できる。
・各専門職種より事前に情報が共有されるため、検査・治療におけるリスク回避が大きく期待できる。

関係する職種とチームにおける役割・仕事内容
医　師：心臓カテーテル治療をする部位や使用するデバイス等をメディカルスタッフに説明し、検査・治療に対する注意事項などを提供する。
診療放射線技師：1）各症例において、心臓カテーテル検査の過去画像や冠動脈CTを用いて医師の治療戦略に沿った治療角度を提供する。その際、患者の放射線皮膚障害を防止するため、心臓カテーテル検査・治療の過去歴をもとに使用禁忌撮影角度を医師に提供している。2）看護師およびメディカルスタッフに対して、医療被曝を考慮したX線透視・撮影中における患者へのアプローチ方向を朝のカンファレンスで事前に指導している。
看護師：患者がカテーテル検査を受けるまでの経過・既往などを提供する。過去に心臓カテーテル歴がある場合は、検査中の経過状況（造影剤副作用報告など）より必要な情報を提供する。
臨床工学技士：心電図や圧データより、患者の病態情報を提供する。

チーム運営に関する事項
・心臓カテーテル室の朝カンファレンスは、検査当日の朝に全患者の情報を提供し合う。
・心臓カテーテル検査は、日中および夜間を問わず365日対応している。
・1カ月に1回勉強会を開催し、スタッフの教育を行っている。

具体的に取り組んでいる医療機関等
昭和大学病院、昭和大学藤が丘病院、昭和大学横浜市北部病院

Fig.6　心臓カテーテルチーム
厚生労働省が平成23年6月に発出した「チーム医療推進のための基本的な考え方と実践的事例集」35ページより抜粋．

技師として一つひとつの医療，検査に携わる態度，心が問題となる．知識の向上もさることながら，情動指数，いわゆる心の知能指数の向上に努めたい．そしてこのことが，本来のチーム医療の充実にも繋がり，患者のために診療放射線技師として何ができるのか，何が必要なのかを真剣に考えられる根本となるであろう．「すべては患者のために」である．

看護師から学ぶ本当の看護

チーム医療の推進には，深刻な看護師の人員不足と業務負担軽減することが大きな理由のひとつであることはいうまでもない．そこで，そのチーム医療を実践するために，われわれ診療放射線技師は，臨床現場で求められる本当の看護を，専門看護師から学ぶことが必要であろう．

EVT（endovascular treatment）中に行う看護を例にあげて考えてみると，重症虚血肢で創傷を伴う患者のケアの工夫として，痛みによる苦痛が生じるため，患者と相談しながら個々にあった体位を見つけることが重要となる．また創傷部にシーツやX線装置や周辺機器が接触しないように注意が必要である．

また，患者の頭部（顔部分）が覆布で覆われるときの環境作りとして，患者は顔が覆われることでの不快感や閉塞感などから不安や苦痛を強いられることが多いため，その環境作りには，いくつかの考慮が必要である．覆布内の温度は外気温度に比べて高くなることから，息苦しさや暑さの有無を確認したり，直接患者に触れて体感熱を観察したりすることが必要である．氷枕などを用いて覆布内環境を調整することや，視界が狭くなり閉鎖的な環境になるため，事前に閉所恐怖症の有無の確認も必要である．

観察のポイント

EVT中の観察のポイントとして，覆布で患者の顔が覆われている場合は，術者は患者の表情を直接確認できないため，患者の表情や痛みの程度を伝達することが大切である．また，全身動脈硬化疾患により，脳血管や冠動脈に病変を合併している場合もあるため，胸痛や心電図変化，血圧低下やそれらに伴った意識消失などを観察する必要がある．

ケアのポイント

重症虚血肢の患者は，血流障害により下肢の冷感を訴えることが多く，直接空調の冷風が当たらないよう，空調管理や保温覆布などを使用し，保温に努めることが必要である．また，安静時疼痛があるため鎮痛薬を使用している場合があるので，検査中の意識レベルの変化，血中酸素飽和度の低下などに気をつけ，酸素投与の準備も怠ってはならない．

上記に記述したことは，血管撮影検査・治療の中の一例であるが，患者心理も含めカテ看護をよく理解し，気配り，心配りができる力をしっかりと身につけ，チーム医療としての看護師へのサポートが実践できれば，それは質の高い医療への貢献に診療放射線技師が寄与できることのひとつではないかと考える．

機器管理

機器の安全管理

品質管理（quality control: QC）は放射線技術学会のQCプログラムにおいて，製品の質または技術の質を初期に設定した水準に保ち，しかも患者に無駄な放射線や苦痛を与えず，経済性の向上と省力化が期待できることを目的とした，計画的な手段の体系と記されている．ここで，製品とは撮影装置や画像，技術は撮影・被曝低減・画像処理といったものである．これらの質を担保するために実施される個々の活動や手段，またはそれらの総称をQCという．そして，個々のQCを組織的かつ計画的に実践して，医療の質や信頼性を保証する活動やシステムを品質保証（quality assurance: QA）という．

医療法施行規則第9条の7および第9条の12（第3医療機器の保守点検の業務に関する事項）の中で「医療機器の保守点検はその性能を維持し，安全性を確保することによって疾病の診断治療等が適切に行われることを期待して実施されるものであること」と述べられている．また「医療機器の保守点検の業務を行う者が満たすべき基準を設けること」とし，医療機器の安全確保を義務付けている．医療機器の保守点検に関する計画の策定にあたっては，薬事法の規定に基づき添付文書に記載されている保守点検に関する事項を参照すること．さらに必要に応じて当該医療機器の製造販売業者に対して情報提供を求めるとともに，入手した保守点検に関する情報から研修等を通じて安全を確保することが求められる[15]．

装置の添付文書や安全性情報は，医薬品医療機器総合機構（PMDA）のwebサイトより情報を得ることができる．医療機器の安全確保には，QCに基づき医療機器の安全を確保するためには日常の始業・終了点検が不

可欠であり，日常点検から事故・トラブルを未然に防止する安全管理のための体制を確保しなければならない．血管撮影装置とX線透視装置の始業・終業点検表の例をTable 3，Table 4に示す．この点検表は日本放射線技術学会と日本画像医療システム工業会合同奨励の放射線関連機器の始業・終業点検表で，月間または週間を作成して点検の実施と記録を行い，責任者の確認を1対でなされる必要がある（http://www.jira-net.or.jp/anzenkanri/01_hoshutenken/01-03.html）．装置の劣化や故障の早期発見は始業・終業点検の積み重ねであり，使用中に異常がみられた場合は始業時の状態を確認するための材料となる．

また，機器の不具合・故障時の対応についてTable 5に示す．放射線機器のトラブルが生じた場合，速やかに責任者に報告し，迅速な改善をはかり実施内容を記録することが必要になる．

Table 3　血管撮影装置の日常点検

始業点検　日付／曜日

環境設備	検査室・操作室	照明等に点灯切れがないこと
		機器の動作範囲内に障害物がなく、機器類の配置の状態が正常であること
		室内が清掃・整理・整頓されていて、不審物等がないこと
医療機器	機器の外観・動作	寝台・付属品に、危険な破損・変形・針等異物混入がないこと
		各ユニットが清掃され、血液、造影剤除去消毒がされていること
		ケーブル類に挟み込み、折れ、被覆破損などがないこと
		寝台の上下動・水平動が正常に動作すること
		支持アームが正常に動作すること
		イメージ部が正常に動作すること
		緊急停止ボタンが正常に動作すること
		患者周辺部の保護機能（タッチセンサー等）が正常に動作すること
	システム起動	システム電源ON後のコンソールが正常に動作すること
		検査室の「使用中灯」が点灯していること
		異常音、異臭がないこと
		ハードディスクの残り容量が充分であること
		X線管ウオームアップ動作は正常であること
		ファントムを透視し、画像にムラなどなく正常であること
		ファントムを撮影した画像にアーチファクトがないこと
		装置の出力が正常であること
	付属機器	造影剤注入器の動作及び異常がないこと
		HIS-RISシステムを立ち上げて、異常がないこと
		その他、検査・治療に関わる関連装置が正常に動作すること
		安全具、補助具類が正しく取り付けられているか確認すること
		各固定用補助具、その他検査に関わる備品を確認すること
		外部保存装置（ワークステーション、サーバ、透視録画装置等）に異常がないこと

点検者名

終業点検　日付／曜日

環境設備	検査室・操作室	照明等に点灯切れがないこと
		機器類の配置の状態が正常であること
		室内が整理整頓されていて、不審物等がないこと
医療機器	機器の外観・清掃・動作	寝台・付属品に、危険な破損・変形・針等異物混入がないこと
		各ユニットの清掃、血液、造影剤の除去消毒等がされていること
		ケーブル類に挟み込み、折れ、被覆破損などがないこと
		支持アームがホームポジションになっていること
		寝台がホームポジションにあること
		警告ラベルの汚損、はがれがないこと
	システム終了	装置・機器が正常に終了すること
		撮影済み画像の転送、未処理画像がないこと
		ハードディスクの残り容量は充分あること
	付属機器	造影剤注入器の清掃、正常に動作すること
		HIS-RISシステムをシャットダウンして、異常がないこと
		その他、検査・治療に関わる関連装置が正常に終了すること
		撮影補助用具に欠品や破損がないこと

点検者名

Table 4　X線透視装置の日常点検

始業点検

			日付
			曜日
医療機器		照明等に点灯切れがないこと	
		患者用インターフォンが正常に動作すること	
		機器の動作範囲内に障害物がなく、機器類の配置の状態が正常であること	
		室内が清掃・整理・整頓され、不審物等がないこと	
	リネン、物品類	シーツ、タオル、カバー類、検査衣、診療材料等の交換・補充がされていること	
	医療ガス設備等	酸素、吸引設備等が正常に機能すること	
	機器の外観・動作	透視台・付属品に、危険な破損・変形・針等異物混入がないこと	
		各ユニットが清掃され、血液、造影剤除去消毒がされていること	
		ケーブル類に挟み込み、折れ、被覆破損などがないこと	
		透視台の上下動・水平動・起倒動が正常に動作すること	
		肩当て、踏み台、握り棒等が正常な状態であること、その他備品に異常がないこと	
		圧迫筒が正常に動作すること	
		支持アームが正常に動作すること	
		X線絞り装置や照射野ランプが正常に動作すること	
	システム起動	システム電源ON後のコンソールが正常に動作すること	
		検査室の「使用中灯」が点灯していること	
		異常音、異臭がないこと	
		X線管ウオームアップ動作は正常であること	
		HIS-RISシステムを立ち上げて、異常がないこと	
		X線プロテクターの枚数が揃っており正常使用状態であること	
			点検者名

終業点検

			日付
			曜日
医療機器		照明等に点灯切れがないこと	
		患者用インターフォンが正常に動作すること	
		機器類の配置の状態が正常であること	
		室内が整理整頓されていて、不審物等がないこと	
	リネン、物品類	シーツ、タオル、カバー類、検査衣、診療材料等の交換・補充がされていること	
	医療ガス設備等	酸素、吸引設備等が後片付けされていること	
	機器の外観・清掃・動作	透視台・付属品に、危険な破損・変形・針等異物混入がないこと	
		各ユニットの清掃、血液、造影剤の除去消毒等がされていること	
		ケーブル類に挟み込み、折れ、被覆破損などがないこと	
		警告ラベルの汚損、はがれがないこと	
	システム終了	装置・機器が正常に終了すること	
		HIS-RISシステムをシャットダウンして、異常がないこと	
		その他、検査・治療に関わる関連装置が正常に終了すること	
		X線プロテクターの破損確認と清掃、枚数を確認すること	
		撮影補助用具に欠品や破損がないこと	
			点検者名

Table 5　機器の不具合・故障時の対応

①検査・治療の続行可否を判断し，不具合の状況がわかり次第，医師・スタッフ・患者に状況説明を行う．
②修理を要する場合は，機器メーカーに連絡を取り，復旧する見込み時間を把握し，関連スタッフに連絡を行う．
③故障・修理内容の報告を行うことで，トラブル時の対応方法について従事者間の情報共有をはかる．
④トラブル内容によっては，必要に応じて関連部署間での討議，検討を行い，迅速な改善をはかる．
⑤修理伝票の保管・管理を行い，装置の医療安全の観点から保守点検の見直しや装置更新について検討を行う．
⑥医療機器に係わる安全性情報の情報として，不具合および故障時の対応をインシデントレポートにまとめて病院管理者に報告する．

安全管理のための研修

研修は，医療機器を適切に使用するための知識および技能の習得および向上，また放射線検査・治療の正しい知識の習得を行うことを目的として行う．以下に研修の例をまとめる．

①放射線取扱説明
②医療機器の有効性・安全性に関する事項
③医療機器の保守点検に関する事項
④医療機器の不具合が発生した場合の対応
⑤医療機器の使用に関して特に法令上遵守すべき事項
⑥その他，院外における各種研究会，学会

参考文献

1) ICRP Publication 103: 2007.
2) Food and Drug Administration. Public Health Advisory : Avoidance of serious x-ray-induced skin injuries to patients during fluoroscopically-guided procedures, 1994. http://www.fda.gov/cdrh/fluor.html
3) 日本医学放射線学会放射線防護委員会：IVR に伴う患者および術者の被ばくに関する警告．日本医学放射線学会雑誌，55（5）：367-368; 1995.
4) 放射線防護分科会：IVR に伴う放射線皮膚障害の防止に関するガイドラインおよび測定マニュアルについて．日本放射線技術学会雑誌，60（8）：1035-1038; 2004.
5) 草間朋子：放射線防護マニュアル．日本医事新報社，66: 2004.
6) 吉田秀策：診療用放射線のあなたへの影響．四国医誌，59（3）：118-121; 2013.
7) 矢野邦夫・監訳：隔離予防策のための CDC ガイドライン：医療現場における感染性微生物の伝播の予防　第Ⅱ部　医療現場の感染性微生物の伝播予防のために必要な基本要素．6-9: 2007.
8) 満田年宏・監訳：手指衛生改善のための手引き—医療従事者の実務改善のための手引書—医療の質改善協会（IHI）．5: 2007.
9) 原　聰子・他：術時手洗い製剤の変更とウォーターレス法導入による手洗い時間の短縮と経済的効果．全国自治体病院協議会雑誌，51（5）：60; 2012.
10) 国立大学医学部附属病院感染対策協議会病院感染対策ガイドライン（第2版）；5.その他　針刺し事故対策1. 2003.
11) 高橋利之・芹澤　剛・監訳，Morton J. Kern・著：心臓カテーテルハンドブック第2版．メディカル・サイエンス・インターナショナル，29-34: 2004.
12) 熊谷孝三，天内　廣．医療安全学．医療科学社，66: 2005.
13) 森永今日子：看護師はなぜエラーの指摘をためらうのか，質問紙調査の結果から．看護管理，56（2）：55-57; 2004.
14) 大竹陸希光・他：PPI 中に行う看護．HEART nursing 2014 年秋季増刊，122-127: 2014.
15) 全国循環器撮影研究会：循環器被ばく低減技術セミナーテキスト．2009.

6 血管撮影・IVRに使用する物品

血管撮影を行う際，必要となるものには次のようなものがある．

シースイントロデューサー

シースイントロデューサー（**Fig.1**）は，造影カテーテル挿入に先立ち穿刺動脈に装着する短いカテーテルである．シースイントロデューサーに記載されているフレンチサイズ（F）は，内腔径で表示されている．同サイズのカテーテルまで挿入可能である．長さは，10cm前後から25cm前後（ロングシース）まである．シースイントロデューサーの利点は，①カテーテルによる穿刺部動脈壁へのガイドワイヤ・カテーテルでの損傷の軽減，②カテーテル交換が容易であり，逆流防止弁がついているのでカテーテル交換時の出血量減少，③動脈硬化の強い血管の動脈屈曲・蛇行部を伸展することによるカテーテル操作性の向上，④造影剤注入時のカテーテルの反跳防護などがある．

ガイドワイヤ

ガイドワイヤはカテーテルを目的血管に導入する際に先行して使用する．ガイドワイヤの本体はステンレス鋼のコイル状ぜんまい（coil spring）で，その内側に強固な細い針金（safety wire）が全長にわたって張られ，coil springが破損したり，弛緩したりしないように補強している．coil springの内腔には強固な針金の芯（mandrel core）が挿入されている．先端の軟らかな部（floppy tip）は，一般的には3cm程度だが，さまざまな長さがある．coreの太さも一様ではなく先端に行くにしたがって細く（tapering core）なるものもある．先端の形状は，直線状（straight tip），曲線状（curved tip），J型（J-shaped tip）とある．

金属コアをプラスチックで包み，さらに親水ポリマーで被覆し，たわみにくい性質の金属芯を用いたもの（ラジフォーカス）は，カテーテル内の滑りや追従性に優れ，ほとんどの患者にこのタイプが使用されている．先端形状は，ストレート型とアングル型，サイズは，0.014～0.038inchまで，長さも120cm，150cm，260cm等がある．使用に際しては濡れたガーゼなどで表面を湿らせないと滑らない．先端を成形できるタイプもある．

カテーテル

カテーテルの素材は，ポリアミド，ポリエチレン，ポリウレタン，ポリプロピレンが用いられている．カテーテルの壁内にメッシュ状の金属を埋め込み，カテーテルの回転性（トルク）を考慮するものもある．

カテーテル容器には，カテーテル形状や製品コード，品番の他に，外径サイズ，カテーテルの長さ，側孔の有無と数，最大設定流量，最大適合ガイドワイヤ径，使用期限などがある（**Fig.2**）．

頭部血管撮影に使用する一般的なカテーテルとして，J型（John-Bentson1型：JB1），J型（Headhunter型），S型（JB2），S型（Hans Newton3型：HN3），Simmons2型などがある．

腹部血管撮影に使用する一般的なカテーテルとして，hook型，shephered hook型，Simmons型（sidewinder型），cobra型などがある（**Fig.3**）．

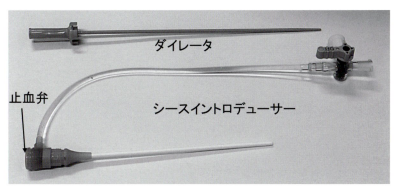

Fig.1 シースイントロデューサー

第Ⅰ部 基礎編

IVR時に使用する物品

ガイディングカテーテル

血管形成術用カテーテルなどの治療用デバイスを動脈，末梢血管に導くために使用する．

カテーテル壁がフッ素樹脂の内層，金属メッシュの中間層，ポリマー樹脂の外層の3層構造で構成されている．導入用シースとガイディングカテーテルを合わせた，シースレスガイディングカテーテルシステムもある．

マイクロカテーテル

通常の血管撮影を行うカテーテル（親カテーテル）の中を通し末梢まで進めたり，蛇行血管の分岐部を選択できる細径のカテーテル（子カテーテル）である．同じ外径で内腔を広くしたハイフロータイプもあり，最大耐圧や最大流量，立ち上がりに注意したインジェクタの設定が必要である（Fig.2）．

血栓吸引デバイス

頸動脈ステント留置術（carotid artery stenting: CAS）のステント留置後や，血栓回収デバイスを使用後などに血栓を吸引するために使用する．

末梢保護デバイス

バルーンつきワイヤによるdistal protectionや，フィルタつきワイヤで，末梢塞栓を回避するために使用する．

バルーン付カテーテル（オクルージョンカテーテル）

選択的血管において，血管塞栓術，薬剤注入，コイリング，ステント留置，その他の目的で使用するカテーテルの挿入を誘導し，所定位置への到達を容易にしたり，末梢塞栓の予防を行う．バルーンは，血管内の血流をバルーンの拡張によって遮断する．バルーンの最大直径と最大容量は，製品包装に表示されている．バルーン拡張に使用する膨張液は，造影剤と生理食塩水1：1混合溶液を使用する．

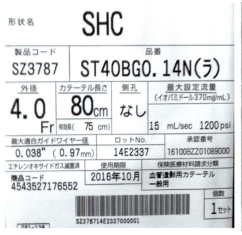
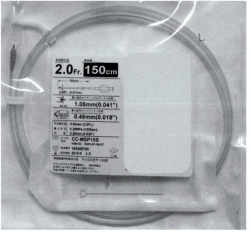

マイクロカテーテル

Fig.2　カテーテル情報

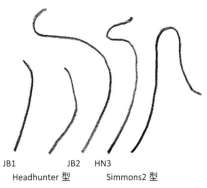

JB1　JB2　HN3
Headhunter型　　Simmons2型

頭部血管撮影用

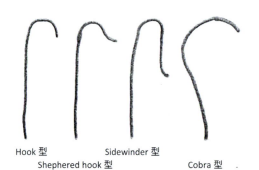

Hook型　　　　Sidewinder型
Shephered hook型　　　　　　Cobra型

腹部血管撮影用

Fig.3　カテーテル形状

ステント・バルーン

頸部が広い動脈瘤のコイル塞栓を行う場合，コイルの逸脱を防ぐために使用する保護用のものや，頭部血管，頸動脈，腎動脈，腸骨動脈，下肢動脈などの狭窄の血管形成のために使用するものがある．ステントには，バルーン拡張と，自己拡張がある．

血栓回収デバイス

脳梗塞急性期の治療法として組織型プラスミノゲン・アクティベータ（tissue-type plasminogen activator：t-PA，一般名アルテプラーゼ）の静注による血栓溶解療法が2005年に認められた．2012年9月からはt-PA静注療法の対象患者が発症後3時間から4.5時間に延長され適応が拡大している．また，血栓回収用デバイスも，その後保険収載された．血栓回収用デバイスには，以下のようなものがある．

・Merci retrieverシステム（メルシー）：2010年10月から脳梗塞発症後原則8時間以内の患者に対して使用されている．先端がプラチナ合金からなるらせん状になった柔らかいワイヤである．これを脳の血管の詰まったところまで，挿入して血栓を絡めて取ってくる．
・Penumbraシステム（ペナンブラ）：，2011年10月から，保険収載された．血栓をポンプで吸い取って取り除く．
・ステント型血栓回収装置（Trevo：トレボ）：2014年から保険収載された．カテーテルを血栓の近くまでもっていきステントで血栓を覆う形で展開し，ステントの網目で血栓をからめとる（Fig.4）．

塞栓物質

カテーテル治療で止血や血流改変を行う際に用いられる血管塞栓物質にはさまざまなものがある．本項では，現在使用されているいくつかの塞栓物質を紹介する．

塞栓物質は，固形塞栓物質と液体塞栓物質に分けられる．固形塞栓物質はさらに一時的と永久的に分けられ，一時的は短期塞栓物質と長期塞栓物質に分けられる（Fig.5）．

固形塞栓物質

DSM (degradable starch microspheres)

じゃがいもからできた微小デンプン球．ゼラチンスポンジに比べて数時間で吸収される．DSMを肝動脈へ注入することで一時的に肝臓にある腫瘍への血流を遮断し，その間，抗癌剤の濃度を高く保つことができる．

ゼラチンスポンジ

ブタあるいは牛の骨，皮膚，靭帯を酸またはアルカリで処理して得た粗コラーゲンを水で加熱抽出して精製されたもので，昔からさまざまな外科的手術の際に止血のために使用されてきた安全性の高い物質である．

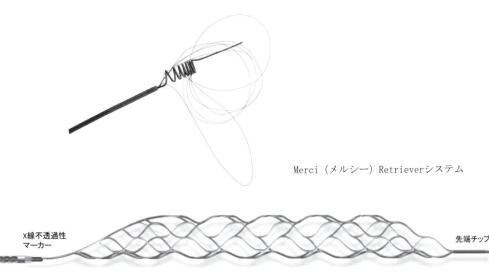

Merci（メルシー）Retrieverシステム

Trevo（トレボ）ProVue Retrieverシステム

Fig.4 血栓回収用デバイス（日本ストライカー株式会社提供）

ゼラチンスポンジ細片はわが国で主に使用されており、いわばわが国オリジナルの塞栓物質である。以前から動脈を塞栓させることを目的に使用され、数ある多くの塞栓物質のなかで、最も使用されてきたもののひとつである。この塞栓物質の最大の特徴は永久ではなく、一時的でありながら適度に長時間塞栓効果があることである。セレスキューやジェルパートの承認により安全かつ有効に塞栓物質が使用可能となった。ジェルパートは肝細胞癌の動脈塞栓術のみの適応であり、今後の適応の拡大、サイズ規格の多様化が期待される（Fig.6）。

1）セレスキュー（中心循環系血管内塞栓促進用補綴剤）

以前わが国では塞栓物質として保険適用されていなかったスポンゼルを使用していたが、「外科手術ではリスクが高い、あるいは外科手術不可能と診断される出血に対する経カテーテル的止血術に用いる血管内塞栓剤である。ただし、脳および脊髄を栄養する動脈並びに冠動脈への適応を除く」として2013年3月に製造販売承認を取得した。セレスキューはスポンゼルと同様の形状をし、カッティング法、ポンピング法によって細断して用途によって使い分ける。

2）ジェルパート（血管内塞栓促進用補綴剤）

1978年に山田らによりゼラチンスポンジシート（止血剤）を加工して肝癌の塞栓療法に用いる方法が開発され、最近まで使用され続けてきた。しかし1996年に厚生省より適応外使用の指摘を受け、1996年多孔性ゼラチン粒を開発しその特許が出願され、1999年に臨床開発開始、2005年に承認を取得した。

特徴：1mm程度の細血管を塞栓することが可能である。またゼラチンスポンジシート使用の場合は種々の大きさに調整可能である。ジェルパートであれば規格上1mm、2mmの大きさを使用できる。

多孔性のためマイクロカテーテル内の通過が容易である。長期一時的塞栓物質であるため、1～3週間で吸収され血管の再疎通が期待できる。腫瘍塞栓の場合は、腫瘍壊死に十分な塞栓時間でありながら、同時に側副路の発達も最低限に抑えることができる。

欠点：再疎通するため再出血が生じることがある。太い血管の塞栓は不可能。末梢塞栓を起こす可能性が高い。

禁忌：塞栓により不可逆的な臓器損傷に陥る可能性のある部位の塞栓。特に脊椎動脈の塞栓（気管支動脈、肋

○固形塞栓物質
- 一時塞栓物質
  - 短期塞栓物質
    - 自己凝血塊
    - DSM
  - 長期塞栓物質
    - ゼラチンスポンジ
- 永久塞栓物質
  - PVA
  - 金属コイル
  - Microspheres

○液体塞栓物質
- 無水アルコール
- Ethanolamine oleate（オルダミン）
- リピオドール
- NBCA
- Onyx

Fig.5　塞栓物質の分類

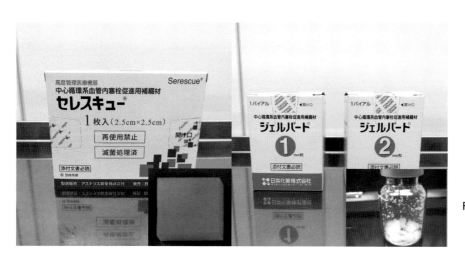

Fig.6　ゼラチンスポンジ
（提供：アステラス製薬株式会社
日本化薬株式会社）

間・肋下動脈，腰動脈からの分岐に注意）．動静脈短絡を塞栓物質が通過する場合，肝動脈塞栓時においては門脈血流低下が著明な場合や肝機能高度不良時．

PVA (polyvinyl alcohol)

100～1200ミクロンのプラスチックの微片．ゼラチンスポンジでは血管内に吸収されてしまうが，PVAは非吸収性と言われている．1974年にAJR（American Journal of Roentgenology）に塞栓物質として使用が紹介されており，40年以上の歴史がある．非生物由来のため，アレルギーの可能性を最小限に抑えられる．

microspheres（球状塞栓物質）

2014年1月末にわが国で販売が開始されたビーズ状の塞栓物質であり，粒子の形状が均一な球状で合成樹脂などの非吸収性物質でできている．粒子の表面は平滑なので末梢へ到達しやすい．PVAに比べて塞栓される血管径を予測しやすくマイクロカテーテル内の塞栓がない．粒子は製品によりイオン結合や液体を吸収する性質をもつものもあり，抗癌剤を放出させることもできる．現在，Enbospehre，DCBead（**Fig.7**），HeadSpihereの3種類が保険適応可能であり，それぞれ特徴は異なる（**Table 1**）．

液体塞栓物質

無水 alcohol

血管内膜細胞障害により血管を閉塞させると同時に腫瘍機能を消失させる．副作用としてアルコール中毒に似た症状が生じることもある．動脈塞栓および組織固定の目的で使用することは，約20年前から米国で行われ，全世界に普及している．2004年10月には体表から肝癌を穿刺，無水アルコールを注入して癌を凝固する治療法に用いる場合（percutaneous ethanol injection therapy: PEIT）に使用が認可されている．

ethanolamine oleate（オルダミン）

下肢や食道，胃静脈瘤の治療に用いられる．近年，静脈性血管奇形にも使用されるようになった．作用は血管内膜細胞障害と血栓形成をきたす．体循環に入るとアル

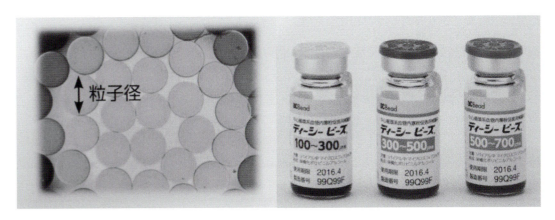

Fig.7 ディーシービーズ（提供：エーザイ株式会社）

Table 1 microspheres

商品名	特徴	保険適応内容
Embospehre	構造は中空でほかの製品と比較して潰れ難く元に戻りやすく深達しやすい	多血性腫瘍，動静脈奇形が適応
DC Bead	PVAを球状化したものでマイナスの電荷を持ち，プラスの電荷をもった抗癌剤を吸着・除放する	肝細胞癌のみ適応（薬剤含浸時のみ）
Head Sphere	乾燥粉末の状態で保存．リザーバー効果により薬剤を含むことができる	多血性腫瘍、動静脈奇形が適応，子宮筋腫を除く（薬剤含浸時のみ）

ブミンと結合して不活性化される．そのため，低アルブミン血症の患者には注意する．

リピオドール

リンパ管造影や子宮卵管造影，肝細胞癌治療剤スマンクス動注用の懸濁用液として認可されている．腫瘍を栄養する肝動脈に，塞栓効果と抗癌剤の効果を高めるために抗癌剤と混和して流すのが一般的．副作用として肝機能の一時的な低下，肝膿瘍，胆管炎などが生じることもある．TAE に使用することは約 20 年前から日本で行われ，現在では日本だけではなく世界に普及している．

NBCA (N-butyl-cyanoacrylate　ヒストアクリル)

シアノアクリレート系モノマーのひとつで，手術用接着剤として市販されている．血液などのイオン性液体と接触すると瞬時に硬化（重合）し，硬化後は基本的に非吸収性である．塞栓力が強く確実な塞栓が行える．コイルを目的の部位まで持ち込めない場合にも血流にのせて塞栓物質を到達させることが可能である．血管腫など吻合が多い血管でも鋳型（ちゅうがた）状に塞栓可能である．現在，実践的指針となるよう日本 IVR 学会が「血管塞栓術に用いる NBCA のガイドライン 2012」を公表している．

1）特徴
- リピオドールとの混和が容易で，かつ混和することで X 線透視下での視認性が高い．
- 塞栓力が強く確実な塞栓が期待できる．
- カテーテルが不安定な状態でも注入可能．
- カテーテルが塞栓ポイントまで挿入できなくても血流にのせて塞栓物質を到達させることができる．

2）欠点
- 手技が煩雑で熟練が必要．
- 塞栓範囲が予測しにくい．
- 想定外の塞栓になった場合に回収できない．
- 1 回の塞栓でマイクロカテーテルが使えなくなる．

金属コイル

プラチナでできた柔らかい糸状のコイル．用途により，材質やサイズ形状など種類が豊富にある．

ISAT (International Subarachnoid Aneurysm Trial)

ISAT が初めて外科とコイル塞栓の安全性を比較した多施設ランダム化試験として 2002 年 10 月 LANSET 誌で発表された．「コイルの安全性が高い」との報告は世界的にマスメディアに取り上げられ，衝撃を与えた．特に欧米では医療現場に影響を与え，大規模病院の脳動脈瘤の血管内治療適応率は 50％前後まで押し上げられた．

デタッチャブルコイル

1）離脱方法により分類
- 機械離脱式
  Interlocking Detachable coil（IDC）
  Detach
- 水圧離脱式
  TruFill DCS Orbit
- 電気離脱式
  Guglielmi Detachable Coil（GDC）
  Micrus coil
  MicroPlex coil
  Electo Detach Coil（EDC）

2）形状による分類
  1D：最初から最後までループ径が同じ．
  2D：最初の数ループが小さく，次第に規定のループ径になる．
  3D または complex：ループの形状が立体的なもの，外に張りつくようなタイプ（外向き）と丸まるようなタイプ（内向き）がある．

3）径による分類

大別すると 18 コイルと 10 コイルに分けられる．1 次コイル径が太いものほどしっかりしたフレームを形成しやすく，細いものほど柔らかい傾向である．小さな動脈瘤では 10 コイルを，比較的大きな動脈瘤には 18 コイルを使用する．

4）硬さによる分類

当初 standard coil のみであったが，最近では柔軟性を上げる技術が進歩しており，各社 soft coil や very soft coil をラインナップしている．塞栓術の過程を考えるとコイルの柔軟性は重要である．

5）stretch-resistance: SR 機構の有無による分類

コイルは素線を巻いて形成されているために，過度の抵抗がかかるとコイルが伸びてしまう（アンラベル）．これを防止するためにコイル内部に糸を通し，進展しにくくしたものである．

6）プラチナムント素材による分類
- 器質化促進素材を使用していないもの
  ほとんどの製品がこれに該当する "bare platinum coil" という．
- 器質化促進素材を使用したもの
  生体吸収性ポリマーをコートしているもの "coated coil"．

ポリグリコール酸の素線に platinum coil を巻いたもの "cored coil".
・ハイドロゲルを用いたもの
コイル表面のハイドロゲルが水分を吸収して膨張し，体積が増加する．

コイル塞栓術の基本的な流れ

1) 最初のコイル（framing coil）の選択

framing coil は，瘤と親血管の境界を作り，ネックにコイルを橋渡し，バスケットを作ることが目的である．スモールネックの瘤では最初から柔軟なコイルを選択することもあるが，ワイドネックではバスケットが後で壊れないようにしっかりしたコイルを選択する．仕上がりを左右する安定度の高いコイルを用いる．

2) 2本目以降コイル（filling coil）の選択

filling coil はフレームの内側を固めて，塞栓率を上げる目的に使用する．フレームの中を外側から埋めていく．SR 機能のある柔らかいコイルを用いると塞栓率が上がる傾向である．必要に応じてカテーテルの先端を変えたり，徐々にサイズをダウンして挿入していく．

3) 仕上げのコイル（finishing coil）の選択

finishing coil は塞栓率をより向上することが目的である．瘤頸部での tight packing をすることで，in-flow を抑える．カテーテルがコイルに押し戻されない（キックバックのない）コイルを選択する．コイルの出し入れが多くなる作業なので，SR 機構のあるコイルが理想である．

4) piece-meal technique の選択

3F の過程が困難な動脈瘤には，あえて，そのような過程をとらず，比較的小さく，短めのコイルを足しながら piece-meal に塞栓していく方法である．

コイル塞栓術の補助テクニック

瘤口が広く，コイルが逸脱する可能性がある場合，これを防ぐ方法．

1) ダブルカテーテルテクニック

①動脈瘤内に2本のマイクロカテーテルを誘導して塞栓を行う．双方からコイルを挿入して絡めることによりフレームを形成する方法．

②フレームのコイルを離脱せずに安定させておき，別のマイクロカテーテルからダウンサイジングしたコイルでフレーム内を塞栓する方法．

2) バルーンアシストテクニック

バルーンカテーテルを用いることで瘤内にコイルを安定させることを目的として行う方法．ネックを覆うことによりコイルが親動脈内へ突出するのを防ぐ．マイクロカテーテルのキックバックを防ぎ，瘤内で安定させる．手技が煩雑で血栓塞栓症を起こしやすくなる．

3) ステントアシストテクニック

ステントでネックを覆いコイルの親動脈への逸脱を防ぐ方法．マイクロカテーテルをあらかじめ瘤内に挿入しておいてからステントを留置する方法とステントの網目からマイクロカテーテルを挿入する方法がある．ステントに関連する血栓塞栓症を抑えるための強力な抗血小板薬投与が必要となり，出血性，虚血性合併症の利害を考慮する．

Onyx

外科手術以外では治療困難な脳動静脈奇形の外科的摘出術に際し，術前塞栓術が必要な場合にその塞栓物質として使用する（保険償還）．pre-mix タイプの X 線不透過の血管注入用液体塞栓物質で構造は，EVAL（溶質），DSMO（溶媒），tantalum powder（放射線不透過性物質）の3つの混合物である．硬化方法は，NBCA の重合反応とは異なり，溶媒である DSMO が血液に拡散して溶質である EVAL が析出することによるもの．構造は溶岩のようで，周りが固く，中が柔らかく，スポンジ状である．

適応

脳動静脈奇形（AVM）の術前治療

1) 添付文書

外科手術以外では治療困難な脳動静脈奇形の外科的摘出術に際し，術前塞栓術が必要な場合にその塞栓物質として使用する．

※それ以外はすべて off-label-use（適応外使用）

2) 禁忌

・カテーテルの最適な留置が不可能である場合
・誘発試験により塞栓術に対する非耐性が示される場合
・血管攣縮により血流が遮断される場合

3) 推奨

・AVM からの脳出血例は再出血が多いので，特に再発の危険が高い場合（出血発症，深部静脈への流出）には外科的治療を考慮する．
・Spetzler-Martin 分類（Table 2）の Grade1 および 2 では外科的手術が勧められる．Grade3 では外科的手術または塞栓術後外科的手術の併用が勧められる．Grade4 および 5 では症状が進行性に悪化する以外は保存療法が勧められる．

- 外科的手術の危険性が高く病巣が小さい場合には定位放射線治療が勧められる．
- 痙攣を伴ったAVMはてんかん発作を軽減するための外科的手術のみならず，定位放射線治療を含めた積極的治療が勧められる．

Onyx™ 特徴

ポリマーの析出は水分に触れることで始まる（血液，水，造影剤）．外部は固く，内部はスポンジ状のポリマー塊を生成し，表面は非接着性で，「溶岩」のように流動性がある（**Fig.8**）．

材質

1）EVOH（塞栓物質）

エンジニアリングプラスチックとして採用されており主に食品用包装フィルム・チューブなどに用いられている．

2）DMSO（溶剤）

無色でわずかに油っぽい液体である．主に産業用の溶剤として使用されている．80％の代謝物は，1週間以内に腎臓を経て尿として，また皮膚，肺（ニンニクの匂い）から排出される．完全に排出されるまでの期間は13〜18日である．

3）タンタル微粒子（不透過物質）

視認性確保のための金属酸化物微粒子である．

Onyx が NBCA よりも適している病変

適している：一般的に compact nidus をもつ AVM の high flow feeder は Onyx のほうが plug をつくって flow がコントロールされた状態を作りやすい．

適していない：細い low-flow feeder や diffuse nidus はカテーテルが誘導できても，Onyx は nidus 内に浸透するよりもカテーテル方向に逆流しやすく，feeder occlusion となるケースが多い．

Table 2　Spetzler-Martin 分類（1986）

特徴		点数
大きさ	小（＜3cm）	1
	中（3〜6cm）	2
	大（＞6cm）	3
周囲の機能的重要性	重要でない（non-eloquent）	0
	重要である（eloquent）	1
導出静脈の型	表在性のみ	0
	深在性	1

3つの特徴の合計点数を grade とする．
重症度（grade）＝（大きさ）＋（機能的重要性）＋（導出静脈の形）

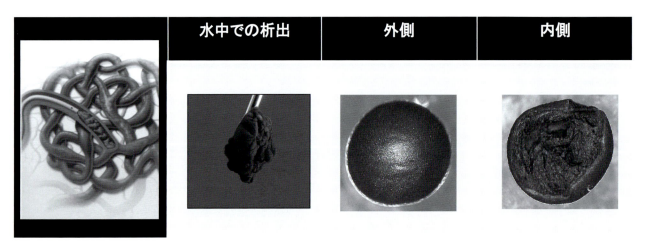

Fig.8　Onyx™ 特徴（提供：コヴィディエン　ジャパン株式会社）

血管撮影で使用する薬剤

パルクス（一般名　アルプロスタジル）

経上腸間膜動脈性門脈造影時，血管拡張作用を利用し造影能の向上のために使用する．通常成人には1回1ml（アルプロスタジルとして5μg）を生理食塩水10mlに希釈し，造影剤注入30秒前に3〜5秒間で経カテーテル的に上腸間膜動脈内に投与する．

抗がん剤

肝動脈化学塞栓療法（trancecatheter arterial chemoembolization: TACE）で用いられる抗がん剤としてはドキソルビシンやエピルビシン，マイトマイシンC，シスプラチン（アイエーコール），ミリプラチン（ミリプラ）などを使用する．

動注化学療法で用いられる抗がん剤にはシスプラチン＋フルオロウラシル（5-FU）やインターフェロン＋フルオロウラシルなどを使用する．

参考文献

1) 宮坂和男・編著：脳・脊髄血管造影マニュアル．南江堂，1999.
2) 大友　邦・編：腹部血管造影ハンドブック．中外医学社，1999.
3) 日本IVR学会・編：血管塞栓術に用いるNBCAのガイドライン．2012.
4) 中原一郎・監，滝　和郎・編：パーフェクトマスター脳血管内治療—必須知識のアップデート．メジカルビュー社，157-164, 226-242: 2014.
5) 関　明彦：ビーズの解禁で何が変わるのか？．Rad Fan, 12(4): 94-97; 2014.

第Ⅱ部

臨床編

1 頭頸部領域

1 血管解剖

総頸動脈 common carotid artery

通常，右総頸動脈は大動脈弓から腕頭動脈を介して分岐し，左総頸動脈は大動脈から直接分岐する．迷走神経の走行に沿って頸部を上向する．

通常，遠位端は第3～4頸椎の高さで内頸動脈と外頸動脈に分岐する．まれに分岐部が高位の第1・第2頸椎レベルや低位の第7頸椎・上位胸椎レベルに位置することもある．

大動脈弓のTypeは，大動脈弓最高端から腕頭動脈の分岐部が，総頸動脈の幅の何倍かによってTypeⅠ（1倍以内），TypeⅡ（1倍から2倍），TypeⅢ（2倍以上）に分けられる（**Fig.1**）．TypeⅢになると，大動脈と腕頭動脈角度が急峻になり，カテ操作が困難となる場合がある．

破格としては，左総頸動脈が腕頭動脈から起始している（bovine arch）場合があり，10％程度の人に認められる．また総頸動脈欠損では，鎖骨下動脈または大動脈より直接，内頸動脈や外頸動脈が直接分岐する場合もある（absent common carotid artery）．その他，左総頸動脈と左鎖骨下動脈が無名動脈を介して分岐するbi-innominate artery や総頸動脈共通幹（bicarotid trunk）などがある．

内頸動脈 internal carotid artery

内頸動脈は総頸動脈から外頸動脈より後外方に分岐し，側頭骨錐体部の頸動脈管に入る．その後，前内側へ屈曲し，蝸牛の前方を内側に走行し，破裂孔より頭蓋底に入る．この部位から上向し頸動脈溝に沿って海綿静脈洞に入る．前床突起の内側で硬膜を貫き，くも膜下腔に入る．その後，後上方内側に入り眼動脈（ophtahlmic artery），後交通動脈（posterior communicating artery），前脈絡叢動脈（anterior choroidal artery）を分岐し，遠位端は，前大脳動脈と中大脳動脈に分岐する（**Fig.2**，**Fig.3**）．

Fisherの分類では，C1：前中大脳動脈分岐部から

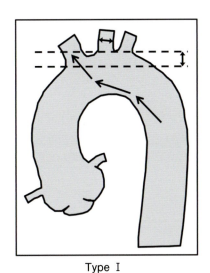
Type Ⅰ

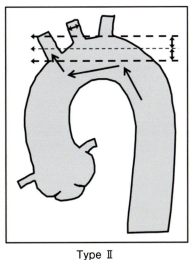
Type Ⅱ

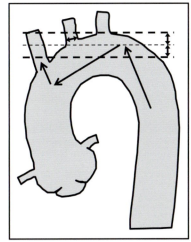
Type Ⅲ

Fig.1 大動脈弓 Type
腕頭動脈の位置と大動脈弓の最も高い位置によって決定．
その差が左総頸動脈の径1本分以内であればTypeⅠ，1～2本位内ならTypeⅡ，2本以上ならTypeⅢ．

後交通動脈分岐部まで，C2：後交通動脈分岐近位から眼動脈まで，C3：眼動脈分岐部より近位の前屈曲部分，C4：海綿静脈洞部，C5：頸動脈管から海綿静脈洞部に入るまでに分類される（Fig.4，Fig.5）．

　内頸動脈と外頸動脈分岐直後に，わずかに膨らみをもつ頸動脈洞（carotid sinus）があり，血圧調節に関与することから，この部位の治療には特に注意する必要がある．

　内頸動脈の無（低）形成は，非常にまれであり，0.01％程度であるといわれている．

　片側の場合，第1型では前大脳動脈が前交通動脈を介して対側の前大脳動脈から，中大脳動脈は後交通動脈を介して椎骨脳底動脈系から血流を受ける型．第2型では，前大脳動脈・中大脳動脈とも前交通動脈を介して対側の前大脳動脈から血流を受ける型．第3型では，健側と患側つなぐ太い側副血行路から血流を受ける型（トルコ鞍

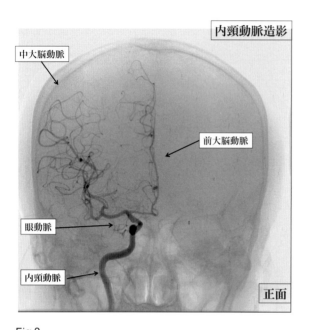

Fig.2

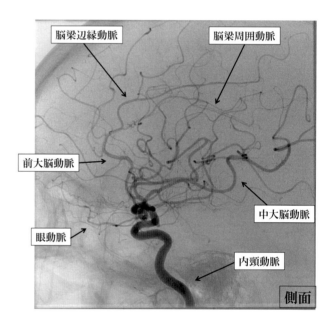

Fig.3

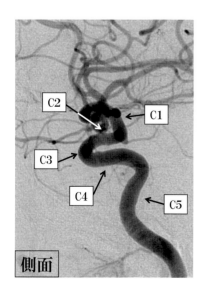

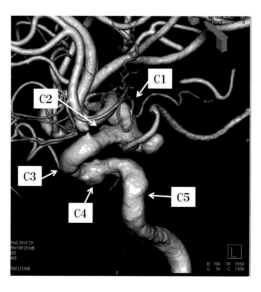

Fig.4　内大脳動脈の区分
- C1：C2から外側に移行する部分
- C2：頭蓋内で後ろ上・内側へ走る部分
- C3：海綿静脈洞垂直部
- C4：海綿静脈洞水平部
- C5：頸動脈管内を走る部分

内あるいは鞍背部を走行する).

両側の場合,複雑なパターンを示し,片側の場合と同様のパターンの他に,中硬膜動脈あるいは副中硬膜動脈などの外頸動脈からの硬膜枝,上小脳動脈や前下小脳動脈の遺残動脈からの側副血行路などから血流を受ける.

眼動脈の破格としては,中硬膜動脈(副眼動脈)やその他の外頸動脈から血流を受ける場合もある.

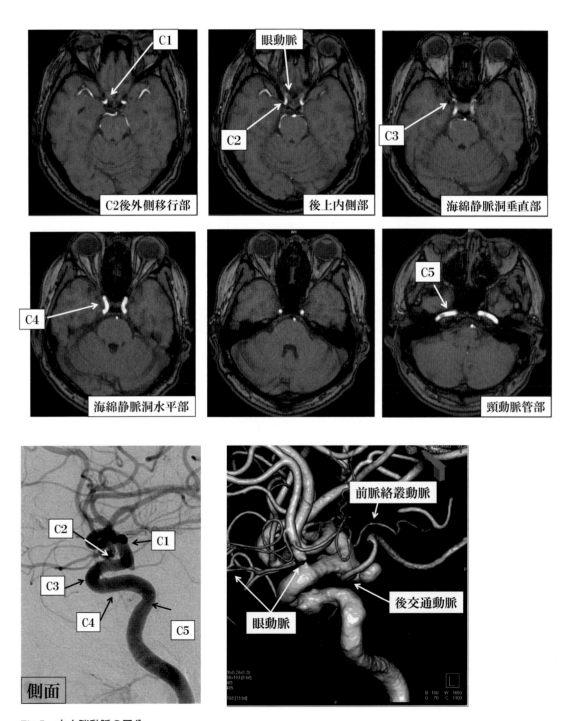

Fig.5 内大脳動脈の区分
眼動脈:ophthalmic artery
後交通動脈:posterior communicating artery
前脈絡叢動脈:anterior choroidal artery

前大脳動脈 anterior cerebral artery

前大脳動脈は，視交叉と視神経の外側で内頸動脈から分岐し，前内側に向かい大脳縦裂に入り，前交通動脈（anterior communicating artery: Acom）を介して対側の前大脳動脈と交通する．その後脳梁周囲動脈となり上方に向かい，脳梁に沿って後方に向かう．遠位部は，脳梁膨大部周囲で後大脳動脈から分岐する後脳梁周囲動脈と吻合する．

前大脳動脈の区分は，A1：前交通動脈までの水平部，A2：脳梁下部，A3：脳梁前部，A4：脳梁上部の4つに区分される（Fig.6）．

A1やAcomから分岐して前穿通野に向かってA1と逆方向に走る比較的太い動脈をHeubner反回動脈といい，A1やHeubner反回動脈からは，内側線条体動脈が起始し，尾状核頭部や被殻，淡蒼球の一部，視床下部前部，前交連内側部などを栄養する．

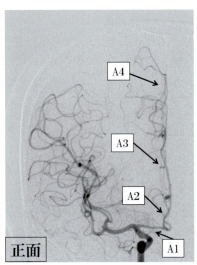
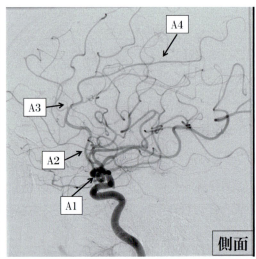

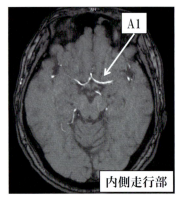
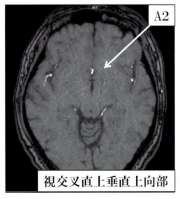

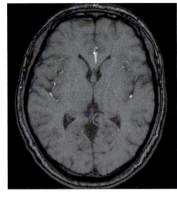
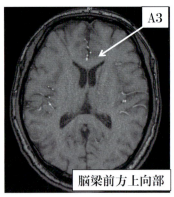
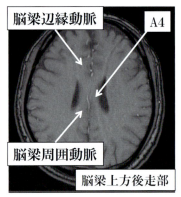

Fig.6　前大脳動脈の区分
A1：内頸動脈から分岐して内側に走行する部分
A3：脳梁の前方を上向する部分
A2：視神経交叉直上で垂直に上行する部分
A4：脳梁の上方を後走する部分

中大脳動脈 middle cerebral artery

中大脳動脈は，内頸動脈から分岐した後外側に走行し，島皮質最下部に達したところで後上方に屈曲する．その屈曲前後で2分岐または3分岐しそれらがさらに複数分枝する．島表面に沿ってシルビウス裂内を上向し，島上縁で下外方に屈曲して，シルビウス裂より脳表に出る．脳表へ出た後は，大脳半球皮質に分布するとともに，前大脳動脈や後大脳動脈皮質枝とさまざまな箇所で吻合する．

中大脳動脈の区分は，M1：内頸動脈から分岐後，外側に水平に走る部分，M2：島表面を後方に走る部分，M3：島上（下）縁で外側に走る部分，M4：シルビウス裂を出て脳表を走る部分の4つに区分される（Fig.7）.

M1からは，数本の外側線条体動脈が分岐し，被殻，

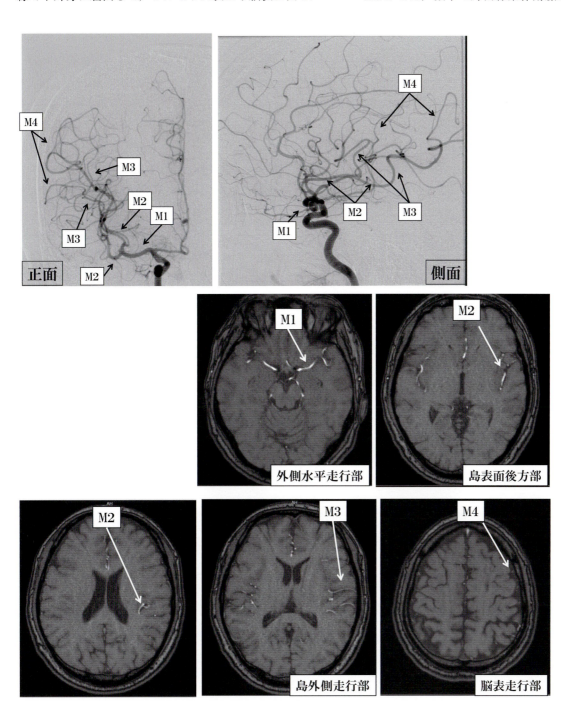

Fig.7 中大脳動脈の区分
M1よりレンズ核線条体動脈が分枝する．
M1：水平に外側に走る部分
M2：島皮質表面を後方に走る部分
M3：島上縁・島下縁で外側に走る部分
M4：シルビウス裂を出て脳表を走る部分

淡蒼球外節，内包，尾状核に分布する．

破格としては，内頸動脈遠位端から2本の中大脳動脈が分岐する重複中大脳動脈や前大脳動脈から中大脳動脈が分岐する副中大脳動脈等がある．

外頸動脈 external carotid artery

外頸動脈は，総頸動脈から分岐した後，前面から上甲状腺動脈・舌動脈・顔面動脈，後面から後頭動脈・後耳介動脈，内面から上行咽頭動脈を分岐しながら下顎枝の後方を上向し，耳下腺の内側にて顎動脈と浅側頭動脈（superficial temporal artery: STA）に分かれる．顎動脈より上方に中硬膜動脈（middle meningeal artery: MMA）が分岐し，棘孔を通り頭蓋内に入る（Fig.8）．

破格としては，大動脈からの直接分岐，外頸動脈無（低）形成，内頸動脈から咽頭動脈や後頭動脈から血流を受ける場合などがある．

椎骨動脈 vertebral artery, 脳底動脈 basilar artery

椎骨動脈は，鎖骨下動脈より分岐して後上行し，第6頸椎横突孔から入り，各頸椎横突孔を通りながら上向する．環椎横突孔を通った後に後方へ屈曲し，環椎後頭膜を貫通して，大後頭孔の硬膜を貫いて，頭蓋内に入る．頭蓋内に入り後下小脳動脈（posterior inferior cerebellar artery: PICA）を分枝した後に延髄・橋移行部レベルで左右が合流して脳底動脈を形成する（Fig.9）．

脳底動脈は，前下小脳動脈（anterior inferior cerebellar artery: AICA），上小脳動脈（superior cerebellar artery: SCA）を分枝し，左右の後大脳動脈に分かれる．途中で，傍正中動脈や短回旋動脈，長回旋動脈など脳幹へ穿通枝を出す．

椎骨動脈の区分は，V1：鎖骨下動脈から第6頸椎横突孔まで，V2：第6頸椎横突孔から環椎横突孔まで，V3：環椎横突孔から硬膜を貫通するまで，V4：硬膜を貫通してから，対側椎骨動脈と合流するまでの4区分に分けられる．

椎骨動脈の破格としては，大動脈弓からの分岐，右総頸動脈から分岐する右椎骨動脈，甲状頸動脈から分岐，片側2本以上ある重複椎骨動脈，遠位部（V3，V4）の重複である椎骨動脈窓形成（1〜2％）などがある．

脳底動脈の破格としては，低形成または部分欠損，重複脳底動脈，脳底動脈窓形成（1〜5％）などがある．

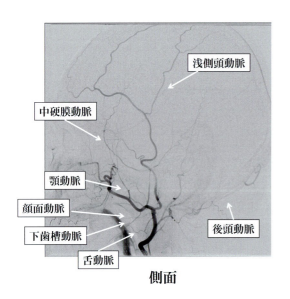

Fig.8 外頸動脈側面

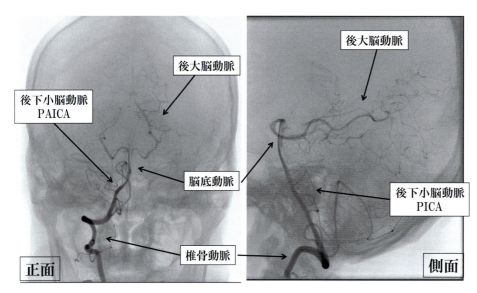

Fig.9 椎骨動脈造影

後大脳動脈 posterior cerebral artery

後大脳動脈は，脳底動脈から起始し，後交通動脈と合流した後，中脳を取り囲むように迂回槽から四丘体槽内を走行する．その後，外後方に走行し皮質に分布する．

途中で，視床内側部・中脳傍正中部を栄養する視床穿通動脈，内外側膝状体から視床枕・外側腹側核・中心核などを栄養する複数の視床膝状体動脈，大脳脚・内側膝状体などを栄養する短回旋枝，中脳被蓋や四丘体を栄養するとともに上小脳動脈の分枝と吻合する長回旋動脈，四丘体や松果体・第三脳室脈絡叢や視床背側核を栄養する内側脈絡叢動脈，側脳室三角部脈絡叢を栄養し内側脈絡叢動脈や前脈絡叢動脈の分枝と吻合する外側脈絡叢動脈などの穿通枝を出す．

後大脳動脈の区分は，P1：脳底動脈から後交通動脈合流まで，P2：後交通動脈合流から迂回槽内を後走する部分，P3：四丘体槽内を後内方に走行する部分，P4：後頭葉皮質内を走行する部分（Fig.10A）．

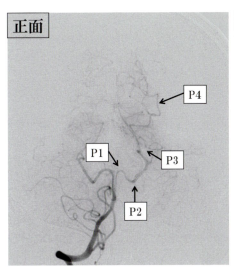
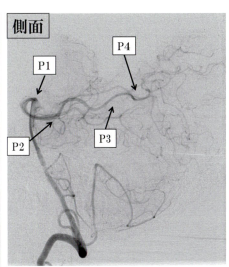

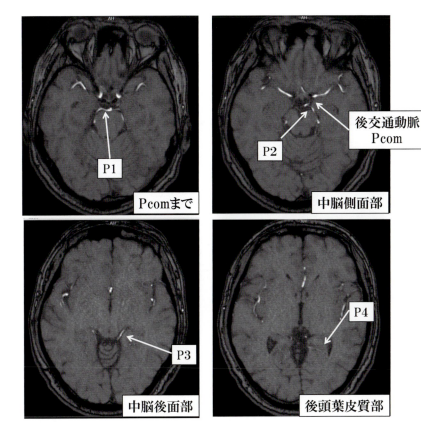

Fig.10A　後大脳動脈の区分
P1より視床穿通動脈が分枝する．
P1：後交通動脈分岐まで
P2：中脳側面部
P3：中脳後面に出て後頭葉に至るまで
P4：後頭葉皮質部

第Ⅱ部　臨床編

破格としては，後大脳動脈欠損，後大脳動脈分岐異常，上小脳動脈との共通幹，重複後大脳動脈，後大脳動脈窓形成などが報告されているが，いずれも頻度は低い（Fig.10B）．

ウイリスの動脈輪 (Fig.11)

内頸動脈と椎骨・脳底動脈は，前交通動脈（anterior communicating artery: Acom），後交通動脈（posterior communicating artery: Pcom）とともに脳底部において吻合し，視交叉や下垂体の周りを囲むように形成された輪をウイリスの動脈輪という．

内頸動脈あるいは椎骨・脳底動脈のどちらかの血流が流れにくくなった場合，側副血行路として機能し，脳の虚血を防ぐため重要な動脈である．

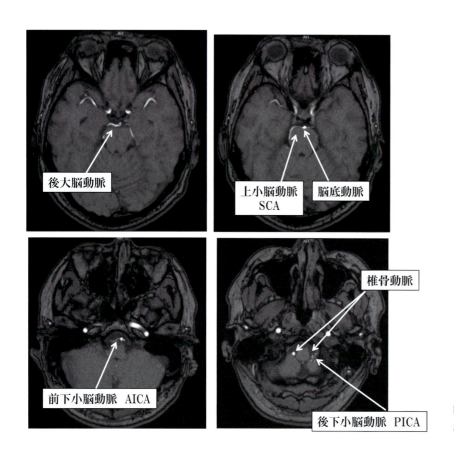

Fig.10B 椎骨動脈から後大脳動脈
脳底動脈から橋動脈が分岐

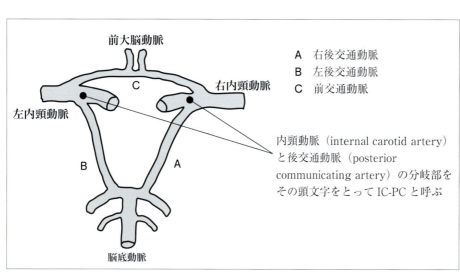

Fig.11 ウイリスの動脈輪

頭部静脈 (Fig.12)

　脳静脈は，表在静脈と深部静脈に大別される．さらに表在静脈は，上大脳静脈群，浅中大脳静脈，下大脳静脈群の3群に，深部静脈は，内大脳静脈を経てGalen大静脈に流入するものと，脳底静脈を経てGalen大静脈に流入するものとの2群に大別される．

　上大脳静脈群は，内側面の脳梁付近から上行した静脈と大脳半球外側面を還流した静脈が合流し，脳表を離れ硬膜下腔を横切って（架橋静脈），上矢状静脈洞に流入する．

　浅中大脳静脈は，Sylvius裂周囲から軟膜静脈を集めて，Sylvius裂後枝に沿って前下方に下り下端で内側に入り，蝶形骨大翼でくも膜を貫通し，蝶形頭頂静脈洞に流入する．

　下大脳静脈群は，側頭葉および後頭葉の外側面および下面の静脈を集めて横静脈洞に流入する．

　内大脳静脈は，Monro孔の上縁で，透明中隔静脈・視床線条体静脈・前視床静脈・上脈絡静脈が合流して，第三脳室上壁と脳弓に挟まれ後方に向かい脳梁膨大部の最下点で左右合流してGalen大静脈となる．

　脳底静脈は，前大脳静脈・深中大脳静脈・下線条体静脈が合流して後内側に向かい大脳脚前面に達しそこが最内部となる．その後，迂回槽を後外側に向かい大脳脚の最外部に達した後，内側情報に進み外側中脳溝に達する．その後視床枕の後下面に沿って後内側上方に向かい脳から離れGalen大静脈に流入する．

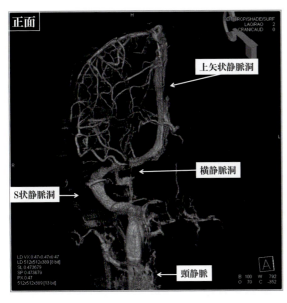 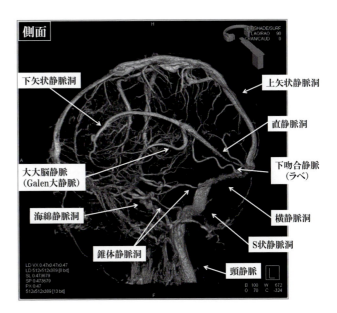

Fig.12　外頸静脈血管解剖

② 頭部血管撮影技術

頭部領域の血管撮影

　頭頸部領域の血管撮影は，CTやMRI，超音波検査の画像診断の進歩により診断を目的とした血管撮影は減少し，これらの画像診断に先行して施行されることは少なくなった．

　しかし，血管撮影は，分解能が高く，選択的に動脈撮影を行うため，他の画像診断では評価できない穿通枝レベルの微細な血管分枝が観察できる利点を有する．また，継時的に血流が観察できることから循環動態の評価が可能となり，病変への流入動脈や流出静脈の評価が可能である[7]．さらに，CTやコーンビームCTを組み合わせることにより3D画像やMPRによる立体的な解剖構造が把握できるため，より詳細な治療計画が可能となる．

血管撮影の適応となる疾患

　適応となる疾患は，頸動脈狭窄症などの動脈硬化性病変，脳動脈瘤，脳動静脈奇形や硬膜動静脈瘻などのシャント疾患，脳梗塞やもやもや病などの血管閉塞性病変，脳腫瘍などの占拠性病変があげられる．

頸動脈狭窄症

　頸動脈狭窄診断は，頸動脈超音波法，MRI（MRA），3D-CTAの検査の結果，治療適応が考えられる症例にのみ施行する．血管撮影では頸動脈ステント留置術の適応を考慮し狭窄率の他に，大動脈弓部と頸動脈の分岐形態，壁在血栓や潰瘍形成，頭蓋内病変の有無を評価する[8]．

脳動脈瘤

　脳動脈瘤は3mm程度以上の大きさがあれば，CTやMRIでも存在診断が可能であるが確定診断と治療計画には血管撮影が必須となる．特にコーンビームCTを用いた（3D-RA）や3D-DSAは，ブレブの有無などの動脈瘤の正確な形態や親血管や穿通枝との関係の把握が可能で，手術のシミュレーションや血管内治療におけるワーキングアングルの決定に役立つ[9]．

　その他に，術後のフォローアップやくも膜下出血後の血管攣縮の評価に血管撮影が施行される．

脳動静脈奇形や硬膜動静脈瘻

　脳動静脈奇形や硬膜動静脈瘻は，動脈と静脈に短絡が生じる疾患で，血行動態の評価のために全例で血管撮影が必要である．

　脳動静脈奇形は，屈曲蛇行した細かい異常血管の塊であるナイダスと，その血管塊に流入する流入動脈（feeder artery）と流出静脈（draining vein）から構成される[7]．血管撮影では流入動脈やナイダスの形態や大きさ，短絡血流や盗血，流出静脈の本数や位置などを評価し，開頭手術や定位放射線治療，前処置としての塞栓術を用いてどのように治療するか検討する[10]．

　硬膜動静脈瘻は，脳硬膜内の硬膜動脈と硬膜静脈の間の瘻や硬膜動脈が静脈洞に直接つながる疾患である[11]．血管撮影では，動静脈瘻の存在部位，流入動脈，動静脈短絡の還流の方向と形態，脳静脈の還流の経路を評価し塞栓術の適応を決定する[10]．

　いずれの疾患においても治療方針の決定には，詳細な解剖の把握が重要でコーンビームCT撮影を施行し，3D画像やMPR画像を解析して検討する．

血管閉塞性病変

　診断はMRIやMRAで評価されるが，狭窄や閉塞の程度，側副血行路の評価に血管撮影が用いられる．側副血行路は，顎動脈，中硬膜動脈，後頭動脈などの外頸動脈領域から発達している場合があるので注意する．また，バイパスを考慮し浅側頭動脈の太さや走行も評価する．

　急性期脳動脈閉塞では，rt-PA静注療法の適応外や無効例に機械的血栓回収デバイスを用いたIVR行う場合に血管撮影が必要となる[7], [12]～[14]．

脳腫瘍などの占拠性病変

　脳腫瘍に対する血管撮影は，髄膜腫を代表とする血管の富んだ腫瘍に対する塞栓術の適応を評価する．腫瘍の栄養血管，腫瘍濃染，造影剤貯留像，導出静脈を評価する．開頭手術を行う症例は，腫瘍と開頭部位と静脈の位置関係も評価する[12]．塞栓術を行う際は，外頸動脈領域と内頸動脈領域の血管吻合を介した脳梗塞や眼動脈閉塞などに注意する[15]．

撮影方法

ポジショニングとX線入射角度

頭部血管撮影のポジショニングは，正中矢状面が寝台に対して垂直になるように整位する．OM-Lineも垂直が基本であるが，患者の安楽性を考慮し自然位としても問題ない．頭部がローテーションし垂直に整位できない場合は，正中矢状面と正面アームの回転軸を平行になるように整位すれば，アームの回転で補正することができる．

頸動脈正面撮影のX線入射角度は，OM-Lineに対して約5°〜10°頭側より入射する[12), 16)]．この角度は眼窩上縁と錐体上縁が重なる角度で，X線透視像を観察して入射すれば容易に決定できる（**Fig.13**）．また，中大脳動脈が前頭蓋底と錐体骨に重なりにくくシルビアングループの血管の描出が良好な角度である[12)]．

椎骨動脈正面撮影のX線入射角度は，OM-Lineに対して約20°頭側より入射する[12), 16)]．実際には，X線透視像で眼窩上縁と錐体上縁が重なる角度を導き，さらに10°〜15°頭側に傾け入射角度を決定する．この角度は脳底動脈と後大脳動脈のなす角度の2等分線で，脳底動脈と後大脳動脈の分枝が平均的に描出できる角度である（**Fig.14**）．脳底動脈を目的とする場合は，OM-Lineに対して約15°足側より入射する[12), 16)]．

頸動脈および椎骨動脈の側面撮影におけるX線入射角度は，正面に対して90°側方から入射する．側面撮影では，造影血管により環流域が異なり，頸動脈撮影では前頭部を含んだフレーミングを，椎骨動脈撮影では後頭部を含んだフレーミングを行う必要があり寝台高の調整が必要となる．

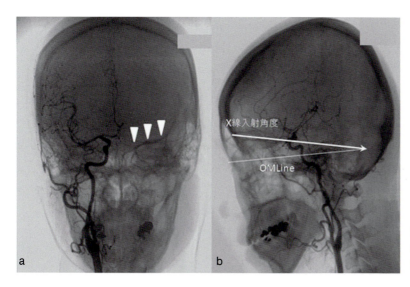

Fig.13　頸動脈撮影におけるX線入射角度
a　総頸動脈正面像
b　総頸動脈側面像

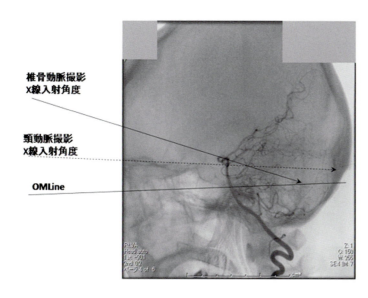

Fig.14　椎骨動脈撮影におけるX線入射角度

DSA 撮影

頭部血管撮影では，血管造影像に頭蓋骨の陰影が重なるため，DSA 撮影が必須となる．DSA の撮影プログラムは，被曝低減を考慮し，動脈相を 3 ～ 4f/s，毛細血管相を 2 ～ 1f/s，静脈相を 1 ～ 0.5f/s で撮影する可変フレーム撮影を用いる．動静脈瘻や動静脈奇形などのシャント疾患は，血流が速いため流入動脈と流出静脈の同定のために高フレームレート（6 ～ 10f/s）の撮影が必要となる．高フレームレート撮影の際も可変フレーム撮影を用い，毛細血管相，静脈相はフレームレートを低減して撮影を行う．

造影剤の注入条件は，造影血管の太さ，血流速度，還流域，各相のタイミングとシーンタイムなどにより調整する．注入レートは造影血管の太さや予測される血流速度で決定し，総注入量は動脈相で動脈の近位から末梢までの充盈像が得られ，毛細血管相，静脈相との重複時間が少なく静脈相で十分に濃度が確保できる量とする（Table 1）．

撮影シーンタイムは，造影剤注入後から頸静脈が描出されるまで撮影する．動静脈瘻や動静脈奇形などのシャント疾患は，動脈相で静脈が描出される early venous filling の後に正常な還流の静脈相が描出されるので撮影を途中で中止しないよう注意する．

頸部頸動脈撮影や血管内治療時のワーキングアングル等の拡大撮影は動脈相のみでよいため，造影剤総量を低減し，短いシーンタイムで無駄な被曝を避けるよう心掛ける．

コーンビーム CT 撮影 (Fig.15)

立体的な解剖学的構造を把握する場合，コーンビーム CT が有用である．コーンビーム CT は，3D 画像や MPR 画像の作成が可能で，病変の形態評価や血管内治療時のワーキングアングルの決定に有用で，1 回の造影で多くの情報が得られる．また，希釈造影剤とコントラスト分解能が高いプログラムを用いれば，血管内の血栓や頭蓋内ステントの拡張の評価にも有用である．

Table 1　頭部血管撮影の造影剤注入条件の例

	注入レート（ml/s）	注入量（ml）
総頸動脈	6	8
内頸動脈	4	6
外頸動脈	2	4
椎骨動脈	3	6

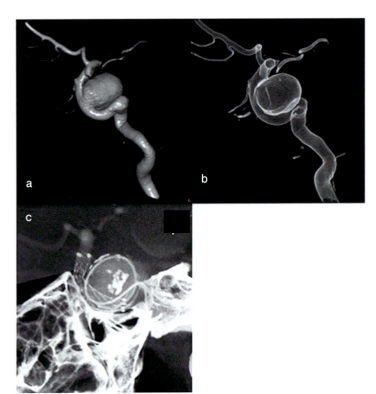

Fig.15　血管内治療時のコーンビーム CT 画像
a　VR 画像
b　VR 画像（透亮画像）
c　希釈造影剤を用いた頭蓋内ステントの形状評価

交叉循環撮影

交叉循環撮影は，前交通動脈と後交通動脈の評価するための撮影法である．この撮影法は，頸動脈を用手圧迫し対側の頸動脈を造影して前交通動脈を評価するMatas法と，椎骨動脈から造影して後交通動脈を評価するAllcock法がある（**Fig.16**）．

手術や血管内治療の際に，治療対象となる血管を一時的または永久的に閉塞する際は，交叉循環撮影をバルーン閉塞下で行い，造影の他に血流遮断中の神経症状の出現やStump圧の測定などを行い閉塞の安全性を評価する[17]．

頭部血管内治療における画像支援

頸動脈ステント留置術

ガイディングカテーテルを総頸動脈に誘導し，総頸動脈撮影を行う．撮影後は速やかに，総頸動脈から内頸動脈までの走行がわかる参照画像を掲示する．参照画像は撮影ロードマップ機能でライブ透視画像との重ね合わせ表示を行いデバイスの誘導の支援をする．また，使用デバイスサイズの決定のために血管計測を行う．計測は，PTAバルーンサイズの決定のために病変部近傍の内頸動脈の径，ステントサイズの決定のために総頸動脈と病変長，フィルタのサイズを決定するためにフィルタの留置予定位置の内頸動脈径を測定する[18]．

脳動脈瘤塞栓術

脳動脈塞栓術では，動脈瘤の形態評価やワーキングアングルの決定，術中や術後の評価に3D-RAが必須となる．

動脈瘤の形態評価では，動脈瘤の長径と短径，ネック径，ブレブの有無，穿通枝との関係，動脈瘤と母血管の位置関係をさまざまな角度から観察し評価する．

ワーキングアングルは，アクセスルートの走行がよく見える角度，ネックが最も広く見える角度，ブレブが最も観察できる角度を検索する（**Fig.17**）．また，検索した角度でDSA撮影した場合に，他の血管枝が重ならないかを透亮画像様に画像処理し確認する．

ワイドネック動脈瘤に対するステントアシストコイル塞栓術では，ステントの拡張評価のためにコーンビームCT撮影を行う[18]．撮影プログラムは空間分解能とコントラスト分解能の両者が高いプログラムを選択し，造影剤は，血管内腔とステントが識別できるよう5〜7倍に希釈した造影剤を用いる（**Fig.15c**）．撮影画像はMPR画像より決定し，ステントが母血管壁に密着し動脈瘤のネックをカバーしているか評価する．

コイル塞栓が終盤になると，先に挿入したコイルにより新たに挿入したコイルが瘤内のどこに位置しているのか認識しにくい．その際はブランクロードマップを用いて誘導する．ブランクロードマップは，造影剤を注入しないで骨とコイルのマスク像を保存して，新たに挿入しているコイルのみ認識できるようにする．

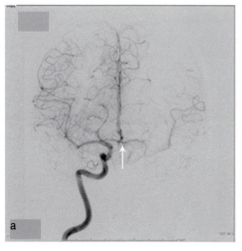 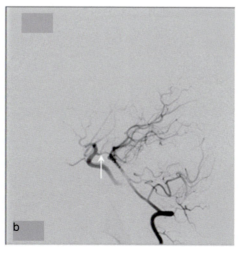

Fig.16 交叉循環撮影
a Matas法：右内頸動脈撮影正面像で前交通動脈（矢印）が描出されている．
b Allcock法：椎骨動脈撮影側面像で後交通動脈（矢印）が描出されている．

脳動静脈奇形と硬膜動静脈瘻

　脳動静脈奇形や硬膜動静脈瘻などの血流短絡がある疾患は，高速のフレームレートを用いて DSA 撮影し，血行動態を把握する．3D-RA は，複雑な解剖構造の理解に役立ち[19]，VR 画像と MPR 画像による詳細な評価が可能となる．

　脳動静脈奇形では，流入動脈，ナイダス，流出静脈の位置の把握や開頭手術時シミュレーションに 3D 画像が有用である（**Fig.18**）．特に多枝からの流入動脈が混在

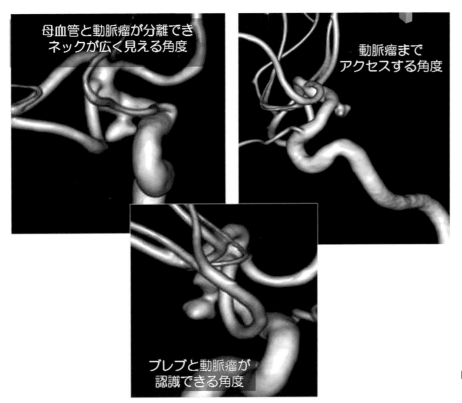

Fig.17　コーンビーム CT におけるワーキングアングルの決定

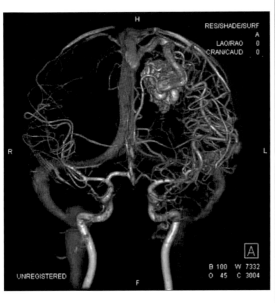
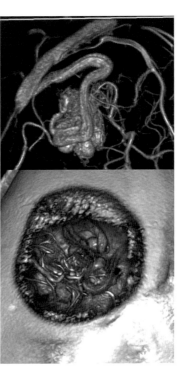

Fig.18　脳動静脈奇形におけるマルチボリューム加算画像

している場合は，マルチボリューム加算画像も有用である．

硬膜動静脈瘻では，MPR画像の観察で流入動脈の走行と骨構造との関係，シャントポイントが詳細に評価できる[20]．

これらの疾患はNBCAやOnyxなどの液体塞栓物質によるTAEを行う場合があるが，その際は塞栓物質の視認性の向上を目的にブランクロードマップや低フレームレートのDSAを用いる．

参考文献

1) 田之畑一則：脳・頭頸部血管のNormal Varistions．メジカルビュー社，2000．
2) 宮坂和男：脳・脊髄血管造影マニュアル．南江堂，1998．
3) 波出石弘：脳動脈コンプリート．中外医学社，2014．
4) 医療情報科学研究所・編：病気が見えるVol 7　脳・神経．メディックメディア，2011．
5) 清末一路：血管内治療のための血管解剖　外頸動脈．秀潤社，2013．
6) 滝　和郎：脳血管内治療　必須知識のアップデート．メジカルビュー社，2010．
7) 山城一雄：血管造影検査．Modern Physician，33(5)：559-562; 2013．
8) 滝　和郎：頸動脈ステント留置．メジカルビュー社，2008．
9) 滝　和郎：脳動脈瘤コイル塞栓術ハンドブック．診断と治療社，2010．
10) 江面正幸：脳外科エキスパート血管内治療．中外医学社，2009．
11) 滝　和郎：硬膜動静脈瘻塞栓術ハンドブック．診断と治療社，2011．
12) 日本放射線技術学会放射線撮影分科会：放射線医療技術学叢書(15) 血管撮影技術．日本放射線技術学会出版委員会，1998．
13) 山下慎一：血管造影検査による頭頸部脈管検査法．映像情報メディカル，43(10)：780-785; 2013．
14) 東　丈雄・他：救急で実践する頭部IVR．映像情報メディカル，45(6)：560-565; 2013．
15) 秋山恭彦：脳腫瘍の血管内治療．第26回日本脳神経血管内治療学会学術総会CEPテキスト，83-89: 2010．
16) 細矢貴亮：放射線技師に知ってほしい画像診断．医療科学社，2005．
17) 德永浩司：BOTと誘発試験．第27回日本脳神経血管内治療学会学術総会CEPテキスト,51-53: 2011．
18) 滝　和郎：頸動脈ステント留置術ハンドブック．診断と治療社，2009．
19) 田中美千裕：脳血管内治療—血管装置の進歩と脳血管内治療における有用性—．INNERVISION，29(5)：80-83; 2014．
20) 鶴田和太郎：硬膜動静脈瘻の治療戦略とテクニック．第30回日本脳神経血管内治療学会学術総会CEPテキスト，63-75: 2014．

1. 脳梗塞 cerebral infarction

key data	MRIにて右中大脳動脈領域急性脳梗塞
key point	M2分岐部閉塞部位の描出
key technique	MRAを参考に閉塞血管の角度設定
key image	RAO26° CRA23°

● 臨床情報

患者情報：60歳代，男性，身長150cm台，体重40kg台
検査目的：頭部血管造影および閉塞部位の血栓除去
検査内容：右内頸動脈造影
現病歴：慢性腎不全のため，腹膜透析を行っている患者．10年前に急性心筋梗塞にてPCI施行しており，その後経過観察していた．1週間前の定期心電図にて心房細動および透析中に心室頻脈も認められたため，当院紹介受診となる．

当院透析終了後止血時，意識障害と左片麻痺出現し，緊急MRI施行．右中大脳動脈領域の急性脳梗塞と右上小脳動脈・左頭頂部の亜急性脳梗塞と診断される．亜急性脳梗塞も存在するためt-PAは施行せず，血管内治療となる．NIHSS：16点

● カテ前情報

MRIにて右中大脳動脈領域の急性脳梗塞と右上小脳動脈・左頭頂部の亜急性脳梗塞．MRAにて右中大脳動脈M2分岐部の描出不良あり．

● 病態予測

MRIより右中大脳動脈M2分岐部の血栓閉塞が疑われる．脳梗塞の症状を起こしていることから，ペナンブラ領域の血流を早期開通させ，脳梗塞の拡大を最小限に食い止める必要がある．

● 技術計画

急速開通を目指すため，全身麻酔は行わない．患者が不穏になり，体動しても寝台からの転落等が起きないように固定する．患者名前確認時，言葉の理解度は若干あるため，撮影の都度声かけを行い，撮影への協力を促す．

● 結果・評価

1. 入室時，名前確認．発声による確認はできないものの，こちらから声をかけている際の反応あり．
2. タイムアウトにて，患者情報，治療戦略等の報告あり．頭部血管造影で病変部を確認後，Penumbraにて血栓吸引．吸引できなければTREVOにて血栓回収を行う．
3. 右内頸動脈造影にて右中大脳動脈に血流遅延像が描出される．正面・側面像では詳細がわからないため，RAO26° CRA23°にて，M2分岐部の血栓閉塞が描出される．
4. Penumbraにて血栓吸引を試みるも，血栓吸引されず．
5. 血栓回収デバイスTREVOを病変に留置．5分後に吸引をかけながら，TREVOを回収．
6. TREVOに血栓はわずかにしかついていなかったが，回収時に吸引していたピストン内に血栓確認．
7. 右内頸動脈造影にて，閉塞部位が開通しているのを確認し，終了となる．

● 知見・考察

患者が不穏で体動が激しいが，撮影に協力してもらえるタイミングもあるので，撮影の都度患者に声掛けをし，患者状態を把握しながら検査を行うことができた．MRIの画像をもとに，分岐部を描出できる角度を見い出せ，透視および撮影回数を低減でき，被曝線量を低減できた．

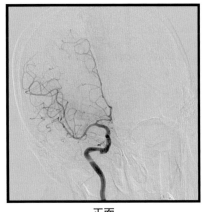 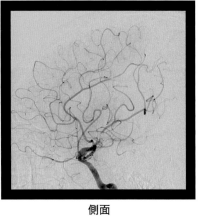

正面　　　側面

Fig.1　TREVO PRE

Table 1	result and evaluation-1
透視時間	正面 38.1min　側面 8.7min
フレーム数	正面 2674　側面 551
エアカーマ	正面 2954mGy 側面 1370mGy （max skin dose 1370mGy）
造影剤量	200ml
検査時間	3h

Table 2	result and evaluation-2
quality	good
cost	good
care	good

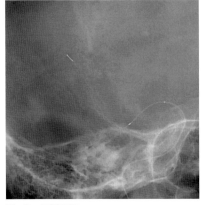 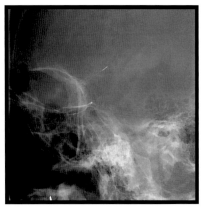

Fig.2　TREVO

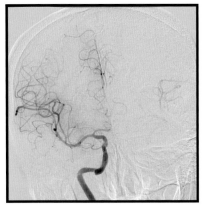 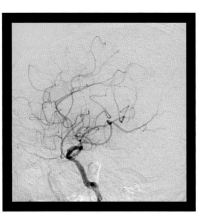

正面　　　側面

Fig.3　TREVO POST

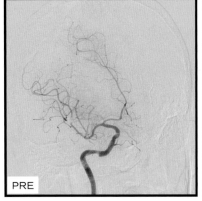 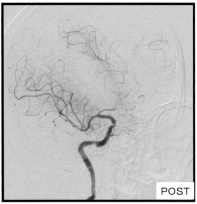

PRE　　　POST

Fig.4　ワーキングアングル
　　　RAO26° CRA23°

2. 鼻腔血管腫 nasal cavity hemangioma

key data	他院CTおよびMRIより鼻腔内血管腫指摘
key point	水晶体の被曝防護
key technique	鉛板による水晶体被曝防護
key image	AP，Lateral

● 臨床情報

患者情報：30歳代，女性，身長150cm台，体重40kg台
検査目的：頭部血管造影および腫瘍流入血管の塞栓
検査内容：両側内頸動脈造影，左外頸動脈造影
現病歴：3か月前，多量の鼻出血にて近位受診．造影CTおよびMRIにて，血管腫が疑われ，当院紹介．鼻づまり強く，臭覚もない状態．今回，流入血管塞栓術を施行し，翌日手術にて摘出予定．

● カテ前情報

他院CTおよびMRIより鼻腔内血管腫と診断．

● 病態予測

血管腫からの鼻出血により生活に大きく影響している．手術にて摘出予定であるが，今回塞栓術を行わなければ，手術時に出血量が減少できず，場合によっては命に係わる場合がある．

● 技術計画

鼻腔内を中心に撮影を行うため，水晶体が照射野内に入る可能性がある．装置装備の鉛絞りを使い，手技している医師と相談しながら，水晶体防護をはかるとともに，困難な場合は，鉛板や10円玉2枚重ねたものを利用して水晶体防護をはかる．

● 結果・評価

1. 入室時，名前確認．
2. タイムアウトにて，患者情報，治療戦略等の報告有．外頸動脈造影を行い，流入血管の塞栓を行う．
3. 総頸動脈造影にて顎動脈から分岐する血管より濃染することを確認．水晶体が入らないように注意する．
4. マイクロカテーテルを顎動脈から蝶口蓋動脈に進め，腫瘍背側を中心とするより濃染像がみられたため，ゼルフォーム細片にて塞栓施行．
5. 塞栓後，顎動脈造影にて，残存蝶口蓋動脈と下行口蓋動脈から濃染像が確認され，ゼルフォーム細片にて塞栓施行．この際，眼窩下動脈の末梢も見たいことから前頭部側を入れて撮影．水晶体防護のため，管球側に鉛板を貼って撮影を行う．
6. 再度，顎動脈造影を施行し，多少濃染は残るものの，血流量は大幅に低減できたので終了となる．
7. 最後に外頸動脈造影をする際は，眼窩下動脈の枝からの濃染を確認するため鉛板を取り外して撮影を行った．

● 知見・考察

検査中，装置に装備されている絞りを利用していたが，途中から装置装備のものでは困難なため，今回は鉛板を使用し，水晶体の被曝防護を行った．

最後，眼窩下動脈の枝からの濃染を確認のため鉛板を外したが，観察部位を考慮すれば，鉛板を頭部方向に動かすだけで，水晶体防護をしたまま対応できた．

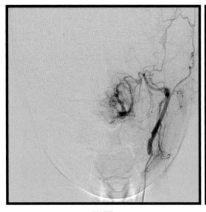
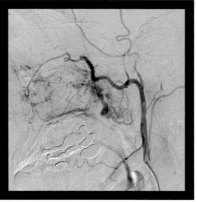

正面　　　側面

Fig.1　塞栓前

Table 1	result and evaluation-1
透視時間	29.9min
フレーム数	814
エアカーマ	1303mGy（max skin dose 887mGy）
造影剤量	110ml
検査時間	2h10min

Table 2	result and evaluation-2
quality	good
cost	good
care	good

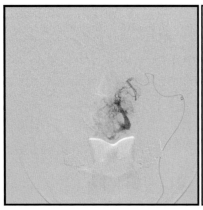
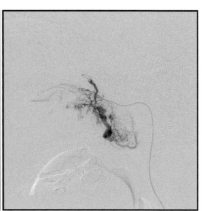

正面　　　側面

Fig.2　塞栓血管（蝶口蓋動脈）

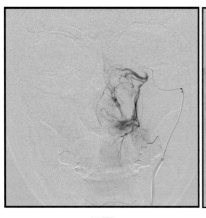
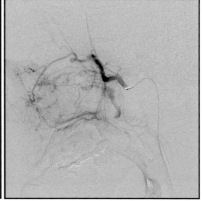

正面　　　側面

Fig.3　塞栓血管（残存蝶口蓋動脈と下行口蓋動脈）

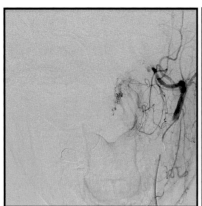
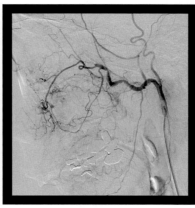

正面　　　側面

Fig.4　塞栓後

3. 脳動脈瘤 cerebral aneurysm

key data	CTにて左内頸動脈前床突起近傍のブロードネック動脈瘤
key point	ワーキングアングルの検索,ステント評価
key technique	希釈造影剤を用いたコーンビームCT撮影
key image	LAO7° CRA11°

● 臨床情報

患者情報:年齢70歳代,女性,身長140cm台,体重40kg台

検査目的:左内頸動脈ブロードネック動脈瘤対する脳動脈瘤塞栓術

検査内容:左内頸動脈造影,3D-DSA

現病歴:1年前に他院にて大腸がん手術を施行.そのフォローアップ検査で増大傾向の肺腫瘤が見つかり,当院呼吸器科を紹介受診.肺の術前検査を施行したところ,多発脳動脈瘤が見つかり,脳外科併診となる.

検査所見:(血液データ)クレアチニン0.53,eGFR 84.5(CT)左内頸動脈前床突起近傍と右内頸動脈に2つ動脈瘤あり.左内頸動脈前床突起近傍の動脈瘤はネック径が8〜9mmで15×10mm大の動脈瘤.

● IC (informed consent)

患者には本人確認のために氏名を名乗っていただき,診療券のID番号とネームバンドのID番号を,看護師と技師の両者で照合する.電子カルテの画面を,ネームバンドのバーコードにより展開し,電子カルテ上に記載された氏名と生年月日の記載に間違いがないか,患者とともに確認する.

寝台にて,造影剤による熱感や今回の治療の方法など簡易的な説明を行う.今回の治療は治療時間が長くなることが予測されるため,体位は長時間保持できるよう無理のない体位とする.

● 病態予測

動脈瘤のネックが8〜9mmと広いため動脈瘤のネックをステントでカバーして(stent assist)塞栓術を行うことが予測される.ステント留置時は,ステントの瘤内への逸脱や留置位置のずれに注意する.

● 技術計画

スタッフに対するアプローチ,検査方法・手順・検査に対するアプローチ

1. ワーキングアングル決定のために,コーンビームCTが必須となる.術前のコントロール造影像で内頸動脈近位部から瘤内が充盈される時相を観察し,コーンビームCTの造影条件を決定する.

2. コーンビームCTの3D画像からワーキングアングルを決定する.ワーキングアングルはアクセスルートが広く見える角度,動脈瘤のネックが広く見える角度,母血管と動脈瘤の境界が明瞭な角度を検索する.それぞれの角度は,ガイドワイヤの遠位血管までの誘導,マイクロカテの瘤内への誘導,塞栓時の母血管の観察に用いる.また,あわせて動脈瘤の長径,短径,ネック径の計測を行う.

3. 決定したワーキングアングルでDSA撮影を行い,ロードマップ機能を用いてガイドワイヤとマイクロカテーテルの誘導を支援する.

4. ガイドワイヤはステント留置用に動脈瘤の遠位血管に誘導し,マイクロカテは瘤内に誘導する.ステント留置後は,ステントの拡張とマイクロカテーテルの位置の評価に希釈造影剤を用いたコーンビームCT撮影を行う.微細なステントを評価するため,撮影プロトコルはコントラスト分解能と空間分解能の高い20秒間撮影のプロトコルを選択する.

5. 4のコーンビームCT画像のMPRとMIPを用いて,ステントの位置や母血管との圧着,マイクロカテの瘤内の位置を確認する.

6. コイル塞栓時は,マイクロカテーテルのセカンドマーカーが見やすい角度でコイルを誘導する.コイルが充填されると,新たに誘導しているコイルが瘤内のどの辺にあるのか認識しにくくなる.その際は,ブランクロードマップを用いて誘導する.

7. コイル塞栓終了後は,血管撮影とコーンビームCT撮影

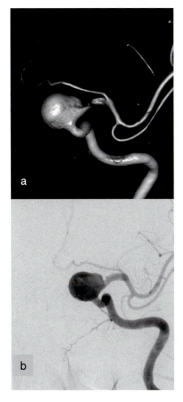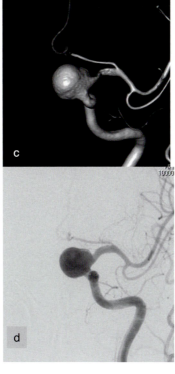

Fig.1 ワーキングアングル
a, b RAO27° CRA19°の画像．動脈瘤手前の内頸動脈の蛇行とネックが広く見えるが動脈瘤遠位の内頸動脈はドームと重なる．
c, d LAO7° CRA11°の画像．動脈瘤のネック部分の母血管と瘤の境界が評価可能．動脈瘤遠位の内頸動脈の分岐が描出されているが，瘤手前の内頸動脈の蛇行はわかりづらい．

を行い動脈瘤塞栓の確認行う．コーンビームCTではコイルの画像も再構成し，血管像と合成した3Dでも評価を行う．

8 最後に頭蓋内頸動脈撮影を行い，頭蓋内に遠位塞栓等の合併症がないことを確認する．

撮影技術

1 撮影および透視条件
　撮影条件：auto，4→2→1f/s（可変）
　透視条件：auto，Plus rate：7.5p/s
2 撮影ポジショニング：正面および側面　視野サイズ32×32cm
3 造影条件：内頸動脈DSA　4ml/s　6ml（総量）　内頸動脈3DDSA　2.5ml/s
4 画像処理：DSAおよび透視　ロードマップとブランクロードマップ
　コーンビームCT　3D画像によるワーキングアングルの決定，ステント拡張評価

● 結果・評価

技術計画に対する結果

1 コントロール造影像で，造影剤注入から動脈瘤が充盈されるまでの時間は約1秒であった．造影注入時間は5秒間撮影のプロトコルを用いるため，それぞれの時間を加算し6秒間注入とした．造影剤総量は2.5ml/s×6秒で15mlとした．

2 ワーキングアングルは，アクセスルートが広く見え動脈瘤のネックも広く見える角度をRAO27° CRA19°とし，ガイドワイヤとマイクロカテーテルの誘導に使用した．母血管と動脈瘤の境界が明瞭な角度はLAO7° CRA11°としステントの留置とコイルの誘導に使用した（**Fig.1**）．動脈瘤は14.9×10.8mmでネック径は8.5mmであった．

3 RAO27° CRA19°のロードマップ画像を用いてガイドワイヤとマイクロカテーテルの誘導を行った．その後のステント留置からコイル塞栓をLAO7° CRA11°の角度で行った．

4 ステントはEnterpriseVRD4.5×37mmを選択した．ステント拡張の評価は20秒間撮影のプロトコルを選択した．7倍希釈造影剤を1ml/sで総量23ml注入し

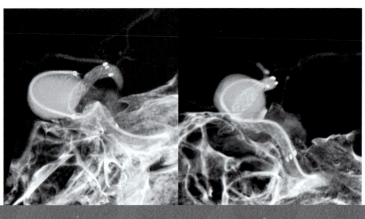
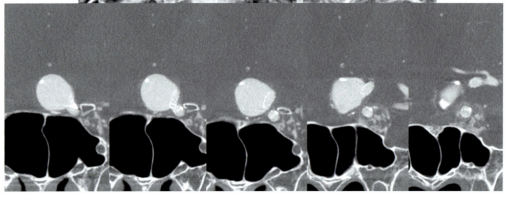

Fig.2 希釈造影剤を用いた頭蓋内ステントのコーンビーム CT 画像
動脈瘤の近位部と遠位部の内頸動脈と動脈瘤の瘤壁に頭蓋内ステントが圧着されている．

X 線ディレイ 3 秒で撮影した．

5 4 で撮影した画像は MPR と MIP 処理を行い，血管内腔に対するステントの圧着とネックがカバーできていることを確認した（**Fig.2**）．

6 コイルは Axium3D 14mm × 40cm から塞栓をはじめた．数個入ったところからブランクロードマップを用いてコイルの誘導を行い，瘤内のどのあたりを塞栓しているか推定するのに役立てた．合計 28 個のコイルを瘤内に挿入し，コイルがフレーム外に巻くようになったので無理せず終了とした．塞栓術後は 3D 画像と DSA 画像で，塞栓状態と遠位塞栓などの合併症がないことを確認した（**Fig.3**）．穿刺部位の止血はアンギオシールを用いて行い終了とした．

● 知見・考察

脳動脈瘤塞栓術は，ワーキングアングルの決定や動脈瘤のサイズ決定などコーンビーム CT 撮影による 3D 画像が必須となる．今回のケースのように血管内腔とステントの圧着を評価のためには，血管の内腔の描出が必要で，希釈造影剤の使用およびコントラスト分解能と空間分解能の高いコーンビーム撮影プロトコルが必要となる．画像処理も 3D ではなく MPR や MIP などを用いた内腔の評価が重要で，治療に携わる診療放射線技師は迅速で的確な画像処理技術を習得する必要がある．

● 使用機器・デバイス

・X 線装置：Artis Zee BA Twin（SIMENS）
・造影剤：オイパロミン 300（コニカミノルタ）
・ガイドワイヤ：ラジフォーカス　アングル（0.035 × 150）（TERUMO）
　　　　　　：chikai-14（0.014 × 200）
　　　　　　：Tenrou（0.014 × 200）
・診断カテーテル：5Fr. Cx カテーテル EⅡ OK-2M（CATHEX）
・ガイティングカテーテル：7Fr. Fubuki 90cm curved
・マイクロカテーテル：Excelssior SL-10，Pwer select plus
・ステント：EnterpriseVRD4.5 × 37mm
・コイル：Axium シリーズ，Orbit シリーズ，Target シリーズ，EDCoil シリーズ
・止血デバイス：アンギオシール

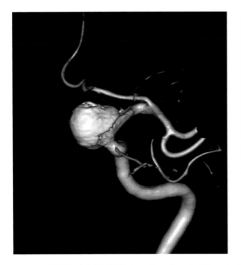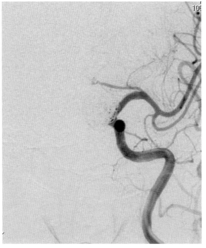

Fig.3 脳動脈塞栓術後の DSA とコンビーム CT による 3D 画像

Table 1　result and evaluation-1

透視時間	44.7min
フレーム数	
エアカーマ	1.54Gy
造影剤量	147ml
検査時間	

Table 2　result and evaluation-2

quality	good
cost	good
care	good

4. 頸動脈狭窄症 carotid stenosis

key data	MRAにて左内頸動脈近位部狭窄
key point	頸動脈反射による徐脈や血圧低下の観察
key technique	ロードマップ画像表示　デバイスサイズ決定のための血管計測
key image	LAO70°

● 臨床情報

患者情報：年齢60歳代，男性，身長160cm台，体重40kg台

検査目的：左内頸動脈狭窄に対する頸動脈ステント留置術

検査内容：左総頸動脈造影（頸部，頭部）

現 病 歴：繰り返す右手の脱力を主訴に前医受診．軽度の右上肢麻痺と構音障害を認めたために脳梗塞の診断で入院加療．リハビリテーションにて症状はほぼ改善．頭部MRIで左中大脳動脈領域の多発脳梗塞を認め，MRAでは左内頸動脈近位部の狭窄を認めた．内頸動脈狭窄治療を目的に当院紹介受診．CTAにて高度狭窄あり，症候性であることから頸動脈ステント留置術施行目的で入院となる．

現　　症：JCS0　E4V5M6　右聴力低下，右第3指に軽度の感覚異常の訴えあり，それ以外に四肢に感覚障害なし．左頸部に軽度血管雑音が聴取

検査所見：（血液データ）クレアチニン 0.66　eGFR 88.5，（CT）左内頸動脈高度狭窄

● IC (informed consent)

患者には本人確認のために氏名を名乗っていただき，診療券のID番号とネームバンドのID番号を，看護師と技師の両者で照合する．電子カルテの画面を，ネームバンドのバーコードにより展開し，電子カルテ上に記載された氏名と生年月日の記載に間違いがないか，患者とともに確認した．

寝台にて，造影剤による熱感や今回の治療の方法など簡易的な説明を行い，画像撮影時の嚥下などの体動の停止の説明を行う．治療中に血圧や脈拍の変化が起こる可能性があるので気分不快になる可能性を説明し，不安な点や質問があれば，治療中でも遠慮なく言うようにお願いする．

● 病態予測

症候性高度狭窄のため，血管拡張時は頸動脈反射による徐脈や血圧低下や意識障害が起こる可能性があるので，バイタルサインの確認と患者観察に留意する．

● 技術計画

スタッフに対するアプローチ，検査方法・手順・検査に対するアプローチ

1. 術中に解剖学的位置関係がすぐ把握できるよう，CTや3D画像を検査室内に表示しておく．これらを参照し，ワーキングアングルの決定に役立てる．
2. カテーテルが挿入できたら，総頸動脈造影を行う．撮影角度は，CT画像より内頸動脈と外頸動脈の重なりが少なく分岐が広く観察できたLAO60°とする．正面像は，義歯が重ならないので0°とする．フレーミングは内頸動脈と外頸動脈の分岐部を中心とするため，下顎角を中心とする．LAO側は，水晶体の直接線による被曝を避けるため，外眼角まで照射野絞りを絞る．
3. 造影後は，リファレンス画像を作成し撮影ロードマップ機能にて画像支援する．リファレンス画像は総頸動脈から内頸動脈の遠位部まで充盈された画像を選択し表示する．
4. リファレンスとして選択した画像を用い，血管計測を行う．計測は，フィルタデバイスの留置予定位置の内頸動脈（遠位内頸動脈錐体部）径，近位総頸動脈径と病変長，病変部遠位の内頸動脈径のサイズを測定する．
5. 血管拡張時は頸動脈反射による徐脈や血圧低下が予想されるため，バイタルの観察や薬剤の準備に配慮する．
6. 拡張後の造影でスローフローが観察された場合は，フィルタデバイスに多量のデブリスが捕捉されたことが予測できるので吸引の準備を行う．
7. 最終造影でステントの拡張や血管へ圧着，ステントエッジ部の解離，ステント内へのプラークの逸脱等を

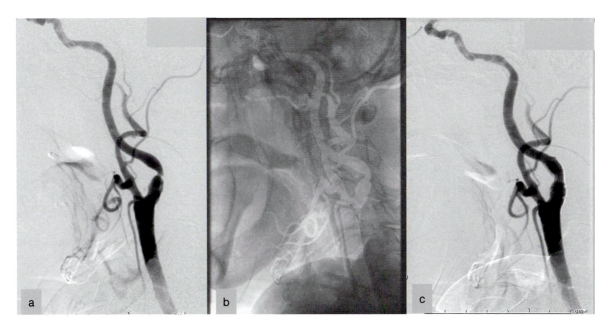

Fig.1 結果
a 頸動脈ステント留置術前
b ロードマップ画像
c 頸動脈ステント留置術後

　　観察し，追加治療の必要性を検討する．
⑧最後に頭蓋内頸動脈撮影を行い，頭蓋内に遠位塞栓がないことを確認する．

撮影技術

①撮影および透視条件
　　撮影条件：auto，4→2→1f/s（可変）
　　透視条件：auto，plus rate：7.5p/s
②撮影ポジショニング：APおよびLAO60°，視野サイズ　32×32cm
③造影条件：ハンドインジェクション
④画像処理：リマスク，ピクセルシフト，マスク加算を使用しミスレジストレーションアーチファクトを抑制する．

● 結果・評価

技術計画に対する結果（Fig.1）

①CTのVR画像でLAO60°程度が，分岐部を広く描出できることを医師に説明し，了解を得た．
②正面を0°，LAOを60°とするとフラットパネルの近接が困難であったため，再度VR画像を参照にLAO70°とした．
③総頸動脈から内頸動脈遠位部まで観察できる画像をロードマップ機能用いて透視像と重ね合わせ，ガイドワイヤ挿入を支援した．
④バイプレーン撮影を実施したため，アイソセンターキャリブレーションにて血管計測を実施した．
　遠位内頸動脈は4.4mmであったためフィルタはfilterwireEZ（3.5～5.5mm）を選択，病変遠位部の内頸動脈が4.8mmであったため前拡張バルーン径は3.0mmを，後拡張バルーン径は4mmを選択，病変部の総頸動脈近位部が8.3mm，病変長が36mmであったためステントサイズは9×40mmを選択した．
⑤血圧と脈拍の変化は，後拡張時に収縮期血圧が160mmHg台～130mmHg台まで低下したが除脈にはならず気分不快等の症状も出現しなかった．
⑥フィルタ抜去前の造影で，軽度流速の低下があったが，通常通りフィルタを抜去した．フィルタには少量の赤色のデブリスが捕捉されていた．最終の頸動脈撮影では，ステント留置部の解離，ステントの不完全拡張，プラークの逸脱はなく，頭蓋内の遠位塞栓もないことを確認した．

Table 1　result and evaluation-1

透視時間	14.0min
フレーム数	
エアカーマ	0.18Gy
造影剤量	60ml
検査時間	

Table 2　result and evaluation-2

quality	good
cost	good
care	good

● 知見・考察

　頸動脈起始部は頸動脈洞とよばれこの部分の血管壁には血圧を感受する圧受容器が存在する．この部の血管に圧力が及ぶと舌咽神経を介して除脈と血圧低下が起こる．今回の症例は，軽い血圧低下のみで追加処置の必要性はなかったが，重度の頸動脈反射が起こった際は，速やかに硫酸アトロピンや昇圧剤の投与や，除脈が強い場合は一時ペーシング挿入などの治療を行うことを念頭に置く．

● 使用機器・デバイス

・X線装置：Artis Zee BA Twin（SIMENS）
・造影剤：オイパロミン300（コニカミノルタ）
・ガイドワイヤ：ラジフォーカス　アングル（0.035×150）（TERUMO），
・診断カテーテル：6Fr. Cx カテーテル A Ⅱ JB2（CATHEX）
・ガイティングカテーテル：8Fr. STA 95cm（MEDIKIT）
・プロテクションデバイス：filterwireEZ（ストライカー）
・バルーン：スターリン 3.0×40mm（ボストンサイエンティフィック・ジャパン）
　RxGenity 4.0×20mm
・ステント：PRECISE 9×40mm（ジョンソンエンドジョンソン）

5. 脳動静脈奇形 cerebral arteriovenous malformation: AVM

key data	MRIにて左前頭葉の皮質下出血
key point	流入動脈，流出静脈の分離
key technique	拡大撮影時，撮影レート変更
key image	正面CRA28°側面RAO90°

● 臨床情報

患者情報：50歳代，女性，身長150cm台，体重40kg台
検査目的：頭部血管造影および外頸動脈からの流入動脈塞栓
検査内容：右外頸動脈造影，右内頸動脈造影
現病歴：35年前より年1～2回の割合で意識消失発作を認め，右前頭葉のAVMを指摘された．その後，薬物療法でフォローされ，医療技術の進歩により20年前に脳血管治療を行い，その後外来にてフォローされていた．
　今回数日前に急激な頭痛があり，MRIにて左前頭葉の皮質下出血を認め，精査目的に入院．手術にあたり外頸動脈系の流入血管を塞栓するため血管内治療となる．
カテ前情報：MRIにて左前頭葉の皮質下出血を認める．

● 病態予測

　脳動静脈奇形では，壁の薄い静脈に動脈圧がかかるため，静脈が拡張し場合によっては出血を起こす可能性がある．また動静脈のシャントに血流を盗られ，周囲の正常血管の血流が少なくなり麻痺や痙攣を引き起こす可能性があるため治療が必要である．また事前に外頸動脈系の流入血管を塞栓することにより，手術時の出血量を少なくすることができる．

● 技術計画

　流入，流出血管同定のため撮影レートを早くする必要がある．すべて高レートであると被曝線量が増加してしまうため，拡大撮影時に変更する．

● 結果・評価

①入室時，名前確認．
②タイムアウトにて，患者情報，治療戦略等の報告有．手術時の出血量低減のため外頸動脈からの流入血管を塞栓する．
③右内頸動脈造影，右外頸動脈造影を施行．ほとんど右内頸動脈からの流入血管であり，右外頸動脈からは，中硬膜動脈を介した血管が1本流入していた．
④拡大して動脈の流入血管，静脈の流出血管を把握したい時のみ，撮影レートを4F/sec→6F/secに変更した．
⑤中硬膜動脈にマイクロカテーテルを進め，造影を行い病変の確認をする．
⑥Onyx 18（0.07ml）にて塞栓を施行．内頸動脈にも塞栓可能な血管もあったが，今回は無理せず外頸動脈の血管のみで終了となる．
⑦右総頸動脈造影にて，閉塞血管を確認し，終了となる．

● 知見・考察

　AVMの場合，動脈と静脈を分離できるよう撮影レートを上げるが，患者および術者被曝増加してしまう．拡大してその情報がほしい時のみ撮影レートを上げて撮影することにより，必要最低限の被曝にすることができた．

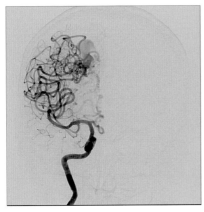 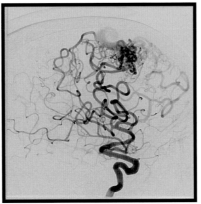

正面　　　側面

Fig.1　左内頸動脈造影

Table 1　result and evaluation-1

透視時間	正面 11.6min　側面 13.8min
フレーム数	正面 717　側面 461
エアカーマ	正面 628mGy 側面 432mGy (max skin dose 836.3mGy)
造影剤量	120ml
検査時間	3h

Table 2　result and evaluation-2

quality	good
cost	good
care	good

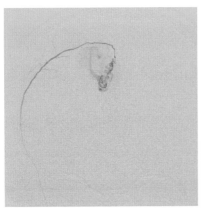 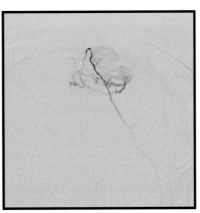

正面　　　側面　　　Fig.2　左外頸動脈造影

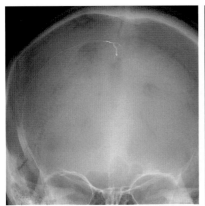 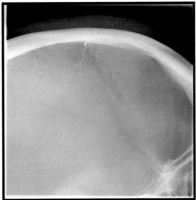

正面　　　側面　　　Fig.3　中硬膜動脈造影

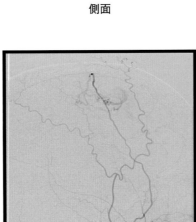

正面　　　側面　　　Fig.4　Onyx

第Ⅱ部　臨床編

6. 硬膜動静脈瘻　dural arteriovenous fistula: dAVF

key data	診断カテーテルより左後頭動脈からの流入する硬膜動静脈瘻
key point	シャントポイントの同定
key technique	撮影レートの調整
key image	LAO40° CRA17°

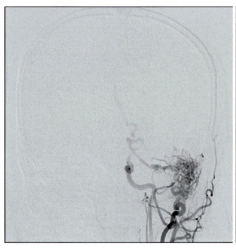
正面

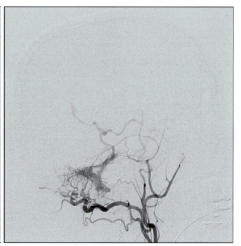
側面

Fig.1　塞栓前左総頸動脈造影

● 臨床情報

患者情報：50歳代，男性，身長180cm台，体重80kg台
検査目的：頭部血管造影およびシャント血管の塞栓
検査内容：両側総頸動脈造影，左外頸動脈造影，頭部静脈造影，回転DSA
現病歴：半年前より左後頭部痛出現し近医受診．精査目的のMRIにて硬膜動静脈瘻を指摘され，当院受診し脳血管内治療となる．
カテ前情報：MRIにより左後頭部に硬膜動静脈瘻．

　診断カテーテルにより，右総頸動脈および左椎骨動脈からの流入血管はなし．左後頭脳動脈からの流入する硬膜動静脈瘻と診断．

● 病態予測

　硬膜動静脈瘻があり静脈圧が上昇し，出血のリスクがある．また海綿静脈洞のへの静脈逆流も認められるため目の充血や後頭部病変のため耳鳴り等が起こる可能性がある．

● 技術計画

　硬膜動静脈瘻は，血流が速いため動脈および静脈の分離には，高レート撮影が求められる場合がある．また，撮影回数も多くなることが考えられるため，医師と相談し，高レート撮影を必要最低限にして被曝低減をはかる．

● 結果・評価

①入室時，名前確認．
②タイムアウトにて，患者情報，治療戦略等の報告有．血管撮影および回転DSAにてシャントポイントを同定．静脈よりアプローチして塞栓を行う．
③左総頸動脈造影および回転DSAにて後頭動脈より左S状静脈洞へ流入するシャントポイントを確認し治療を開始する．ワーキングアングルは左後頭動脈と左S状静脈洞を分離できるLAO40° CRA17°とした．
拡大撮影を開始してから4F/sec→6F/secに撮影レートを変更した．
④皮質静脈（cortical vein）を介して浅中大脳静脈から上吻合静脈および下錐体静脈→海綿静脈洞の2経路か

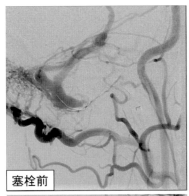
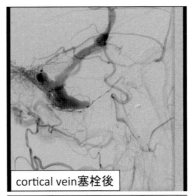
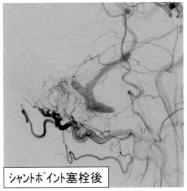
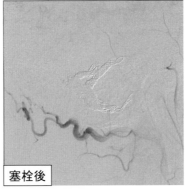

Fig.2 塞栓経過

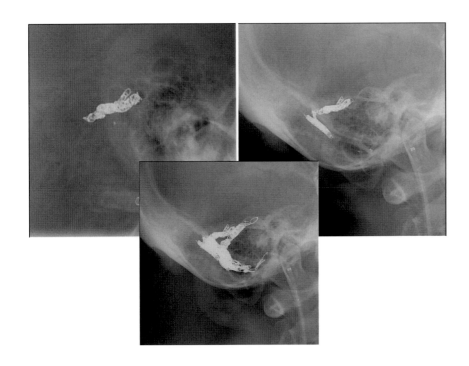

Fig.3 塞栓経過コイル

ら上矢状静脈洞に流出していた．またcortical veinからGalen大静脈を介して直静脈洞へも流れていた．

5 経静脈的にカテーテルを進め，左後頭動脈造影にてシャントポイントを確認しながらカテーテルを進めていった．

6 まず流出血管であるcortical veinにコアキシャルカテーテルを進め，コイル塞栓を施行した．

Target360° ULTRA 3mm × 10cm（7），Soft 3.5mm × 10cm（2）

7 次にシャントポイント周辺にカテーテルを戻し，塞栓を行った．

Target360° ULTRA 3mm × 10cm（2），Helical ULTRA 3mm × 10cm（5）

Helical ULTRA 2mm × 8cm（1），Soft 3.5mm × 10cm（1）

8 最後に罹患している静脈を塞栓した．

Target XL360° soft 6mm × 20cm（4），XL360° soft 10mm × 40cm（4）

XL360° soft 8mm × 30cm（2），XL360° soft 7mm ×

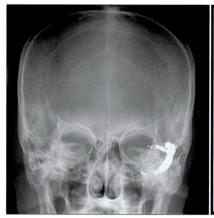
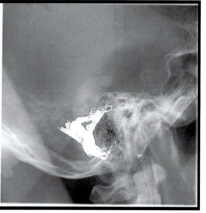

正面　　　　　　　側面　　　　　　Fig.4　塞栓後コイル

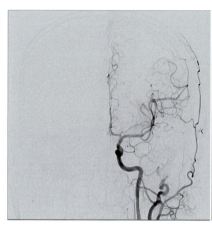
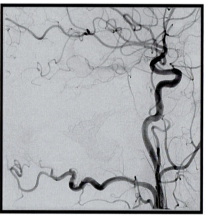

正面　　　　　　　側面　　　　　　Fig.5　塞栓後左総頸動脈造影

Table 1　result and evaluation-1

透視時間	正面 86.7min　側面 40.1min
フレーム数	正面 1031　側面 453
エアカーマ	正面 2750mGy　側面 1503mGy （max skin dose 2226.5mGy）
造影剤量	200ml
検査時間	4h

Table 2　result and evaluation-2

quality	good
cost	good
care	good

20cm（1）
360°soft 5mm × 20cm（2），360°ULTRA 4mm × 15cm（3）
XL Helical soft 6mm × 20cm（1）
⑨最後に左総頸動脈造影および回転 DSA を施行し，硬膜動静脈瘻の消失を確認して終了となる．

●知見・考察

　動静脈瘻撮影時は，血流速が速いため，撮影レートを早くする必要があるが，必要に応じて使い分け，被曝低減をはかった．後頭部疾患のため，水晶体防護を特に行わなかったが，撮影時に水晶体が照射野内に入っている撮影があった．

　装置の絞りや管球に防護のための金属等貼り（当施設では10円玉や鉛を使用），水晶体被曝の低減をはかったほうがよかった．

2 胸部領域

① 血管解剖

大動脈とその分枝の局所解剖[1), 2)]

　大動脈は左心室から出て，3つのバルサルバ洞から上行大動脈基部となり，ここで冠状動脈を分枝する．

　その後，上行大動脈は，右前上方に進み，右第2胸肋関節のレベルで大動脈弓に移行する．弓部は上方に凸状の弧を描いて左後方に走る．弓部からは右から左に順に，腕頭動脈，左総頸動脈，左鎖骨下動脈が分枝する（Fig.1）．

　腕頭動脈：通常，大動脈弓の最初に出る枝で，右胸鎖関節の後ろで右総頸動脈と右鎖骨下動脈に分かれる．

　左総頸動脈：気管の前方より起始し，気管左側に沿って頸部を上行する．

　左鎖骨下動脈：左総頸動脈のすぐ左側で起こり，気管の左側を上行し，胸郭上行に出る．

　下行胸部大動脈は第4胸椎体の高さで大動脈弓に続いており，最初脊柱の左側，下方から脊柱の前面を走り，第12胸椎の高さで横隔膜の大動脈裂孔を通って腹部大動脈に移行する．胸部大動脈から出る枝を胸壁に至る壁側枝と胸部内臓に至る臓側枝に区別する．

　壁側枝は主に肋間動脈であり，胸部下行大動脈の後壁から起こり外側方へ横走して肋間隙に入る（Fig.2）．脊髄，背筋および背部皮膚に枝を出したのち，固有動脈幹は肋骨溝に沿って走り，第3肋骨以下の胸壁と腹壁に分布する．

　臓側枝は，気管支動脈・食道動脈，心膜枝などの枝を出し，気管・気管支・食道および心膜を栄養する（Fig.3）．

　胸部下行大動脈からの枝は，壁側枝（体壁に分布する枝）と臓側枝（内臓に分布する枝）とに分けられる．

壁側枝

1) 第3〜11肋間動脈

　肋間神経と伴に肋間隙を走行し，胸壁および腹壁に分布する．

2) 肋下動脈

　第12肋骨下に認められるもの．

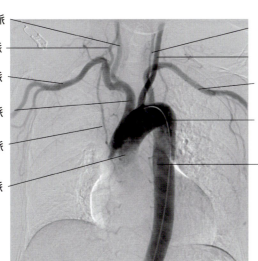

Fig.1　胸部大動脈造影（正面像）

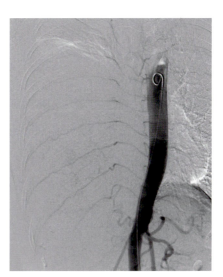

Fig.2　右肋間動脈

臓側枝

1) 気管支動脈

気管支に沿って肺門から肺に入る．肺や気管支の栄養血管として重要である（肺の機能血管は肺動脈）．

2) 食道動脈

食道壁に分布する．上部は下甲状腺動脈，下部は左胃動脈の食道枝と吻合する．

大動脈弓部分枝の分離と破格

弓部の分枝にはnormal variantが存在し，全体の25〜30％に腕頭動脈と左総頸動脈が共通管をなしたbovine typeが存在し，7％に左総頸動脈が腕頭動脈から起始するnormal variantも存在する．また，全体の0.5〜2％に通常鎖骨下動脈近位側から分枝する左椎骨動脈が，大動脈から直接分枝するnormal variantがある[3]（Fig.4，Fig.5）．

大動脈弓部分枝の正面視には左前斜位45°〜60°が必要である．大動脈遠位弓部の瘤に対するステントグラフト内挿術においては，弓部の分枝を造影において的確に分離することが重要であると同時に，normal variantを把握しておくことも重要となる．

大動脈と大動脈瘤[4]（Fig.6）

大動脈瘤は「一部の大動脈壁全周，または局所が生理的限界を超えて拡張した状態」をいう．

瘤壁の形態

1) 真性（true aneurysm）

瘤壁が動脈壁成分（内膜，中膜，外膜の三層）からなるもの

2) 仮性（pseudoaneurysm）

瘤壁は動脈壁成分をもたず，動脈腔外にできた新たな腔を仮性瘤とよぶ．

3) 解離性（dissecting aneurysm）

動脈壁が中膜レベルで二層に剥離して，本来の動脈腔（真腔）以外に壁内に生じた新たな腔（偽腔）をもつもの．

原因

1) 動脈硬化性（atherosclerotic）：60％以上

動脈硬化により血管が硬くなり弾力に乏しくなる結果として血管壁が弱くなるために起こる．

2) 感染性（infected）：5〜15％

全身の感染巣から血行性にあるいは直接伝播により大

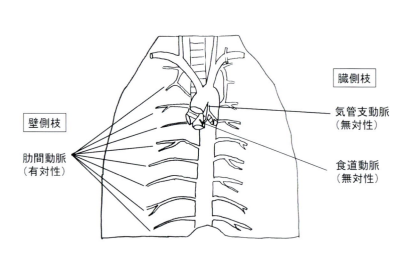

Fig.3　胸部下行大動脈からの壁側枝と臓側枝

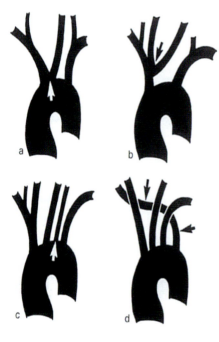

Fig.4　弓部分枝の破格
a　腕頭動脈と左総頸動脈の起始部共通
b　腕頭動脈から左総頸動脈が起始
c　椎骨動脈が大動脈弓から直接分枝
d　右鎖骨下動脈が独立して大動脈弓から分枝

動脈壁に感染が及ぶと壁が脆弱化して起こる．

3) 炎症性（inflammatory）：3～10％

血管の炎症による起こる．有症状率65～90％（慢性腹痛，体重減少，赤沈亢進）

4) 外傷性（traumatic）

力学的あるいは被曝などの外力による血管損傷を伴う瘤成を外傷性瘤という（放射線治療などの被曝で中膜のフィブリノイド壊死による）．

5) 先天性（congenital）

瘤の形

瘤の形は，その形状から「紡錘状（fusiform type）」，「囊状（saccular type）」に分類する．紡錘状は大動脈全周の拡張であり，囊状は局所（偏側性に一部）が拡張して囊（ふくろ）状または球状をしているものとする（球状を示すものも囊状に含める）．

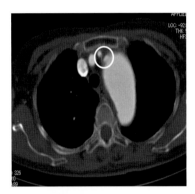

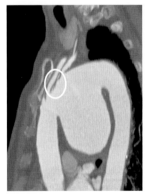

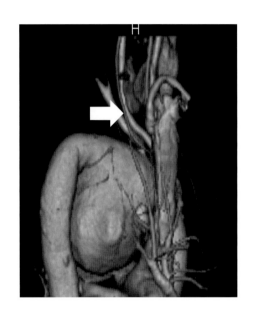

Fig.5　弓部分枝の破格（椎骨動脈が大動脈弓から直接分枝）

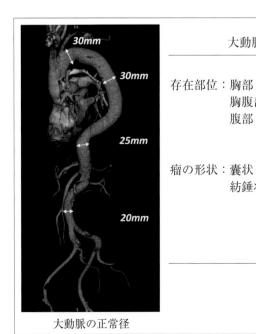

Fig.6　大動脈の正常径と大動脈瘤の分類

胸部大動脈瘤に対するステントグラフト内挿術：TEVAR[5]

病態的適応

1) 病変部位

胸部大動脈瘤（thoracic aortic aneurysm: TAA）の発症部位は上行大動脈，大動脈弓部，遠位弓部大動脈および下行大動脈に大別される．このうち，ステントグラフトによって重要臓器動脈分枝が閉塞されない範囲内にステントグラフト内挿術の適応がある．

上行大動脈：不適応

バルサルバ洞の末梢より腕頭動脈分枝までの極めて短い領域であって十分な正常固定部位が得られない．しかも，動脈口径が30mmを超えることが多く，現行のステントグラフトでは拡張が不足している．

大動脈弓部：部分的容認

大動脈弓部では重要3分枝動脈を閉塞せずステントグラフトを内挿することが不可欠である．しかも同部は湾曲した形態を呈しており，これに追従できる柔軟性と拡張性をもつステントグラフトが必要である．

遠位弓部：適応

好発部位であり，左鎖骨下動脈への分枝グラフトを有し，小湾側に向かって屈曲することが可能なステントグラフトが必要である．

2) 固定部位（landing zone）

ステントグラフトを確実に内挿固定するためには動脈瘤病変の中枢側と末梢側に適当な正常血管部位（landing zone）がなくてはならなく，少なくても2cm以上の距離が必要で，壁在血栓や強い石灰化のないことが条件である．TEVARにおける計測位置および胸部大動脈瘤に対してステントグラフトをlandingする場所による分類を示す（Fig.7，Fig.8）．

気管支動脈の解剖[1), 2)]

気管支動脈の起始部は，主として5つの領域に分類される．

①右鎖骨下動脈とその枝
②左鎖骨下動脈とその枝
③大動脈性右肋間動脈（肋間気管支動脈）
④大動脈弓（左反回神経より内側）
⑤胸部大動脈（左反回神経より外側）　に分けられる．

気管支動脈は1本とは限らず，左右共通幹の場合や，左右別々に起始する場合もあり，左右の気管支動脈が複数本認められることも少なくない（Fig.9）．

気管支動脈造影では，気管支動脈の肺内走行領域を確認し，分布が不十分な場合には，他に気管支動脈がないか調べる必要がある[6)]（Fig.10）．通常，気管支動脈は大動脈から直接分枝することが多く，第一に胸部下行大動脈前面，大動脈弓下壁，大動脈性右肋間動脈の第1〜3枝基部，左鎖骨下動脈の領域を検索する．

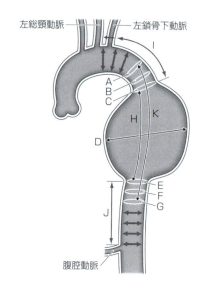

Fig.7　TEVAR 計測位置
A〜C　中枢 Neck 内径
E〜G　末梢 Neck 内径
D　動脈瘤最大径
I　中枢 Neck 長
J　末梢 Neck 長
H　動脈瘤長
K　治療範囲の全長

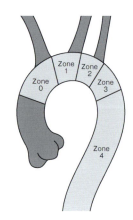

Fig.8　ステントグラフトをlandingする場所による分類（中枢 landing）

肺動脈の走行

肺動脈は，肺動脈幹から左右の肺動脈へ分かれ，右肺動脈は右気管支の前方を水平または軽度下向きに右肺門へ向かって走行する（Fig.11）．右上葉枝は，truncus（幹）を形成し，肺尖枝・前枝などへ分かれるが，左上葉枝は truncus を欠き，左主気管支を超えた後，上葉枝として直接肺尖枝や前枝などを起始する（Fig.12）．

肺静脈の走行

肺静脈は左右の上肺静脈，下肺静脈の計 4 本の短い幹からなり，それぞれ左右の肺門から出てすぐに心膜の後壁に入り込む（Fig.13）．

右上肺静脈は，短い静脈幹すなわち肺尖静脈，前上葉静脈，後上葉静脈を介して上葉の区域から，また中葉静脈を介して中葉から血液を集める．そして右肺静脈より腹尾側，かつ上大静脈の後方で左心房に到達する．右下肺静脈は右下葉からの上肺底静脈や総肺底静脈が流入する．左上肺静脈は左上葉から血液を運び，左主気管支より腹側やや尾側を，そして胸大動脈の前方を通る．左上肺静脈は肺尖後静脈，前上葉静脈，肺舌静脈が合流して形成される．左下肺静脈は，気管支の前で外側肺底区，後肺底区から左心房へ至る．

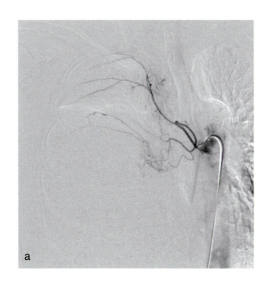
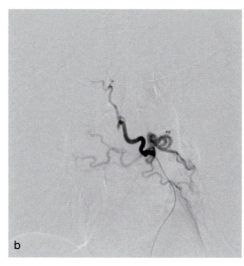

Fig. 9　気管支動脈
 a　右気管支動脈（右最上肋間動脈と共通幹）
 b　左右気管支動脈共通幹

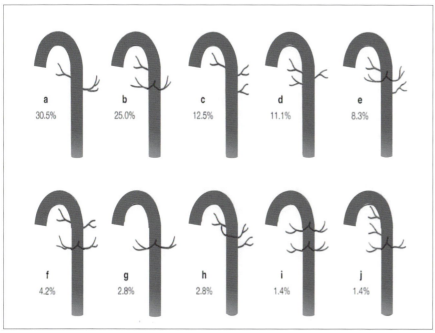

Fig.10　気管支動脈の分布とその割合

大静脈とアクセスルートの解剖[7]

内頸静脈および鎖骨下静脈アクセスは，中心静脈カテーテル留置や中心静脈ポート留置といった手技のみならず，経静脈的肝内門脈静脈短絡術（TIPS）や経静脈的逆行性胃静脈瘤塞栓術（BRTO），大静脈ステント留置，下大静脈フィルタ留置など，種々の静脈系 IVR において必須であり，この経路確保は IVR にとって必要不可欠な手技である．よって静脈系の解剖学的知識も重要となる（Fig.14）．

内頸静脈の正常解剖

内頸静脈は頭蓋底の頸静脈孔内より起始し，S 状静脈洞や硬膜静脈洞の血液を受けた後，頭蓋を出て，頸動脈鞘に入る．頸動脈鞘内で内頸静脈は，始め内頸動脈の後方に位置し，下行するにつれ，その外側に位置するようになる．胸鎖関節の背側で鎖骨下静脈と合流し腕頭静脈に終わる．

鎖骨下静脈の解剖

鎖骨下静脈は，腋窩静脈から連続する大きな血管で，第一肋骨と交差しこれをまたぐようにして胸郭内に入り，その後，内頸静脈と合流する．鎖骨下静脈の腹側には鎖骨と鎖骨下筋が，尾側には第一肋骨と壁側胸膜が存在する．なお鎖骨下動脈のさらに背側には腕神経叢がある．

鎖骨下静脈からのカテーテル挿入は，感染率が低く固定もしやすいため，管理および美容面で優れており，長期間の中心静脈カテーテル留置に適している．また，中心静脈ポート留置においても，皮下トンネルの距離が短い利点がある．

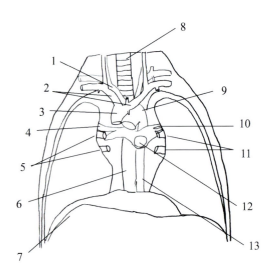

1. 腕頭動脈
2. 腕頭静脈（左・右）
3. 上大静脈
4. 右肺動脈
5. 右肺静脈
6. 食道
7. 横隔膜
8. 気管
9. 大動脈弓
10. 左肺動脈
11. 左肺静脈
12. 肺動脈幹
13. 下行大動脈

Fig.11　肺動脈と周囲臓器の解剖

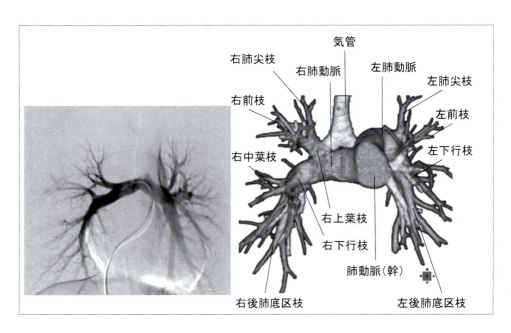

Fig.12　肺動脈の走行（DSA と CT VR 画像）

上大静脈の正常解剖

橈側皮静脈と腋窩静脈が合流し，鎖骨下静脈となり，外および内頸静脈が合流し，腕頭静脈となる．

左腕頭静脈は無名静脈（innominate vein）ともよばれる．

両腕頭静脈は右第1肋骨の内側端後方で合流し上大静脈となり，上行大動脈右側を下行し第3肋軟骨下縁レベルで右房へ開口する．奇静脈は上大静脈に合流する．

参考文献

1) 松永尚文：胸部画像解剖 徹頭徹尾．メジカルビュー社，2012．
2) 福田哲也：大動脈末梢血管の局所解剖とアクセスの解剖．IVR会誌，25: 421-426; 2010．
3) Osborn A: Diagnostic cerebral angiography. Second Edition, Lippincott Williams and Wilkins, Philadelphia, 15-22; 1999.
4) 日本循環器学会：大動脈瘤・大動脈解離診療ガイドライン（2011年改訂版）．
5) 大木隆生：胸部大動脈瘤ステントグラフト内挿術の実際．医学書院，2009．
6) Uflacker B, et al.: Bronchial artery embolization in the management of hemoptysis; technical aspects and long-term results. Radiology, 157: 637-644; 1985.
7) 坂本憲昭：大静脈とアクセスの解剖学的考察．IVR会誌，25: 427-431; 2010．

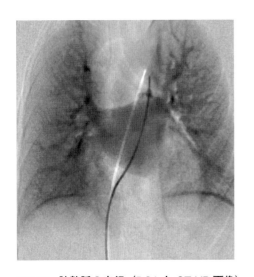
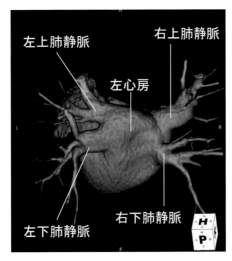

Fig.13 肺静脈の走行（DSAとCT VR画像）

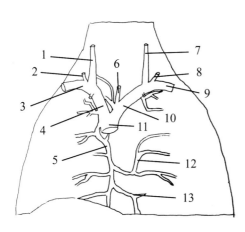

1. 右内頸静脈
2. 右外頸静脈
3. 右鎖骨下静脈
4. 右腕頭静脈
5. 奇静脈
6. 下甲状腺静脈
7. 左内頸静脈
8. 左外頸静脈
9. 左鎖骨下静脈
10. 左腕頭静脈
11. 上大静脈
12. 副半奇静脈
13. 半奇静脈

Fig.14 大静脈の解剖

② 撮影技術：胸部領域の診断

胸部領域の検査

　胸部領域の血管撮影（angiography）は，CTやMRIなどのより非侵襲的な検査の進歩に伴い，診断を目的としたDSAの役割は少なくなっており，治療を目的とするIVRが主になってきている．

　胸部領域にて行われるIVRを以下に示す．

- 喀血に対する気管支動脈塞栓術（bronchial artery embolization: BAE）
- 肺塞栓症に対する血栓溶解療法，血栓吸引療法，血栓破砕療法
- 肺動静脈奇形（AVM）に対する肺動脈塞栓術
- 肺癌に対する抗癌剤動脈内注入療法
- 胸部大動脈ステントグラフト内挿術（thoracic endovascular aortic repair: TEVAR）

　など

胸部領域のIVRについて

　IVRにて診療放射線技師が行う業務の範囲は限られている．しかし手技についての知識がなければ円滑に業務を行うことができない．

　ここでは胸部領域のIVRについて代表的な4項目について下記に述べる．

喀血に対する気管支動脈塞栓
（bronchial artery embolization: BAE）

目的

　BAEの目的は喀血を起こしている責任血管の塞栓である．

　喀血とは喉頭，気管，気管支，肺から出血を起こすことを指し，原因疾患として肺癌，気管支拡張症，肺結核，肺アスペルギルス症，気管支結石症，気管支動脈瘤，蔓状血管腫，突発性気道出血，気管支鏡の手技に伴う喀血があげられる[1]．喀血に対する治療はさまざまありBAEもそのひとつにあげられる．しかしBAEは上記原因疾患の治療を行うわけではなく，あくまでも出血に対する止血を行っているに過ぎない．そのため再出血を起こした際，再度BAEを行えるようできる限り責任血管の末梢にて塞栓が行われる．

適応

　最も頻度が高い疾患として
- 気管支拡張症
- 肺結核，アスペルギルス症などの感染症，炎症性疾患
- 原因が特定できない場合の突発性喀血

があげられる[2]．

禁忌

　禁忌として出血源となる責任動脈から脊髄動脈の分枝が存在し，脊髄動脈の塞栓を避けられない場合があげられる[3]．

術前検査

- 気管支内視鏡

　気管支内視鏡にて左右どちらの気管支から出血を起こしているか判断される．可能であれば責任気管支の同定が行われる．

- 経静脈性CT angiography: CTA

　術前の経静脈性CTAが行われる場合は責任血管の同定が重要となる．

　出血源となる責任血管は主に気管支動脈であるが，気管支動脈には破格が多々存在する．通常，右気管支動脈は第3肋間動脈と共通管であり，左気管支動脈は主気管支の高さの大動脈から直接分岐しているが，左右が共通管であったり，左右それぞれに複数存在している場合もある[4]．

　また気管支動脈以外の動脈（non bronchial systemic artery）が責任血管となる場合もある（**Fig.15**）．non bronchial systemic arteryとして鎖骨下動脈，内胸動脈，下横隔動脈，甲状頸動脈，腕頭動脈などから分枝する動脈があげられる（**Fig.16**～**Fig.19**）．頻度は低いが肺動脈が責任血管になる場合も存在する．

手技

　はじめにピッグテールカテーテルを上行大動脈に留置し大動脈造影を行う[5]．出血部位に応じて，鎖骨下動脈造影や腹部大動脈造影を追加する[2]．その際，上述した気管支動脈以外の血管も考慮した照射野で撮影する必要

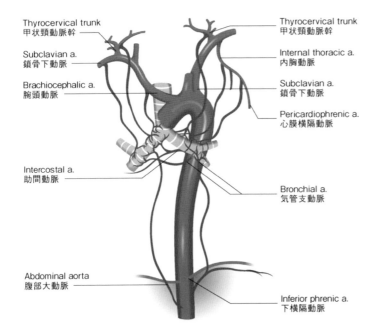

Fig.15　気管支動脈と non bronchial systemic artery

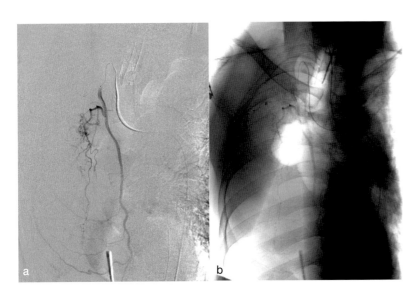

Fig.16　内胸動脈
a　DSA 像
b　LIVE 像

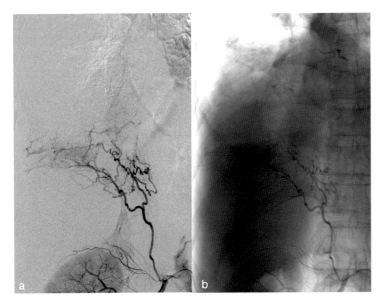

Fig.17　下横隔動脈
a　DSA 像
b　LIVE 像

がある．その後拡張している責任動脈を順次選択し，造影を行う[2]．

責任血管の造影所見として責任血管の拡張，気管支動脈肺動脈シャント，気管支動脈肺静脈シャントの形成，病巣部の血管拡張，血管増生，血管外漏出，気管支動脈瘤などがあげられる[1]（Fig.20）．

肋間動脈を造影する際，気をつけなければならないのが脊髄動脈の存在である．第4～第7肋間動脈から脊髄

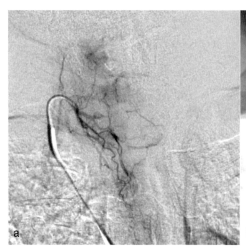
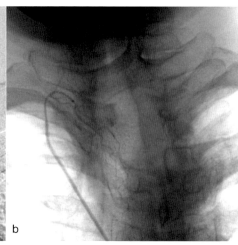

Fig.18　甲状頸動脈
a　DSA像
b　LIVE像

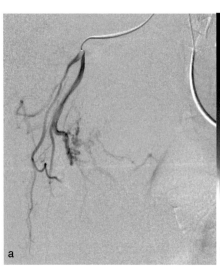
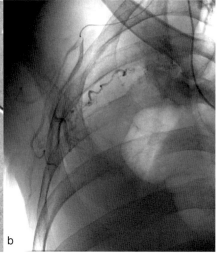

Fig.19　外側側胸動脈
a　DSA像
b　LIVE像

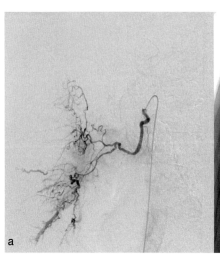
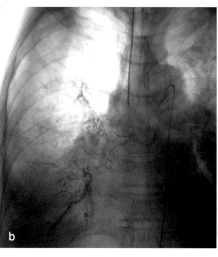

Fig.20　気管支動脈
a　DSA像
b　LIVE像
責任血管の所見として，第6肋間動脈に血管増生，不均一濃染および気管支動脈と肺動脈のシャント形成を認める．

動脈が分枝している場合があり，大動脈を分岐した中枢側からの塞栓は脊髄梗塞を起こす可能性がある[2]．下葉に出血源がある場合は第8肋間動脈〜第1腰動脈から大根動脈（Adamkiewicz動脈）が分岐していることが多く同様に注意が必要である[5]（**Fig.21**）．これら脊髄枝は可能であれば術前のCTAにて同定する必要がある（**Fig.22**）．IVR-CTやCBCT（cone beam CT）が導入されている施設では経動脈性CTにて判断することも有用な手段となる（**Fig.23**）．

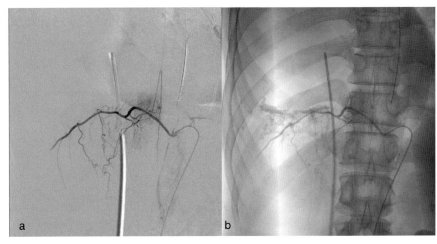

Fig.21 Adamkiewicz動脈のangio
a DSA像
b LIVE像
第11肋間動脈からAdamkiewicz動脈，脊髄動脈の流入を認める．

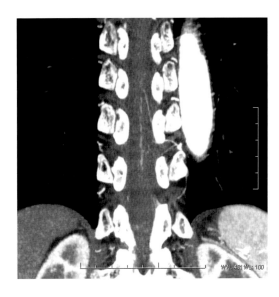

Fig.22 Adamkiewicz動脈のCTA
CTAのpartial MIP Coronal像にて第10肋間動脈からAdamkiewicz動脈，脊髄動脈の流入を認める．

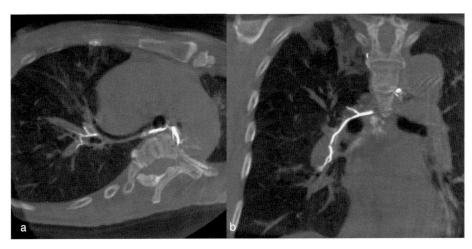

Fig.23 選択的気管支造影CBCT
a axial像
b coronal像

塞栓物質

塞栓物質はゼラチンスポンジを使用することが多い．ビーズとよばれる球状塞栓物質が使用される場合もあるが，粒子径の選択に注意が必要である．また液状塞栓物質やコイルによる塞栓は中枢側の塞栓になることも多いため使用頻度が低い．しかし責任血管が肺静脈とシャントを形成し大循環に塞栓物質が迷入してしまう可能性がある場合には使用されることがある．

肺動静脈奇形 (AVM) に対する肺動脈塞栓術

目的

肺動静脈奇形は肺動脈と肺静脈が毛細血管を介さずに直接交通する血管病変であり，酸素化が上手くいかず呼吸苦などの症状を呈す．合併症として脳膿瘍や脳梗塞，破裂による喀血，血胸などがある．こうした呼吸器症状の改善や合併症の防止を目的として行われる[3]．

適応[2]

- 流入動脈の径が3mm以上の単発・多発肺動静脈奇形
- チアノーゼを伴うもの
- 脳膿瘍，脳梗塞など逆行性塞栓の症状のあるもの
- 肺，胸膜への出血既往

禁忌

手技のリスクより患者の状態，腎機能などの他の因子のリスクが上回るとき．また絶対禁忌ではないが，原発性肺高血圧があげられる[2]．

術前検査

肺動静脈奇形は一般的にCTにて診断されることが多い（Fig.24）．特に経静脈性CTAでは病変と肺動脈の関係性が明瞭となり，病変の検出感度，特異度ともに優れている．またMRIやIVDSAを用いた診断も可能である[6]（Fig.25）．

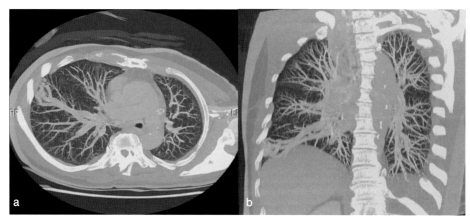

Fig.24 肺動静脈奇形の単純CT
a axial像
b coronal像
右下葉にA8からsimple typeのAVMが明瞭に描出されている．

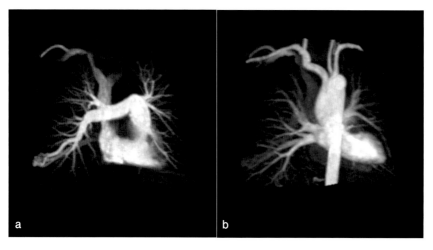

Fig.25 肺動静脈奇形の造影MRI
a 肺動脈相
b 肺静脈相

手技

　肺動脈造影を行い，病変を養う区域肺動脈の同定を行う．肺動静脈奇形は肺の1区域に限局しているもので1本以上の流入動脈をもつsimple typeと2区域以上から流入動脈があるcomplex typeに分類される[6]（**Fig.26**）．

　基本的な塞栓部位は正常肺実質の梗塞を避けるため，瘤の手前の流入動脈で行われる．この時コイル径が重要となり，大きすぎると手前で塞栓をしてしまい小さすぎると病変を通り過ぎ大循環に迷入するリスクが生じる[6]．そのため，上述の通り術前のCTや肺動脈造影から流入動脈の径を計測する必要がある．

　流入動脈が太い場合のハイフロータイプではコイルの逸脱や大循環への迷入のリスクがあるため，バルーンカテーテルを用いたり，コイル留置の際にアンカーテクニックが使われることがある．また瘤本体（venous sac）にコイルを留置する場合もある[6]（**Fig.27**）．

塞栓物質

　塞栓物質はコイルと離脱式バルーン（Amplatzer: vascular plug）が用いられる．

肺塞栓症に対する血栓溶解療法，血栓吸引療法，血栓破砕療法

目的

　肺塞栓症とは静脈血栓などが血流に乗り肺動脈を塞栓してしまうことを指し，右室機能不全や不安定な循環動態を示す重症例，または広範囲肺動脈塞栓の場合に試みられている[6]．

適応

　急性広汎型肺血栓塞栓症のうち，さまざまな治療を行ったにもかかわらず不安定な血行動態が持続する患者[2]．

禁忌

　呼吸循環動態が維持しえない超重症例や右心房など右心系に明らかな塊状浮遊血栓が存在する症例，慢性肺血栓症の急性増悪症例などがあげられる[2]．

術前検査

　肺塞栓症の診断は肺血流シンチや肺動脈造影に代わり，CTが主体となっている．スライス圧3mm以下の薄い再構成により亜区域枝レベルの肺血栓塞栓症の診断が可能となる．

　しかし，重症例においては早期の診断が予後を左右するため心エコー所見が有用となる場合がある[6]．

手技

　大腿静脈または橈骨静脈からカテーテルを挿入し肺動脈まで到達させる．血栓を除去させるには以下の3つの方法があり，これらを組み合わせたハイブリット治療が行われる[2]．

血栓溶解療法：ウロキナーゼ等，血栓溶解剤を肺動脈から直接投与する．この時パルススプレータイプのカテー

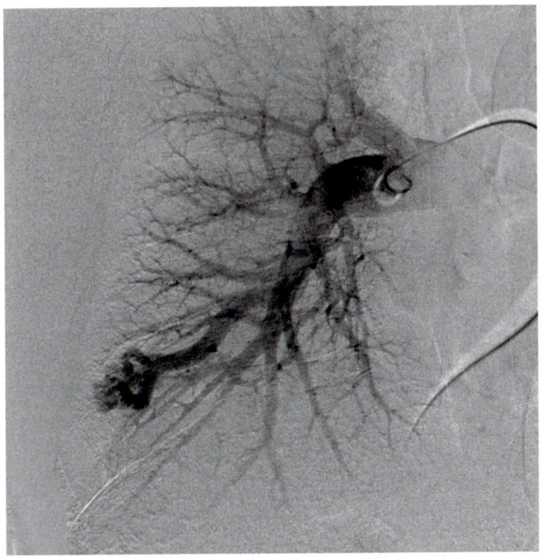

Fig.26 肺動静脈奇形のAngio（塞栓前）
simple typeのAVMで，流入動脈は瘤直前で3本に分岐していることがわかる．

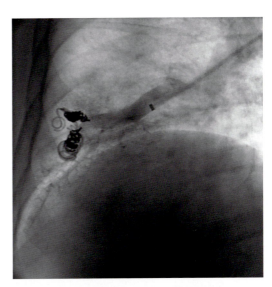

Fig.27 肺動静脈奇形のAngio（塞栓後）
流入動脈3本と一部瘤内に金属コイルが留置され，AVMは消失している．

テルを用い，血栓内部の薬剤注入と注入圧により血栓破砕を行う場合もある．

血栓吸引療法：直接血栓内にカテーテルを留置し，血栓を吸引する．

血栓破砕療法：ピッグテールカテーテルを回転させ血栓を破砕する方法．

また下大静脈フィルタを留置して再発に備える場合もある．

胸部大動脈ステントグラフト内挿術
(thoracic endovascular aortic repair: TEVAR)

目的

胸部大動脈ステントグラフト内挿術は大動脈瘤破裂の予防および再破裂の予防，破裂している大動脈瘤に対する止血，解離性動脈瘤における真腔の血流の改善などを目的として行われる[4]．

適応

適応は真性動脈瘤，仮性動脈瘤，解離性動脈瘤に対し
・瘤径が5cm以上，または1年に0.5cm以上の拡大を示す大動脈瘤
・囊状の大動脈瘤（径が小さくても破裂の危険が高い）
・瘤の近位および遠位ネックの長さが2cm以上あること
・アクセスルートとなる腸骨動脈にステントグラフトの径に応じて7.6～9.2mm以上のシースが挿入できることがあげられる[1]．

禁忌

塞栓症の危険が高い大動脈の高度の粥状変性や活動性の感染症，出血傾向などがあげられる[2]．

術前検査

ステントグラフトを留置するうえで最も重要な要素は，瘤の中枢，末梢におけるlanding zone（正常径大動脈-ステントグラフト間の接合部分）を確保することである[7]．上述した瘤の近位および遠位から正常血管径までの長さが2cm以上あることがこれに相当し，術前検査で行われるCTAから得られる3DやMPRなどからlanding zoneを計測する必要がある．このlanding zoneの図については正常解剖の項を参照していただきたい．

良好なlanding zone確保のために鎖骨下動脈などの弓部主要分枝血管が犠牲になる場合はバイパス手術とステントグラフトを併用したハイブリット治療やオープンステントグラフト法，または分枝つきステントグラフト留置が行われるが，このような場合においても術前CTAは重要な情報となる．

また術前CTAではAdamkiewicz動脈の同定も行うことも可能である．

手技

手技はデバイス径が太いため全身麻酔で施行されることが多い．そのため手術室で移動型血管撮影装置が用いられる場合と手術が可能な血管撮影室（Hybrid OR）で行う場合がある[2]．

シースは鼠径部を切開し大腿動脈を露出させ挿入させる．腸骨動脈に狭窄が疑われる症例では骨盤領域のDSAが行われる．

造影用に上腕動脈からピッグテール型カテーテルを挿入する場合もある．ピッグテールの先端は遠位弓部大動脈瘤の場合は上行大動脈，下行大動脈瘤の場合は遠位弓部から近位下行に留置される．

大動脈造影の撮影角度は瘤のネック観察に適した角度とし，左前斜位（LAO）で行われる．

ステントグラフトを留置しバルーン圧着させたあとはDSAを行いエンドリークがないことを確認する．

外腸骨動脈が細くシースやデバイスの通過が困難な場合はアクセスルートとして総腸骨動脈や腹部大動脈に人工血管を吻合させる場合もある[2]．

弓部付近の瘤で近位ネックが短くlanding zoneが取れない場合は右総頸動脈から左総頸動脈，左鎖骨下動脈に人工血管を吻合させバイパスを作成する場合もある[2]．

ステントグラフトデバイス

現在日本に導入されているデバイスは，TAG，Captivia，TX2，RELAYなどが認可されている．その他オープンステントグラフト時に使用されるデバイスなどもある．しかしこれらの使用に際し，ステントグラフト実施基準管理委員会が定める施設基準，実施医基準を満たしていなければ保険償還できない．

検査の流れ

術前検査の情報

術前検査において上述の通り経静脈性CTAの画像は術中のアンギュレーションの予測やステント留置の計測，塞栓禁忌となる動脈の同定など大変重要な情報となる．そのためマッピング画像として術者がカテ操作をしなが

ら観察できるよう，アンギオ装置に読み込む必要がある．

術前カンファレンス

医師，看護師，技師その他関係スタッフでカンファレンスを行う．

技師はその症例に対し医師がどのような治療計画を立てているのかを聞き，ワーキングアングルの予測やどのようなリファレンス画像を提供すべきか，経静脈性CTのデータをアンギオ装置に読み込む必要があるか，術中に経動脈性CT（CBCT，IVR-CT）を撮影するのかなどの情報を事前に把握する必要がある．

患者入室

入室時には患者確認を必ず行う．患者本人に名前を名乗っていただくことやネームベルト等での確認など各施設で定められている患者確認方法を徹底する．

IC (informed consent)

医師のICに続いて手技中の注意点を説明する．例として，体を動かさないことの重要性や滅菌ドレープを不潔にさせないように何かあったらすべて声に出ししてもらうこと，手技中CBCTやCTを撮影する場合には手を挙上しなくてならないこと，撮影視野に手が写らないように手の置く位置を説明することなどがあげられる．

ポジショニング

基本的に仰臥位で寝ていただき，下肢は進展位とする．CBCTやIVR-CTを撮影する場合には一度上肢を挙上させ血圧計やVラインなどが引っぱられないことを確認する．また必要に応じて手台を使用する．

撮影

撮影ではその撮影がどのような目的で行われるかを考え，FOVの大きさ，フレームレート，撮影終了のタイミングなど目的に応じて合わせる必要がある．

例えば喀血の場合の大動脈造影は気管支動脈や肋間動脈，気管支動脈以外の鎖骨下動脈，内胸動脈，下横隔動脈などの責任血管ができる限り入るよう広いFOVとし，責任血管の同定ができるようそれら動脈の平衡相まで撮影を行う．

またkey imageとなり得る撮影画像は素早く画像処理を行い，リファレンス画像を作成するべきである．

画像処理

必要な画像に対し，リマスキング，ピクセルシフトなどの画像処理を行う．その際，その手技の目的を十分に理解し，一つひとつの撮影の意味を理解することが重要となる．

造影剤条件

インジェクタを用いた造影剤の注入条件は造影剤の種類や使用するカテーテルの耐圧，選択している血管に対しどのようにカニュレーションされているかによって，カテーテルの破損や血管損傷を起こす場合があるため注意が必要である．

参考例を以下に示す．
- 大動脈造影：30ml，10ml/sec，1000psi
- 肺動脈本幹：20ml，10ml/sec，1000psi
- 気管支動脈基枝部，内胸動脈，肋間動脈：マニュアルインジェクションで撮影

撮影条件

撮影条件は上述した胸部領域を撮影する際は心臓領域のように拍動によるブレが少ないため，レートを落とすことができる．
- 透視パルスレート　7.5～15p/s
- 撮影フレームレート　2～4f/s

しかし使用装置や撮影目的によりこれらは可変すべきであり，診断が担保できる最低限の線量，フレームとし被曝低減に努めるべきである．

参考文献

1) 新田哲久，太田信一，園田明永，田中豊彦・他：喀血のIVR. 日本胸部臨床, 69 (9): 790-800; 2006.
2) 栗林幸夫，中村健治，廣田省三，吉岡哲也：IVRマニュアル 第2版. 医学書院, 55-59, 67-68, 144-147, 164-167, 381: 2013.
3) 坂本　力：ナースのためのIVRの実際と看護. バイエル薬品　診断薬事業部, 94-97, 98-100: 2012.
4) 栗林幸夫：IVR看護ナビゲーション. 医学書院, 77-79, 80-87: 2010.
5) 箕輪良行，七條祐治：血管造影のABC　研修医レベルから始める20エピソード. 中山書店, 158-161: 2013.
6) 高橋康二，山田有則，長沢研一，稲岡　努・他：肺動脈に対するIVR—肺動脈奇形，肺血栓塞栓症のIVR—. 日本胸部臨床, 69 (9): 783-789; 2006.
7) 日本循環器学会：大動脈瘤・大動脈解離診療ガイドライン（2011年改訂版）．

1. 肺血栓塞栓症 pulmonary thromboembolism

key data	右肺動脈本管・左肺動脈上下枝にわたる広範な血栓
key point	心電図変化・血圧の変化・呼吸状態の変化に注意する
key technique	ガイドカテによる血栓吸引，Pigtail カテーテル・Stiffwire・Balloon による血栓破砕
key image	造影 CT　axial・MPR coronal, PAG A-P

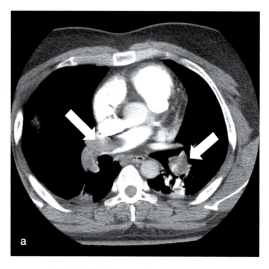 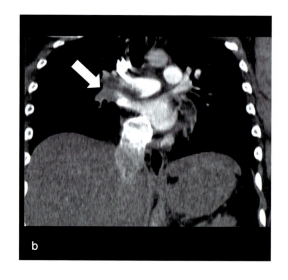

Fig.1　急性肺血栓塞栓発症時の造影 CT
a　造影 CT　axial 画像
b　造影 CT　MPR　coronal 画像
右肺動脈主幹部と左肺動脈下葉枝（矢印部）に血栓塞栓像を認める．

● 臨床情報

患者情報：20 歳代，男性，身長 170cm，体重 98kg
検査目的：緊急肺動脈造影，肺動脈血栓に対する治療
検査内容：PCPS，PAG，IVUS，血栓吸引，血栓破砕，血栓溶解
現 病 歴：数日前より眩暈・感冒症状・胸苦しさの軽度自覚で他院受診し脱水症疑い補液し帰宅．数日後再度息苦しさを訴え造影胸部 CT にて肺動脈塞栓が疑われ紹介先病院で t-PA 275 万単位投与され当院救急外来転院となった．当院到着時は意識清明，BP98/50，SpO_2　90％（酸素 10L）だったが，呼吸・循環動態はさらに悪化し，SpO_2　60％前後まで低下．心エコー上右室負荷著明のため人工呼吸器管理を開始した．造影 CT にて右肺動脈本管・左肺動脈上下葉枝にわたり広範な血栓（**Fig.1**）があり，膝窩以遠に深部静脈血栓を確認．CT 施行中に循環動態破綻し，緊急で PCPS・IABP 導入し外科的血栓摘除術について検討したが，t-PA 投与後で出血傾向著明で肝機能異常等もあり人工心肺を用いた手術はリスクが高いと判断され，内科的治療とカテーテル的血栓破砕・血栓吸引の方針となった．

● 病態予測

造影 CT より両肺動脈に広範な血栓が存在しているため，循環動態が不安定になりショック状態や最悪の場合心停止なども考えられる．そのため呼吸状態や血圧などの大きな変化に注意が必要と考えられる．

● 技術計画

右肺動脈本管に対する治療の際は，造影 CT の axial と coronal 画像を表示し治療のサポート画像とする．また，PCPS・IABP などが挿入されているため，患者状態急変時にはテーブル移動や C-arm 移動等に対応できるよう準備する．

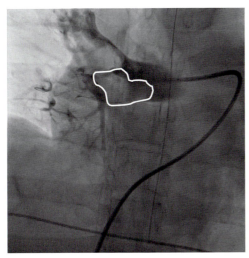

Fig.2　右肺動脈造影
右肺動脈主幹部に造影欠損（filling defect）と血流途絶（cut-off sign）を認める．

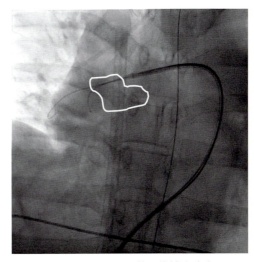

Fig.3　stiff wire による血栓の機械的破砕

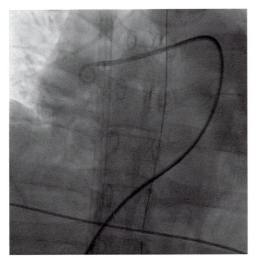

Fig.4　Pigtail カテーテルによる血栓の機械的破砕

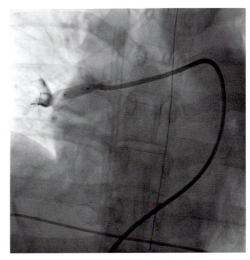

Fig.5　balloon による血栓の機械的破砕

● 結果・評価

1. Lt Fem V 穿刺後 PAG を造影したが，患者の体動により画像にならず右肺動脈を選択的に造影．右肺動脈主幹部に巨大血栓があり末梢への血流を遮断していた（**Fig.2**）．
2. 血栓内に cruise を cross し IVUS 施行し，ガイドカテーテルにて血栓吸引を行った．
3. 血栓破砕目的に stiff wire（**Fig.3**）を使用し機械的に破砕を試みたが十分に破砕できず，Pit カテーテルを使用しヘパリン生食を血栓内で直接噴霧した．
4. 再度血栓破砕目的に 5F Pigtail（**Fig.4**）および 6mm balloon（**Fig.5**）を使用し破砕を試み右中葉枝や下葉枝への Flow が認められるようになった．さらに左肺動脈も中葉枝への血流が遮断され下葉枝への血流も制限されていたため 6mm balloon にて拡張を行った．
5. IVUS および選択的右肺動脈造影で血栓は残存するが（**Fig.6**），バルーン拡張分の血流ルーメンは確保され，血栓の線溶促進が期待される状況となったため手技を終了した．
6. 当初大腿動脈穿刺部からの出血や鼻出血，肝機能異常・腎機能の低下等合併症があったが，徐々に改善傾向あり 10 分間の PCPS off-test を行い血行動態にほぼ著変認めなかったため第 5 病日に PCPS 離脱．造影 CT を施行し肺動脈血栓残存も縮小傾向であった．

合併症に難渋した症例ではあったが，抗凝固療法を行い第 53 病日に造影 CT を行い右肺動脈主幹部の血栓は消失し（**Fig.7**），第 66 病日に IVUS・PAG によって血栓の消失（**Fig.8**）を確認し，第 70 病日に退院．

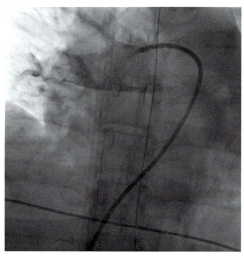

Fig.6 血栓破砕後の右肺動脈造影
右肺動脈の造影欠損と血流途絶は残存するがやや改善された．

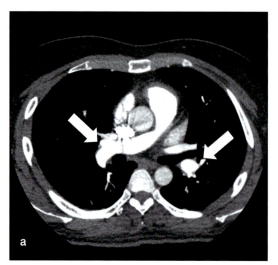
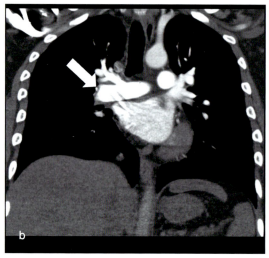

Fig.7 第53病日の造影CT
a 造影CT　axial画像
b 造影CT　MPR　coronal画像
右肺動脈主幹部と左肺動脈下葉枝（矢印部）に血栓は認められない．

● 知見・考察

　肺血栓塞栓症は，下肢や骨盤内の深部静脈血栓（DVT）が遊離し肺動脈を閉塞する疾患で，ガイドラインでは広範型，亜広範型，非広範型に分類されている．

　また，今回は使用されなかったが一時留置型の下大静脈フィルタを挿入し，深部静脈血栓が遊離し肺血栓塞栓症を予防するために一時的に使用する場合もある．今回の症例は膝窩以遠に深部静脈血栓が造影CTで確認された広範型の肺血栓塞栓症で，CT検査中に循環動態が不安定となりショック状態となった．カテーテル治療中も同様の危険な状態になることが予想され，メディカルスタッフ全員で協働しチーム医療に務めることが非常に必要になる症例だった．診療放射線技師は他のモダリティで得た情報を駆使し，患者の呼吸状態や血圧の変化にも注意を払い，患者状態急変時にはテーブル移動・C-armの退避など胸骨圧迫や治療がスムーズに行えるよう常に先読みし，いかなる状況にも対応できるよう業務に携わることが重要になる．

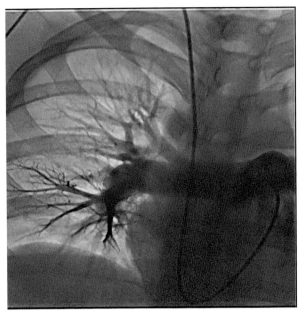

Fig.8 第 66 病日の肺動脈造影
急性期に認められた右肺動脈の造影欠損や血流途絶は消失し，IVUS でも血栓は認められなかった．

Table 1　result and evaluation-1

透視時間	61.9min
フレーム数	4740
エアカーマ	3119.6mGy
造影剤量	180ml
検査時間	180min

Table 2　result and evaluation-2

quality	good
cost	nomal
care	good

参考文献

1) 日本循環器学会：循環器病の診断と治療に関するガイドライン（2008 年度合同研究班報告）；肺血栓塞栓症および深部静脈血栓症の診断，治療，予防に関するガイドライン（2009 年改訂版）．

2. 喀血に対する気管支動脈塞栓術　bronchial arterial embolization: BAE

key data	喀血，陳旧性肺結核，慢性壊死性肺アスペルギス症（CNPA）
key point	喀血による救急搬送
key technique	迅速な責任増生動脈の止血
key image	左気管支動脈造影，左肋間動脈造影，側胸動脈造影，甲状頸動脈造影

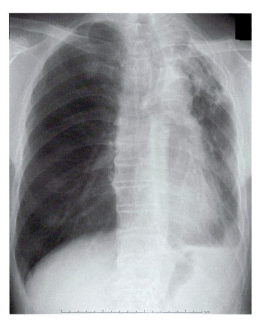

Fig.1　来院時，胸部単純 XP

● 臨床情報

患者情報：60 歳代，男性，身長 165cm，体重 50kg
検査目的：BAE
検査内容：喀血の原因となりうる責任血管の造影とその血管増生分枝の塞栓
現病歴：4 年前，県内病院より肺結核（ガフキー 9 号）にて紹介入院，約 1 年治療．その後経過観察中に左上葉浸潤影が出現し，1 年前の採血にてアスペルギス抗体陽性となり CT 所見と併せて CNPA と診断．治療を勧めるも諸事情から延期となっていた．

今回コップ 1 杯の喀血により救急搬送．来院時胸部単純 XP（Fig.1）では左肺陰影増強するも身体所見は安定．CT にて結核後に残っていた左上葉の薄壁空洞の壁が全周性に厚くなり浸潤影も増強，球菌と思われる構造増大（CNPA 増悪）していた（Fig.2）．左舌区，下葉に血液吸い込みと思われるすりガラス影が出現し気管支壁肥厚あり．左肺門部に静脈の造影効果ありの所見であった（Fig.3）．

喫煙：20 本／日 × 40 年，飲酒（－）．入院時現症：意識清明，BP 127/71 mmHg，HR 78 bpm，体温 36.1℃，SpO_2 98％，呼吸音清明，心雑音なし．喀血は小康状態でカテ室が開いていたため来院から 90 分でカテ室入室．カテ前情報：陳旧性肺結核，CNPA 増悪による喀血．イトリゾール点滴中．

● 病態予測

左気管支動脈，左肋間動脈等数本の動脈血管増生が予測される．容体は安定しているが咳嗽からの喀血に注意．

● 技術計画

CT 所見より，左上葉に還流すると思われる血管をくまなく造影し，血管増生やシャントがあれば塞栓する．DSA 撮影時は吸気で約 10 秒の息止めを説明し入室時に練習する．若干の熱感が生じることも伝える．参照画像として CT 像を用いる．透視は low mode 7.5P/s を用い DSA の frame rates は 3F/s 5 秒間→ 2F/s とした．

● 結果・評価

1 ヤマワキ R にて左気管支動脈を造影．血管増生および肺静脈へのシャント血流がみられ責任血管の一部と判断．ゼラチンスポンジ細片にて塞栓した（Fig.4）．
2 同じく左第 3，4 肋間動脈を造影．血管増生および肺静脈へのシャント血流がみられ責任血管の一部と判断．ゼラチンスポンジ細片にて塞栓した（Fig.5）．
3 ジャドキンス R 左鎖骨下動脈を造影．分枝血管の側胸動脈より血管増生および肺動静脈へのシャント血流がみられ責任血管の一部と判断．ゼラチンスポンジ細片にて塞栓した．（Fig.6，Fig.7）．
4 同じく左甲状頸動脈．下行枝および胸壁枝より血管増

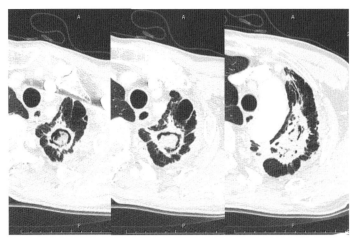

Fig.2 来院時，胸部 CT-1

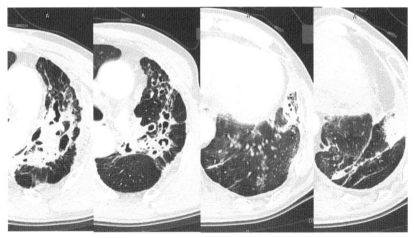

Fig.2 来院時，胸部 CT-1

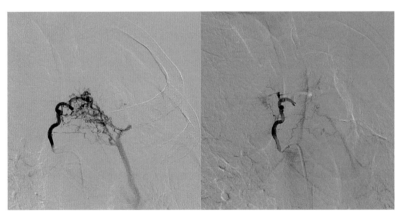

pre　　　　　post　　　Fig.4 左気管支動脈 BAE

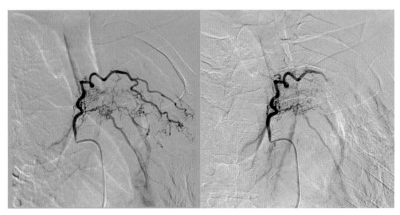

pre　　　　　post　　　Fig.5 左第 3, 4 肋間動脈 TAE

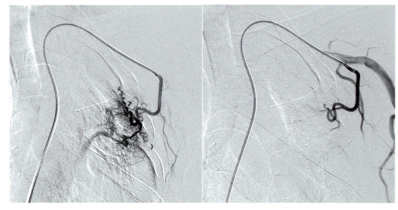

pre　　　post　　　Fig.6　左側胸動脈第1枝 TAE

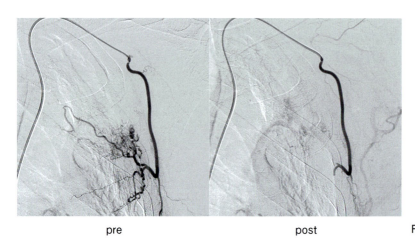

pre　　　post　　　Fig.7　左側胸動脈第2枝 TAE

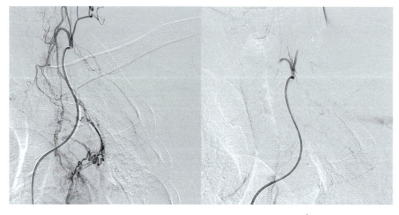

pre　　　post　　　Fig.8　左甲状頸動脈下行枝 TAE

生および肺動静脈へのシャント血流がみられこちらも責任血管の一部と判断．ゼラチンスポンジ細片にて塞栓した（Fig.8，Fig.9）．

5 血管塞栓を終えるにあたり胸部大動脈造影をした（Fig.10）．造影後期に対側から胸壁を介して回り込む分枝血管等の血流が残存し，完全な塞栓には至っていないが，これらを塞栓するのは困難と判断し手技を終了した．

6 BAE の結果・評価（Table 1，Table 2）．

● 知見・考察

喀血に対する治療は気管支鏡下での止血，BAE および肺切除があり適宜治療法が選択される．当院は前身が結核療養所であるため 2006 年開設当初より 8 例／年くらいの BAE を経験してきた．喀血の基礎疾患は気管支拡張症，陳旧性肺結核，肺癌，気管支動脈異常，突発性出血，アスペルギス症および肺化膿症等がある．短時間での大量出血（400ml↑）では生命に関わる場合もあり迅速な対応が必要となる．文献では 8 割程度が 1 回の塞

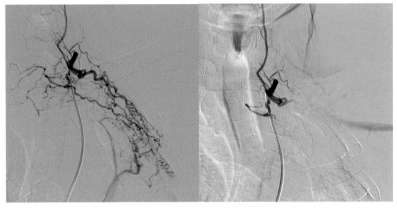

Fig.9　左甲状頸動脈胸壁枝 TAE

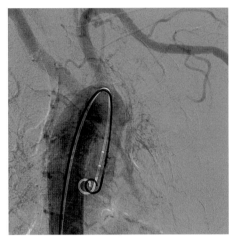

Fig.10　胸部大動脈造影

Table 1　result and evaluation-1

透視時間	32.4min
フレーム数	390
エアカーマ	735mGy
造影剤量	125ml
検査時間	90min

Table 2　result and evaluation-2

quality	good
cost	good
care	good

栓術で止血が得られ，残りは再 BAE，再々 BAE となることもある[1]．塞栓にはコイルやゼラチンスポンジが用いられ状況により選択される．

昨今の現状では，脊髄動脈および食道動脈等，塞栓してはいけない血管を同定するため BAE 前に CT angiography を撮影，3D 画像を作成し責任血管を同定してから BAE に入り，カテ室は CT アンギオ装置が理想である．しかしながら当院では循環器に特化したカテ室であるため，放射線科医師の経験と術前 CT および DSA で行っている．造影 CT は撮影したが左腕からの造影で縦隔静脈に造影剤が逆流し評価困難となってしまった．

本症例では増生血管が顕著で肺動静脈に早期描出がみられた 6 本の枝を塞栓した．終了後の胸部大動脈造影では増生血管が残存したが主な血管塞栓は得られたと判断し終了した．喀血の原因は CNPA であり入院日より抗真菌剤を 2 週間点滴．その後経口に切り替え軽快した．BAE 後喀血はみられず薬剤の副作用もないため第 18 病日退院した．

参考文献

1) 岡崎　強，桑原正樹：気管支動脈塞栓術（BAE）の適応と成績．気管支学，26: 609-613; 2004.

3. 胸部大動脈瘤に対するステントグラフト内挿術

thoracic endovascular aortic repair: TEVAR

key data	嗄声，胸部大動脈瘤径
key point	左鎖骨下動脈下（Z2）から存在する弓部瘤
key technique	適切な landing zone への正確な deploy．左鎖骨下動脈コイル塞栓
key image	胸部大動脈造影，左右椎骨動脈造影

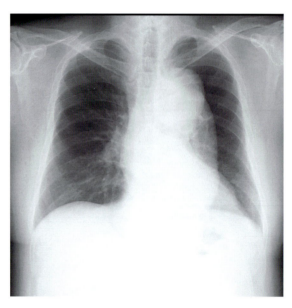

Fig.1　来院時，胸部単純 XP

● 病態予測

　動脈硬化による血管の蛇行や石灰化は強くないが，デバイスを弓部に上げる際や deploy 時の血栓飛沫による脳梗塞や瘤の破裂，解離による急激な血圧変化に注意する必要がある．

● 技術計画

　CT 所見より，大動脈弓部分枝と動脈瘤が分離するワーキングアングルを想定し，造影後速やかにデバイスセレクションのために必要なメジャメントを行う．左右の椎骨動脈造影では椎骨脳底動脈の循環を把握するとともに，左鎖骨下動脈コイル塞栓に備えて鎖骨下動脈径を計測する．適宜迅速にリファレンス画像を作成していく．透視は low mode 7.5P/s を用い，DSA の frame rates は 4F/s とした．

● 臨床情報

患者情報：70 歳代，男性，身長 165cm，体重 50kg
検査目的：TEVAR
検査内容：胸部大動脈瘤の造影と左鎖骨下動脈 cover のための両側椎骨動脈造影
現病歴：3 年前に受診した人間ドックにて胸部大動脈瘤を指摘された．その後近医にて経過観察中に瘤径拡大を認め，嗄声が出現したため当院紹介受診となった．
カテ前情報：Cr. 0.8．来院時胸部単純 XP では左縦隔陰影の拡大を認めた（Fig.1）．造影 CT にて胸部大動脈弓部に最大径 55mm，胸部下行に最大径 67mm の紡錘状の動脈瘤を認めた（Fig.2，Fig.3）．また腎動脈下腹部大動脈に最大径 34mm，右腸骨動脈に 29mm の紡錘状動脈瘤を認めた．

● 結果・評価

1. 全身麻酔・仰臥位で手術開始．右総腸骨動脈を穿刺し，5Fr. シースを留置．LAO40°で大動脈弓部造影を行った（Fig.4）．次いで腹部大動脈造影を行い，アクセス血管には問題はなく，術前 CT 通り腎動脈下に腹部動脈瘤，右総腸骨動脈瘤を認めた．
2. 両側上腕動脈を穿刺し，両側椎骨動脈造影を行った．右 VA 優位に脳底動脈の描出を認めた（Fig.5）．
3. 続いて左鼠径部をカットダウンし左総腸骨動脈を露出．9Fr. シースを留置し IVUS を実施．脳梗塞予防のため左鎖骨下動脈より Sterling10-20mm を左椎骨動脈に挿入し，左 VA の分岐中枢で inflate し protection を行った（Fig.6）．
4. デバイスを弓部に上げ，頸動脈を圧迫し脳梗塞予防とし，左 CCA 起始部で Valiant 42 × 42mm を deploy した（Fig.7）．次いで Tri-lobe バルーンで中枢を

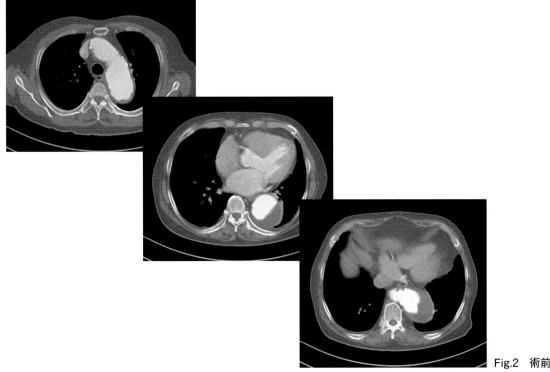

Fig.2 術前造影CT（動脈相）

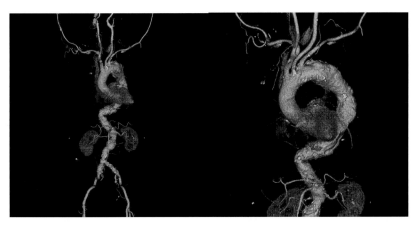

Fig.3 術前造影CT VR

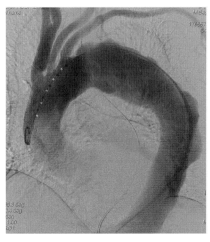

Fig.4 pre AOG

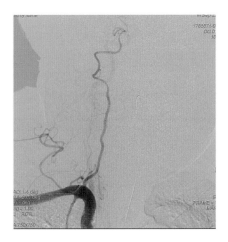
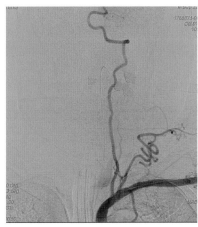

Fig.5 pre VAG

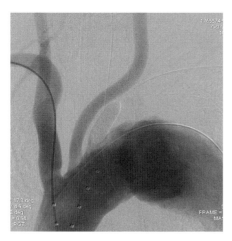

Fig.6 protection balloon

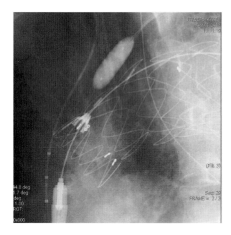

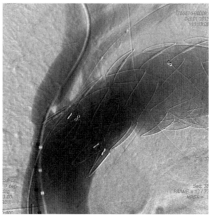

Fig.7 stentgraft 中枢側 deploy
（Valiant 42 × 42mm）

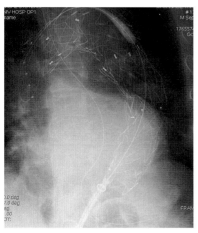

Valiant 42 × 38mm

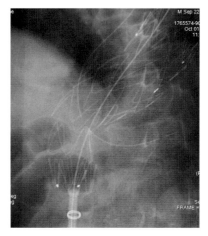

Valiant 40 × 36mm

Fig.8 stentgraft 末梢側 deploy

touch up. 造影でエンドリークは認めなかった．

5 続いて胸部下行瘤に対し，弓部に挿入したデバイスと overlap し Valiant 42 × 38mm を deploy, さらに celiac より約3cm 中枢に Valiant 40 × 36mm を deploy した（**Fig.8**). 末梢 LandingZone および overlap 部分を Tri-lobe バルーンで touch up.

6 左鎖骨下動脈に対し Orbit coil 12mm × 2 本, 10mm × 6 本, 8mm × 2 本使用しコイル塞栓を施行した（**Fig.9**).

7 最終造影で瘤は空置されエンドリークは認めなかった（**Fig.10**）. VA 造影では subclavian steel を認めず，左 VA は順行性であった．IVUS にてステント，アクセスを確認し手術を終了した．

8 TEVAR の評価結果（**Table 1**，**Table 2**）

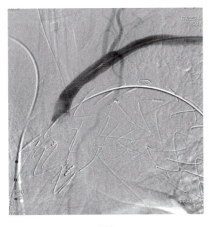
pre

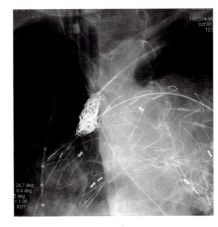
post

Fig.9　Lt. subclavian artery coil embolization

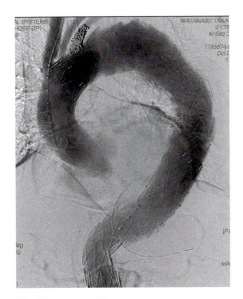

Fig.10　post AOG

Table 1　result and evaluation-1

透視時間	70min
フレーム数	1998
エアカーマ	4931mGy
造影剤量	295ml
検査時間	180min

Table 2　result and evaluation-2

quality	good
cost	good
care	good

● 知見・考察

　わが国における TEVAR は 2008 年 4 月にステントグラフト挿入術が承認を得，保険償還されて以来，開胸手術に代わる手術法として広く浸透してきている[1]．胸部下行大動脈瘤に対する TEVAR は初期・中期治療成績からも第一選択となってきており[2]，弓部大動脈瘤に対しても外科手術との組み合わせやデバイスの改良によって選択の幅が広がっていくものと考える．

　われわれ診療放射線技師にとって，TEVAR の適応や解剖学的要件，デバイスの特徴，術前・術中のメジャメント，留置ステップなどを理解しながら円滑な手術のサポートをすることがチームの一員としての重要な役割である．術前検査の CT angiography の MPR 画像や 3D 画像から解剖学的構造や循環状態を把握したうえでカテ室に入り，医師と戦略を共有しておくことによって迅速な術中リファレンス画像の作成やメジャメントを行うことができる．

　また TEVAR を行う場合，中枢側の landing 部位は zone0 から 4 に分けられる[1]．本症例では zone2 の左鎖骨下動脈から瘤が存在するため，左鎖骨下動脈を巻き込んでステントグラフトを deploy する必要がある．そのため鎖骨下動脈再建の有無を検討し，椎骨動脈血流の優位側・左右の椎骨動脈・脳底動脈の交通・左内胸動脈をバイパスとして使用しているかなどの血行動態を理解しておくことも必要である．

参考文献

1) 日本循環器学会：大動脈瘤・大動脈解離診療ガイドライン（2011 年改訂版）．
2) 大木隆生：胸部大動脈瘤ステントグラフト内挿術の実際．医学書院，2009．

4. 胸腹部大動脈瘤に対するステントグラフト内挿術
thoracic endovascular aortic repair: TEVAR

key data	胸腹部大動脈瘤
key point	総肝動脈・脾動脈コイル塞栓による landing zone の確保
key technique	SMA より中枢側に確保した landing zone への正確な deploy
key image	胸部大動脈造影，上腸間膜動脈造影

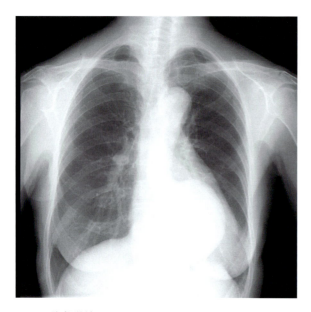

Fig.1　胸部単純 XP

● 臨床情報

患者情報：70 歳代，女性，身長 156cm，体重 46kg
検査目的：TEVAR
検査内容：胸部下行大動脈造影，総肝動脈造影，脾動脈造影，上腸間膜動脈造影
現病歴：近医にて狭心症に対し繰り返し PCI を施行されてきた既往（LAD#7 75％に対しローター＋ DES，RCA#1 90％に対し DES）があり，その際の CT にて胸腹部大動脈瘤が見つかりフォローアップされていた．半年間で 5mm の瘤径拡大を認め，手術を勧められたが，動脈瘤が腹腔動脈近傍にかかるハイリスク症例であることや本人がステントグラフト手術を強く希望したことから当院紹介受診となった．
既往歴：狭心症，高血圧，高脂血症
カテ前情報：Cr 0.7．来院時胸部単純 XP（Fig.1）では左心陰影に重なる瘤状陰影を認めた．造影 CT にて胸部下行大動脈に最大径 55mm，連続して胸部下行～上腸間膜動脈中枢側 5mm まで最大径 57mm の紡錘状の胸腹部大動脈瘤（Crawford Ⅰ型）を認めた（Fig.2，Fig.3）．中枢 neck 径は 24mm，腹腔動脈レベルの末梢 neck 径は 24mm であり，上腸間膜動脈までの距離は 1.2cm であった．また，総肝動脈，脾動脈は各々大動脈より分枝した．

● 病態予測

腹腔動脈を巻き込む胸腹部大動脈瘤では landing zone を確保するために腹腔動脈を cover してステントグラフトを deploy することがある．万が一，SMA をも cover してしまうと内臓虚血を起こし重大な合併症となる．また，胸腹部大動脈瘤に対する手術の合併症として対麻痺が考えられる．

● 技術計画

CT 所見より，胸腹部大動脈瘤の病変全長と neck 径を確認できるワーキングアングルを想定し，造影後速やかにデバイスセレクションのために必要なメジャメントを行う．本症例は末梢側の動脈瘤の屈曲が強く，留置部からの type 2 エンドリークが予測されるため腹腔動脈 cover ではなく，腹腔動脈のコイル塞栓術を行う戦略となった．適宜コイル塞栓時のワーキングアングルやリファレンス画像を作成していく．透視は low mode 7.5P/s を用い，大動脈造影の DSA frame rates は 4F/s，SMA からの前下・後下膵動脈のアーケードの確認時は 7F/s とした．

● 結果・評価

① 全身麻酔下にて手術開始．RAO30°にて弓部～腹部大動脈造影，次いで腹部大動脈造影を施行した（Fig.4）．術前のサイジングと差違がないことを確認した．

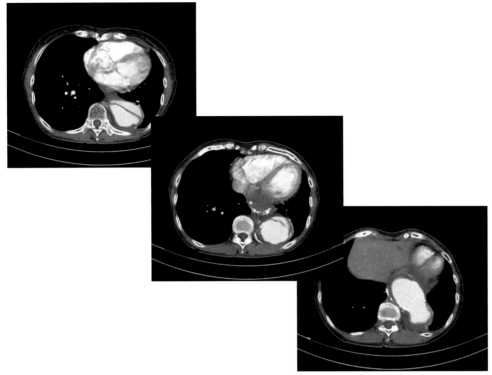

Fig.2 術前造影 CT (動脈相)

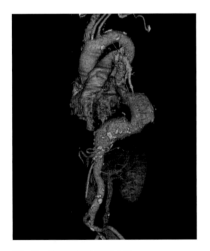

Fig.3 術前造影 CT VR

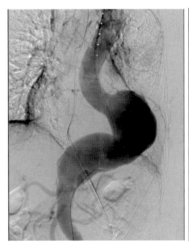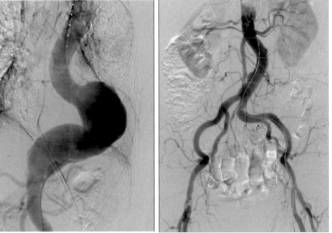

Fig.4 pre AOG

2. 次に RDC より造影を行うと，術前 CT の通り脾動脈，総肝動脈は各々大動脈より直接分岐していた．続いて脾動脈，総肝動脈，上腸管膜動脈の選択造影を撮影したところ GDA と SMA の交通が確認された．総肝動脈根部にコイル塞栓を行っても問題ないと判断し，まず総肝動脈をコイル塞栓することとした．

4. RDC を総肝動脈にカニュレーションし，orbit coil: 8mm × 1 本，7mm × 1 本，5mm × 4 本を用いて総肝動脈のコイル塞栓を行った（Fig.5）．

5. 次いで脾動脈にも同様に，根部に orbit coil: 8mm × 1 本，6mm × 2 本，5mm × 1 本にてコイル塞栓を行った（Fig.6）．

6. 左鼠径部を cut down し，IVUS で瘤の性状を確認した．中枢側の Neck 径を再度確認し中枢側デバイス：TX2（32 × 16mm）を挿入，neck に 3stent かかるように deploy した（Fig.7）．次いで末梢側デバイス：TX2（28 × 14mm）を挿入，コイル塞栓にて確保した landing zone を拡大造影にて確認し，SMA にかからないように慎重に deploy した．（Fig.8）．

7. Tri-Lobe balloon を用いて末梢 neck, overlap, 中枢

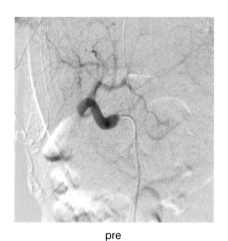

pre　　　　　　　　post　　　　　　Fig.5　hepatic artery coil embolization

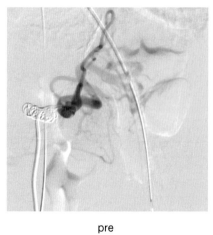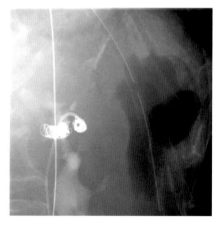

pre　　　　　　　　post　　　　　　Fig.6　splenic artery coil embolization

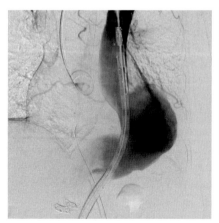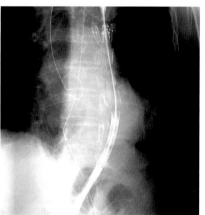

Fig.7　中枢側 deploy

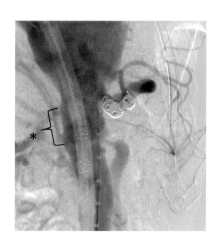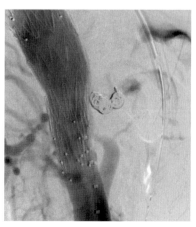

Fig.8　末梢側 deploy
＊総肝動脈・脾動脈 coil 塞栓により landing zone を確保した部分

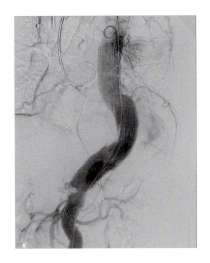
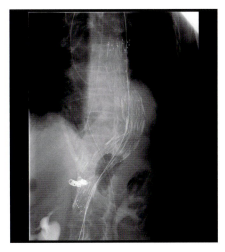

Fig.9　post AOG

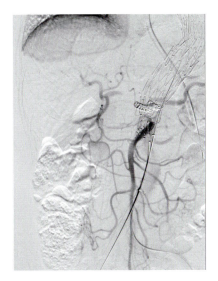

Fig.10　post SMA angiography

Table 1　result and evaluation-1

透視時間	83min
フレーム数	2804
エアカーマ	5664mGy
造影剤量	350ml
検査時間	300min

Table 2　result and evaluation-2

quality	good
cost	good
care	good

neck の順に touch up を実施.
8 最終造影ではType 4 エンドリークを認めたが，明らかな Type 1a, 1b エンドリークは認めなかった（**Fig.9**）．
9 また総肝動脈，脾動脈は SMA を介して造影されていることを確認した（**Fig.10**）．
10 IVUS を施行しステントの infolding がないこと，access の解離の有無を確認し，特に問題を認めなかったため手術終了とした．
11 結果・評価（**Table 1**, **Table 2**）

●知見・考察

　本症例は腹腔動脈を巻き込む胸腹部大動脈瘤（Crawford Ⅰ型）である（**Fig.11**）．胸部下行大動脈瘤に対する治療法として TEVAR は第一選択となってきているが，胸腹部大動脈瘤に対する治療法は，開胸・開腹手術やバイパス手術とステントグラフトを組み合わせた hybrid 手術となることが多い．しかし，高齢者や開胸・開腹手術に耐えられない患者などハイリスク症例には TEVAR も選択肢となりうる.

　胸腹部大動脈瘤に対する TEVAR では，腹腔動脈までをステントグラフトで cover することによって landing zone を確保できることがある．そのため，術前

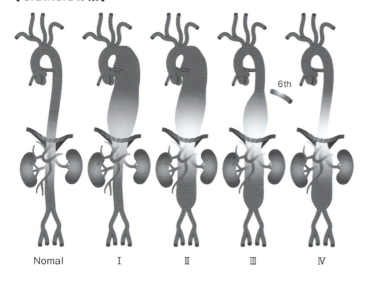

Fig.11 Crawford 分類
Rutherford's vascular surgery 7th edition より引用改変

Table 3 対麻痺予防法（open surgery 含む）

1. 術中・術後の低血圧防止
2. 脳脊髄液（CSF）ドレナージ
3. 薬物療法（ナロキソン，ステロイドなど）
4. Adamkiewicz 動脈の評価と再建
5. 末梢大動脈灌流
6. 脊髄局所冷却
7. 脊髄機能評価（SEP，MEP）

CT や術中 angio 画像からワーキングアングルの予測やサイジングを行うのみならず，術前 CT で腹部分枝の血管走行や瘤から分枝血管までの距離を把握することも必要となる．

また，胸部下行大動脈瘤・胸腹部大動脈瘤の治療に対する合併症として，対麻痺があげられる．胸部下行大動脈瘤に対する対麻痺は open surgery では 14％であるが，ステントグラフトでは 3％と報告され，open surgery と比較してその発生率が有意に低い[1]．対麻痺の原因は脊髄虚血や再灌流障害と考えられ，open surgery では Adamkiewicz 動脈の同定とその再建が発生率を下げるともいわれているが明らかではなく対麻痺の予防法に確実なものはない[2]．ステントグラフト術に対して当院で行っている対麻痺予防対策を Table 3 に示す．当院では術前に Adamkiewicz 動脈の同定は行っておらず，対麻痺 high リスク患者に対しては CSF ドレナージを行い術中から術後にかけて脊髄圧を 10cmH$_2$O 以下にコントロールしている[3]．本症例においても CSF ドレナージを実施し，対麻痺を認めなかった．

参考文献

1) JE Bavaria, JJ Appoo, MS Makaroun, J Verter, Z Yu and RS Michell: Endovascular stent grafting versus open repair of descending thoracic aortic aneurysms in low risk patients; a multicenter comparative trial. J Thorac Cardiovasc Surg, 133: 369-377; 2007.

2) 日本循環器学会：大動脈瘤・大動脈解離診療ガイドライン（2011 年改訂版）．

3) 大木隆生：胸部大動脈瘤ステントグラフト内挿術の実際. 医学書院, 2009.

3 腹部領域

1 血管解剖

腹部大動脈 abdominal aorta

　腹部大動脈の起始は，横隔膜の大動脈裂孔にある．大動脈裂孔から出た大動脈は，胸椎12番／腰椎1番レベルで腹腔動脈や下横隔動脈を分岐し，さらに1椎体下縁からは上腸間膜動脈を分岐し，腰椎2／3番レベルからは下腸間膜動脈や腎動脈を，腎動脈下部からは，左右に精巣動脈（卵巣動脈）を，腰椎4番レベルからは総腸骨動脈を分岐し骨盤内に入っていく．総腸骨動脈は，骨盤内臓器に分布する内腸骨動脈と大腿に移行する前の外腸骨動脈に分岐する．また腹部大動脈は左右に4本の腰動脈を分岐する（Fig.1）．

腹腔動脈 celiac artery

　腹腔動脈は，肝臓，脾臓，胃をほぼ完全に，十二指腸および膵臓の一部を栄養する血管である．大動脈から分岐したのちは，総肝動脈，左胃動脈，脾動脈に分岐する（Fig.2）．ただし血管変異が多く，右肝動脈が上腸間膜動脈から分岐する場合や，腹腔動脈と上腸間膜動脈が共通管（Fig.3）の場合などさまざまである．血管撮影術前に腹部CTAを撮像している場合は，volume rendering: VR画像を血管撮影装置のサイドモニタに表示し，施行医師に情報提供するとよい．また血管撮影の際は，腹腔動脈上部に肺野が存在するため，患者に呼吸を止めさせ横隔膜の動きを止めた状態で，透視下により補償フィルタを挿入しハレーションを防止するように努めなければならない（Fig.3）．

　総肝動脈は，胃十二指腸動脈と固有肝動脈に分岐し，さらに胃十二指腸動脈は，右胃大網動脈と上膵十二指腸動脈に分岐し，固有肝動脈は左・右肝動脈に分岐する．

　右胃大網動脈は，胃の大彎側で脾動脈から分岐する左胃大網動脈とアーケードを形成し，上膵十二指腸動脈は，上腸間膜動脈とアーケードを形成する（Fig.4）．

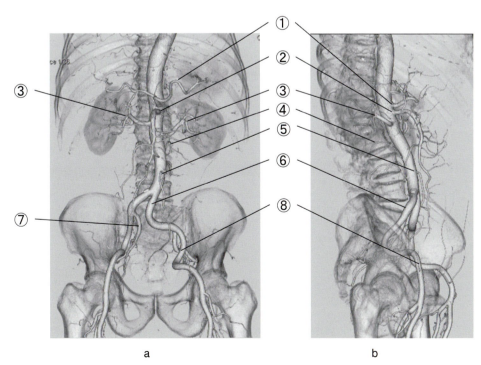

Fig.1　腹部大動脈　CTA像
a　正面
b　RAO
①腹腔動脈
②上腸間膜動脈
③腎動脈
④腰動脈
⑤下腸間膜動脈
⑥総腸骨動脈
⑦内腸骨動脈
⑧外腸骨動脈

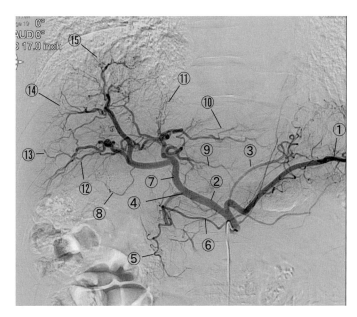

Fig.2 腹腔動脈 DSA像
①脾動脈
②固有肝動脈
③左胃動脈
④胃十二指腸動脈
⑤前上膵十二指腸動脈
⑥右胃大網動脈
⑦総肝動脈
⑧胆嚢動脈
⑨左肝動脈（A3）
⑩左肝動脈（A2）
⑪左肝動脈（A4）
⑫右肝動脈（A5）
⑬右肝動脈（A6）
⑭右肝動脈（A7）
⑮右肝動脈（A8）

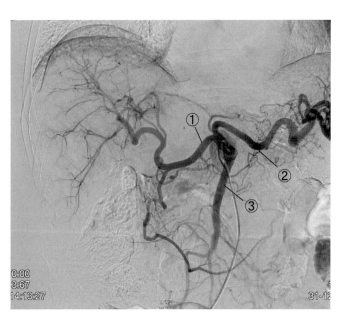

Fig.3 腹腔動脈と上腸間膜動脈の共通管 DSA像
①総肝動脈
②脾動脈
③上腸間膜動脈

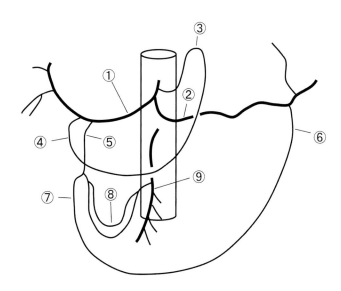

Fig.4 腹腔動脈における血管アーケード
①総肝動脈
②脾動脈
③左胃動脈
④右胃動脈
⑤胃十二指腸動脈
⑥左胃大網動脈
⑦右胃大網動脈
⑧上膵十二指腸動脈
⑨上腸間膜動脈

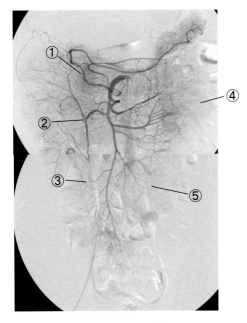

Fig.5 上腸間膜動脈 DSA像
①中結腸動脈
②右結腸動脈
③回結腸動脈
④空腸動脈
⑤回腸動脈

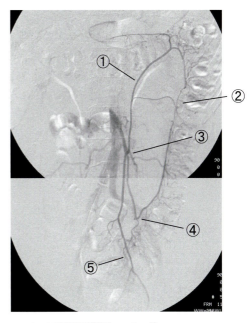

Fig.6 下腸間膜動脈 DSA像
①左結腸
②辺縁動脈
③S状結腸動脈
④直腸S状結腸動脈
⑤上直腸動脈

　左肝動脈は背外側区域枝と腹外側区域枝に分岐し，右肝動脈は，胆嚢動脈を分岐したのち，前区域枝と後区域枝に分岐する．また，左右肝動脈の分岐部付近からは，中肝動脈が分岐する．肝細胞癌に対しtranscatheter arterial chemoembolization: TACEを行う際に，カテーテル先端が胆嚢動脈を超えているか否かの判断が必要になる場合があるので，十分に注意して観察する必要がある．

　左胃動脈は，胃の小彎側を通り，固有肝動脈から分岐する右胃動脈とアーケードを形成する．

　脾動脈は，多くの場合蛇行しながら脾臓に向かい，その間に膵臓に膵臓枝を，胃に左胃大網動脈を分枝する．

上腸間膜動脈 superior mesenteric artery

　上腸間膜動脈は，左側に10〜16本の空腸および回腸動脈が分岐する．これらの動脈は，隣接する動脈と吻合する2本の枝に分かれる．さらにそこから先において隣接する動脈との吻合が起こり細かい網目状となり腸管壁に分布する．右側には，下膵十二指腸動脈が分岐し，上膵十二指腸動脈と吻合する（前項の腹腔動脈参照）．これに続き，大腸に分布する中結腸動脈，右結腸動脈，回結腸動脈が分岐する（Fig.5）．

　上腸間膜動脈は腸管壁を経たのちに，上腸間膜静脈に流入し門脈に至る．経動脈性門脈造影下CT（CT during arterial portography: CTAP）を撮像する際は，上腸間膜動脈をカテーテルで選択したのち造影剤を注入し，門脈に流入するタイミングで肝臓のCTを撮像する．

下腸間膜動脈 inferior mesenteric artery

　下腸間膜動脈は，大動脈の腹側から出て，左へ向きを変え左結腸動脈，S状結腸動脈，上直腸動脈を分岐する．左結腸動脈は，中結腸動脈（上腸間膜動脈からの分枝）の結腸への給血を引き継ぐ上行枝と下行枝に分かれる．下行枝の給血領域には，S状結腸動脈が隣接する．上直腸動脈は，内腸骨動脈を超えて小骨盤腔まで入り，直腸の内肛門括約筋まで給血する（Fig.6）．

総腸骨動脈 common iliac artery

　総腸骨動脈は，骨盤内において内腸骨動脈と外腸骨動脈に分岐する．内腸骨動脈はすぐに前後部2本の枝に分岐し，後面側は腰骨動脈，外側仙骨動脈，上臀動脈に分岐し，前面側は，閉鎖動脈，子宮動脈，中結腸動脈，内陰部動脈，下臀動脈に分岐する（Fig.7）．

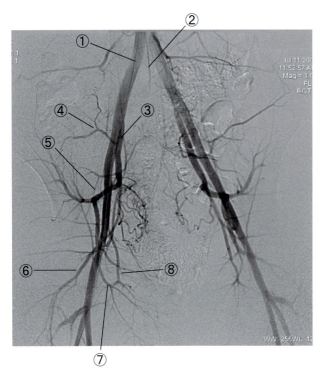

Fig.7 骨盤動脈　DSA 像
①総腸骨動脈
②正中仙骨動脈
③内腸骨動脈
④腸腰動脈
⑤上臀動脈
⑥下臀動脈
⑦閉鎖動脈
⑧内陰部動脈

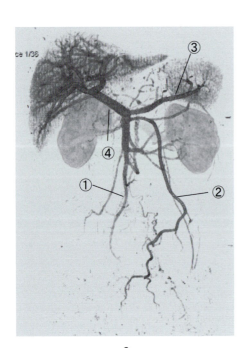
a

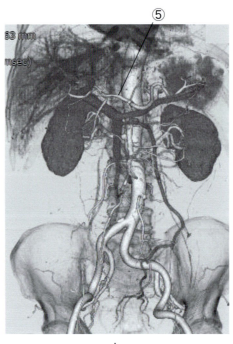
b

Fig.8
a　門脈　CTA 像
b　腹部大動脈, 門脈, 肝静脈
　　CTA 像
①上腸間膜静脈
②下腸間膜静脈
③脾静脈
④門脈
⑤固有肝動脈

門脈 portal vein

　門脈は3本の根静脈である. 脾静脈, 上腸間膜静脈, 下腸間膜静脈から構成される. これらが合流し膵頭部背側で1本の太い静脈となり, 固有肝動脈の背側を走行する. さらに, 肝門部で左葉枝, 右葉枝に分岐する. 経頸静脈的肝内門脈静脈短絡術 (transjugular intrahepatic portosystemic shunt: TIPS) の際には, 門脈－肝静脈 (肝動脈) の位置関係の把握が必要となる (**Fig.8**).

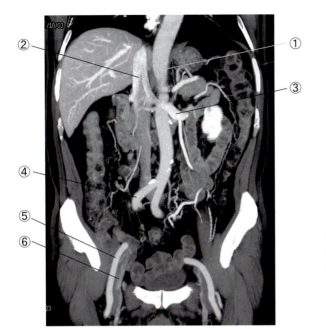

Fig.9 腹部大動脈・静脈 CT スラブMIP像
①大動脈
②下大静脈
③腎静脈
④総腸骨動脈
⑤大腿動脈
⑥大腿静脈

下大静脈 inferior vena cave

　下大静脈は総腸骨静脈から始まり，骨盤臓器および下肢からの静脈血を心臓に運ぶ．さらに下大静脈は腎静脈や精巣静脈（卵巣静脈）からの血液を受ける．また，横隔膜直下では3本程度の肝静脈を下大静脈に分岐する．動脈との位置関係は，大腿動脈レベルでは静脈は動脈の内側にあり，腎動脈レベルでは動脈の外側に位置する．また，左腎静脈は大動脈の前面を通り下大静脈に流入する（Fig.9）．

② 腹部血管撮影技術

IVRの種類

IVRはその手技により大きく二つに分けられる．血管を対象とするものをvascular IVR（血管系IVR），実質臓器を対象とするものをnon-vascular IVR（非血管系IVR）とよぶ．以下に代表的なそれぞれのIVR手技を示す．

vascular IVR（血管系IVR）

血管拡張術

- 閉塞性動脈硬化症に対するバルーン血管形成術やステント留置術

動脈塞栓術

- 肝細胞癌に対する経カテーテル動脈塞栓化学療法（transcatheter arterial chemoembolization: TACE）
- 消化管出血，外傷性出血に対する止血術
- 動脈瘤に対するコイル塞栓術

静脈塞栓術

- 原発性肝細胞癌に対する部分的肝内門脈塞栓術
- 経皮経肝門脈塞栓術（percutaneous transhepatic obliteration: PTO）
- バルーン下逆行性経静脈的塞栓術（baloon-occuluded retrograde transvenous obliteration: B-RTO）

血管短絡術

- 経頸静脈的肝内門脈静脈短絡術（transjugular intrahepatic portosystemic shunt: TIPS）

動注化学療法

- 経皮的リザーバー植え込み術

non-vascular IVR（非血管系IVR）

拡張術・ステント留置術

- 食道や十二指腸などの消化管系狭窄・閉塞
- 胆管などの胆道系狭窄・閉塞
- 尿管や尿道などの泌尿器系狭窄・閉塞

ドレナージ術

- 経皮経肝胆道ドレナージ（percutaneous transhepatic cholangio drainage: PTCD）
- 経皮経肝胆嚢ドレナージ（percutaneous transhepatic gall bladder drainage: PTGBD）
- 内視鏡的逆行性胆道ドレナージ（endoscopic retrograde biliary drainage: ERBD）
- 内視鏡的経鼻胆道ドレナージ（endoscopic naso biliary drainage: ENBD）
- 透視下ドレナージ（膿瘍など）

その他の手技・治療

- 内視鏡的逆行性胆管膵管造影（endoscopic retrograde cholangio pancreatography: ERCP）
- 内視鏡的乳頭括約筋切開術（endoscopic sphincterotomy: EST）
- 経皮的内視鏡的胃瘻造設術（percutaneous endoscopic gastrostomy: PEG）
- 腫瘍に対する生検術
  原発性肝細胞癌に対する治療法として
- 経皮的エタノール注入療法（percutaneous ethanol injection therapy: PEIT）
- 経皮的マイクロ波凝固療法（percutaneous microwave coagulation therapy: PMCT）
- ラジオ波焼灼療法（radofrequency ablation: RFA）

腹部血管撮影の流れ

これまで血管造影検査は外科的治療の術前情報を得る手段として，その役割の多くを担っていたが，MDCT（multi detector row computed tomography）の普及により短時間，低侵襲で血管走行や血管壁性状，また腫瘍の位置を含めた三次元的な位置関係を把握することが可能となってきた．これに伴い，血管造影検査の主な目的は「診断」から「治療」へと変化してきている．

血管造影検査を行う施行医師は患者個々の疾病，病態に対して事前に施行している他モダリティの情報を参考に検査・治療戦略をたてており，検査に携わる私たち診療放射線技師も施行医師と共通の認識をもって，検査・治療戦略をたてられることが望ましい．また，患者への

検査説明をしっかりと行い，患者の心身の安全・安心を守ることも重要な勤めである．

ここでは腹部・骨盤領域血管撮影検査における，検査前準備から検査終了後までの流れについて述べる（肝細胞癌に対する TACE を想定し記載する）．

検査前

事前検査情報の確認

1) 患者病態の把握

過去の CT，MRI，US，血管撮影などの画像や電子カルテを参照し，腫瘍の位置，数，大きさ，栄養する血管の把握を行う．また，血清クレアチニン値（男性 0.6 〜 1.1mg/dl，女性 0.4 〜 0.8mg/dl），肝機能（AST 13 〜 33U/l，ALT 男性 8 〜 42U/l，女性 6 〜 27U/l），感染症の有無など採血検査データも把握しておくことが重要である．

2) 血管の把握

事前に施行されている CT，MRI などの画像より穿刺部血管の様子，穿刺部から標的血管までの血管走行（蛇行や石灰化），第一選択血管（腹腔動脈，上腸間膜動脈）の発生位置と向き，その他の治療に関わる血管の変異など，十分に把握しておくことが重要である．

検査室準備

・造影剤（加温）
・インジェクタ
・フィルタ
・患者固定具
・検査室内モニタに事前検査画像の表示

ポイント

FPD（flat panel detector）式の最新装置では自動的に付加フィルタが挿入され，ダイナミックレンジも広いためハレーションを起こすことは少なくなってきているが，I.I（image intensifier）装置の場合，それを防止するために付属のフィルタ以外に自作のフィルタなどを用いることでハレーション防止に努める（**Fig.10**）．

術前カンファレンス

患者入室前に医師，看護師とカンファレンス（タイムアウト）を行い，それぞれの立場からの情報を全員で共有しておくことが望ましい．共有項目を **Table 1** に示す．

検査室入室時

①患者確認

自分の名前を名乗り，氏名，生年月日を患者本人に名乗っていただき本人確認を行う．患者確認は必ず検査室入室前の前室にて行う．

②患者に対する検査説明

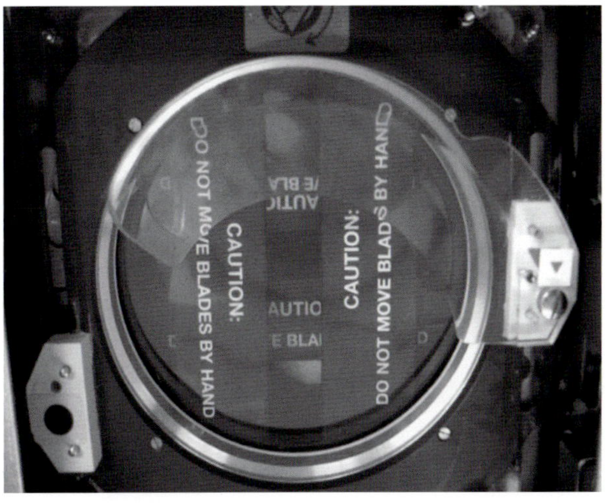

Fig.10 腹部用輪郭フィルタ
肝上縁（横隔膜）から肺野に重なるよう配置し撮影することでハレーション防止になる．

Table 1 術前カンファレンスにおける IVR スタッフ共有項目

【誤認防止】
・本人確認
・準備画像と機器動作確認
・同意書の手技名

【手技シミュレーション】
・部位（左右，体位，穿刺部）
・手技の通常手順と特殊な撮影・造影・機材
・予定時間
・予想される重大イベント，副作用，合併症時の症状

【患者リスク情報】
・アレルギー，アルコール禁
・感染症，腎機能（CRE）
・特記すべき患者状態（徐脈，頻脈，発熱，意識，etc…）
・既往歴
・点滴内容，内服薬（抗凝固薬など）

③患者ポジショニング

検査説明と患者ポジショニングについては次項にて詳しく述べる．

検査中

患者観察

血圧，酸素飽和度，心電図波形，皮膚の色，発汗の様子，精神状態

ポイント

患者観察は看護師任せにするのではなく，診療放射線技師も率先して声掛けを行い患者状態の確認と不安軽減に努める．また，検査入室時の血圧，酸素飽和度などを覚えておくと，患者の状態変化に素早く気付くことができる．

key画像（リファレンス画像）の提示

検査の状況に合わせて施行医師が必要としている画像を検査室内モニタに表示する．

透視時間・推定皮膚被曝線量のアナウンス

自施設で医師と相談し定期的にアナウンスする総透視時間，推定皮膚被曝線量を決めておき，それに達した際には手技を行っている施行医師に伝える．

ポイント

血清クレアチニン値が高い患者の場合，造影剤使用量も定期的に施行医師にアナウンスすることで造影剤腎症の防止に努める．

検査終了後

カルテ記載

総透視時間，撮影回数，推定皮膚被曝線量，造影剤使用量を記載する．

また，皮膚紅斑が起こりうる可能性がある場合は医師および病棟看護師にその旨を伝え，観察するように申し送りを行う．

検査説明と患者ポジショニングについて

前項で示すように，診療放射線技師は撮影以外にさまざまなことに注意し，検査に携わらなければならない．なかでも患者ポジショニングと検査説明は診療放射線技師が直接患者に行う行為であり，その重要性は大きい．ここでは検査説明と患者ポジショニングに焦点を当て記載する．

検査説明

検査内容について

患者は検査や治療の詳しい説明を施行医師から事前に受けてはいるが，診療放射線技師が再度おおまかな流れを具体的にイメージさせることで患者の不安軽減に努める．検査・治療に対して患者が納得していない様子や不安を抱いているように感じた際は，施行医師にその旨を伝える．

清潔手技であることについて

IVRは基本的に清潔手技であり使用機材，穿刺部位周辺は滅菌処理される．検査中，患者が自身の手で穿刺部に触れることや，患者の体動によって滅菌ドレープの上に乗っているカテーテルやワイヤが落ちて不潔になることがないよう，患者には十分な説明をしておく必要がある．必ず体を動かす前に口頭でスタッフに伝えてもらうようにする．

造影剤の使用歴の有無と副作用について

過去の血管造影検査の有無，他のモダリティにおける造影剤使用歴の有無，造影剤使用歴があった場合はその時の様子や副作用の有無についても患者から詳しく聞き，その内容を施行医師，看護師に伝え，情報の共有化をはかる．

副作用については造影剤の使用時に熱感を生じること，嘔気，呼吸苦を感じた時にはただちに口頭でスタッフに伝えてもらうように説明する．また，動脈硬化が強い患者の場合，造影の際に骨盤領域や下肢に疼痛が出現することがしばしばある．そのような場合でも体を動かさないよう説明し，患者の理解を得ておくことが良好な画像を得るために重要である．ある研究では患者の不安感（検査室の環境，精神的なストレス等）により副作用発現率が高くなることが報告されている[10)～12)]．この対策として，検査室に音楽を流すなど患者をリラックスさせることが良い方法とされている．他にも壁紙の工夫や天井に風景画を貼るなど色々と手法はあるが，やはり事前に診療放射線技師が検査内容や，検査中に患者が受けるストレスを丁寧に説明しておくことが不安軽減のための重要な役割であると考える．

息止めの重要性について

　腹部領域血管撮影の際は呼吸による内臓器の動きを止めるため，患者には撮影時必ず息止めをしてもらう必要がある．腹部領域の息止めは内臓器の伸展（腹圧低減）を目的とし，呼気とされており，digital subtraction angiography: DSA の場合，息止めの良し悪しが撮影画像の質を左右する．より良い息止めをしてもらうためには息止めの重要性について十分に説明し，患者自身の検査への協力が画質を左右することを認識させることが重要である．以下により良い息止めの方法についてのポイントを記載する．

1) 撮影方法の説明
・15〜20秒の呼吸停止が必要であり，その間画像を撮ることを説明する．
・撮影中に腹部が動くと画像が上手く重ね合わないことを説明する．

2) 呼吸停止方法の説明
・呼吸停止は呼気で行い，一度軽く吸気のあと，呼気をしてもらうよう説明する．
・呼気は最大呼気ではなく，安静呼気位にしてもらうよう説明する．
・呼吸停止時は腹部に力を入れて止めないよう説明する．

3) 呼吸停止の練習
・患者の腹部に手を当て，安静呼気位での20秒間の呼吸停止をしてもらう．
・20秒間の呼吸停止ができない場合は，もう一度練習する．

4) 撮影中の励まし
　撮影序盤に行う必要はないが，撮影中盤から終盤にかけては「頑張ってください」「もう少しで終わりますよ」など，声をかける．

　以上，これらのポイントを参考にしていただき，モーションアーチファクトの少ない画像を提供できるようにしていただきたい．

ポジショニング

　血管撮影装置の検査台は幅が狭いため，昇降時，ポジショニング時は転落に注意が必要である．腹部領域血管撮影の場合は基本的に仰臥位で検査台に寝てもらう．検査・治療内容によっては数時間かかることもあるので，極力患者の負担が少ないよう，枕の高さ調整や要望に応じてクッションやバスタオルなどを用いて楽な体制を保てるよう心掛ける．また，心電図モニタ，酸素飽和度測定器，点滴ルートなどのライン類が手技の邪魔にならないこと，撮影視野内に入らないよう工夫することが重要である．

テクニック

　腹部領域血管撮影におけるアーチファクトとして腸管蠕動に伴うアーチファクトがある．これを低減するための工夫としては，バスタオルやX線透過性の枕・発泡スチロールなどを患者の腹部（剣状突起下〜恥骨上縁）に乗せ，マジックテープなので固定することで腸管ガスの動きを抑制し，アーチファクトを低減することができる．また必要に応じてブスコパンを用いる場合もある．

撮影フレームレートと造影剤注入条件

撮影フレームレート

　撮影フレームレートは対象とする血管の血流動態によって可変させる必要がある．例えば腹部大動脈のような大血管の場合，ステントグラフト挿入後のリークの確認では速い血流の中で淡く滲み出るステント外漏出を描出しなければならない．TACEにおいても大血管から血管走行把握のために撮影した場合，近位側から遠位側まで造影剤が還流する様子をコマ送りで追っていかなければならないため，3f/sec以上は必要になってくる．それに加え撮影シーンも注意しなければならない．経上腸間膜動脈性門脈造影では上腸間膜動脈から腸管を介して門脈に還流し終えるまで，肝細胞癌であれば腫瘍濃染からwash outし肝静脈に還流するまでが必要である．しかし多血性の肝細胞癌であればそれでよいが，動脈血流に乏しい肝細胞癌の場合，腫瘍濃染にも時間を要するため撮影時間は長くなる．またB-RTOでは細かい撮影フレームレートは必要ないものの，胃腎シャントのバルーン閉塞下で造影を行う際，側副血行路の描出と門脈への流出が確認できるまでの撮影時間が必要となる．各症例において撮影フレームレートと撮影時間は適宜，変更する必要がある．

造影剤注入条件

　注入条件は標的臓器の大きさ，カテーテルのサイズ，カテーテルの位置，血行動態，血管の太さなどに左右されるため，その都度変更される必要がある．

　近年の腹部IVRはデバイスの向上に伴い，腫瘍や出血部位に対し最小限の塞栓術や止血術を行う超選択的血管造影法（super selective angiography）が日常的に行

われるようになった．したがってマイクロカテーテルの使用がほとんどであり，その場合の注入速度および量はガイディングカテーテルからの時よりも少なくなる．マイクロカテーテル使用の際はカテーテル内圧が非常に高くなるため，カテーテル耐圧，造影剤注入器の耐圧に注意する．また，勢いよくカテーテル先から造影剤が噴出され目的血管からカテーテルが跳ねてしまうことがないよう，立ち上がり時間の設定に注意する．

Table 2 に各主要血管の撮影レートと造影剤注入条件を示す．

angio CT

肝細胞癌に対する IVR において欠かせないのが，血管造影下における経動脈性門脈造影 CT（CT during arterial portography: CTAP）と肝動脈造影 CT（CT during hepatic arteriography: CTHA）である．臨床ではこれらの CT にて存在診断と性状診断をし，その区域へカテーテルを進め，その都度 DSA で位置確認を行うのが通例である．

CTAP

上腸間膜動脈にカテーテルを挿入下で造影 CT を行う．造影条件はヨード量 300 ～ 350mgI/ml の造影剤を 2 ～ 3 倍希釈し，80 ～ 90ml を 3ml/sec で注入．撮影開始時間は造影剤注入から 30 秒後である．血管拡張剤を使用し，上腸間膜静脈から門脈への造影剤還流を促すこともある．CTAP では正常肝実質が高吸収域に均等に造影され，門脈血流が乏しい細胞は欠損像として認められる．これは動脈支配であることを証明し，低・中分化型肝細胞癌にみられる典型的な所見である．また治療直前に CTAP を撮影することで門脈腫瘍栓や門脈血に対する腫瘍の圧排，浸潤や A-P シャントの有無を確認することが重要である．

CTHA

目的の肝動脈内にカテーテル挿入下で造影 CT を行う．造影条件はカテーテルの位置，カテーテルの種類，撮影時間に左右されるが，ヨード量 300 ～ 350mgI/ml の造影剤を 2 ～ 3 倍希釈し，1.5 ～ 3ml/sec，それに撮影時間をかけた造影剤量を注入．撮影開始時間は造影剤注入から 5 ～ 8 秒後とする．その後，後期動脈相，静脈相を追加する施設もある．CTHA では動脈血管とともに正常肝実質が造影され，高吸収域の造影を認める場合は動脈多血な腫瘍を疑う．低・中分化の典型的肝細胞癌は CTHA で著名な濃染像を示す．早期肝細胞癌や高分化型肝細胞癌は門脈血流を有しており CTAP で等吸収ないし低吸収を示し，CTHA では低吸収域として描出されることがある．このような場合，腫瘍の大きさや数にもよるが治療法を RFA に変更することもある．このように angio CT は腫瘍の位置や大きさだけでなく，質的診断も同時に行い，治療方針を左右させる判断材料として大きな役割を担っている．

Table 2 各血管の撮影条件と造影剤注入条件

血管名	造影剤注入速度（ml/sec）	造影注入量（ml）	撮影フレームレート（f/sec）
腹部大動脈	10 ～ 20	35 ～ 50	3 ～ 6
腹腔動脈	4 ～ 6	15 ～ 30	3 → 2 → 1
総肝動脈	3 ～ 5	10 ～ 20	2 → 1
固有肝動脈	2 ～ 3	10 ～ 20	2 → 1
上腸間膜動脈	4 ～ 6	15 ～ 25	3 → 2 → 1
経上腸間膜動脈性門脈	4 ～ 7	15 ～ 30	2 → 1 → 0.5
下腸間膜動脈	2 ～ 3	10	2 → 1
腎動脈	2 ～ 4	5 ～ 15	3 → 1
総腸骨動脈	5 ～ 7	15 ～ 25	2 → 1
内腸骨動脈	3 ～ 5	10 ～ 15	1

flat panel detector 搭載型 cone beam CT（CBCT）

近年，CT 装置の機能を兼ね備えた CBCT が登場し IVR システムとして注目されているが，CT と同じ画質レベルを有したアキシャル画像を得るまでには至っておらず，コーン角を原因とした低いコントラスト分解能，被写体辺縁でのアーチファクトなど改善点も残している．しかし，血管撮影室に CT 装置を併設する angio CT と比較し省スペースで導入可能であり，ランニングコストもよく，透視装置から CT 装置に患者を移動させる煩雑さもない．最近では CTAP や CTHA に多く利用されてきている．適度な造影剤濃度で造影した画像では，造影剤の分布域をアキシャル画像や MPR 画像で観察することが可能であり，高分解能な血管像の三次元構築が容易であることから，IVR での超選択的な塞栓術等をサポートする重要な撮影技術であると言える．X 線装置，検出器，再構成メカニズムなど，今後さらなるシステムの発展が期待される．

アンギュレーション

IVR では形態（血管分岐の様子），血管の分離，血管の支配領域，病変長，狭窄具合などの把握を目的として，それぞれに見合ったアンギュレーションを用いる．ここでは血管の分離と支配領域の把握について紹介する．

肝動脈

肝の区域分類には Couinaud（クノイー）の区域分類が用いられるのが一般的で，これにより肝臓は S1 から S8 まで 8 つの亜区域に分けられている（Table 3）．このそれぞれの区域に向かう肝動脈を A1 から A8 と表す．固有肝動脈はその支配領域に合わせて左右の肝動脈に分岐する．左肝動脈は背外側区域枝と腹外側区域枝に分岐し，右肝動脈は胆嚢動脈を分岐したのち，前区域枝と後区域枝に分岐する．固有肝動脈造影は正面が有用であり，これにより左右肝動脈の判別が行える．右肝動脈は右前斜位（RAO）が有用であり，肝右葉前区域の A5, A8，後区域の A6, A7 の判別が行え，左肝動脈は左前斜位（LAO）が有用で左葉の背外側区域と腹外側区域の判別が行える．しかし内側区域を栄養する中肝動脈を始め，肝動脈も血管変異や血管走行が複雑な場合があるため，先に撮影する腹腔動脈造影，総肝動脈造影，腹部 CTA 画像などから各血管を分離することができる角度をイメージし，適宜修正していくことが重要である．

腎動脈

腎動脈は腹部大動脈より左右に発生しているが解剖学上，左右対称ではない．一般的に左腎動脈が右腎動脈よりも高い位置で分岐しており，前後方向においては右腎動脈が左腎動脈よりも前方より分岐している．さらに腹部大動脈自身が脊椎の左寄りを走行しているため，左右腎動脈を正面視するためには 5°～ 15°程度の左前斜位（LAO）が望ましい（Fig.11, Fig.12）．

Table 3　Couinaud 分類

Segment1	尾状葉
Segment2	左葉外側後亜区域
Segment3	左葉外側前亜区域
Segment4	左葉内側亜区域
Segment5	右葉前下亜区域
Segment6	右葉後下亜区域
Segment7	右葉後上亜区域
Segment8	右葉前上亜区域

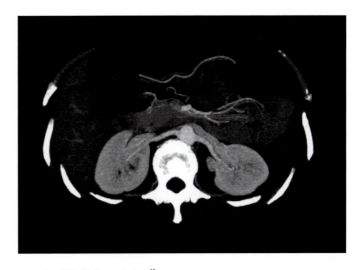

Fig.11　CT Oblique-Axial 像
腎動脈分岐　左腎動脈が右に対して背側から分岐しているのがわかる．

総腸骨動脈

外傷性骨盤出血に対する止血術，婦人科領域における動脈塞栓術など骨盤領域における IVR を行う際には総腸骨動脈，外腸骨動脈，内腸骨動脈の分離とそのそれぞれの支配領域を把握することが重要となる．左総腸骨動脈を対象とする場合，内外腸骨動脈を分離して撮影するには右前斜位（RAO）が望ましい．左前斜位でも分離することは可能であるが，深い角度が必要となり画質の低下と被曝線量の増加が懸念されるため，浅い角度で分離できる右前斜位（RAO）が妥当である（Fig.13, Fig.14）．外腸骨動脈は下肢へと進み，内腸骨動脈は前枝と後枝に分かれる．前枝は膀胱，生殖器，結腸に分布し，後枝は骨盤の側壁構造物を栄養する．後枝は骨盤近傍を走行するため，骨盤骨折により血管損傷を受けやすい．これら内腸骨動脈の前後枝を分離して観察するためには左前斜位（LAO）が望ましい（Fig.13, Fig.15）．このようにそれぞれの血管分岐に対し撮影角度を適宜，合わせることで血管走行とその支配領域を把握することができる．また，外傷性出血に対する IVR において早急

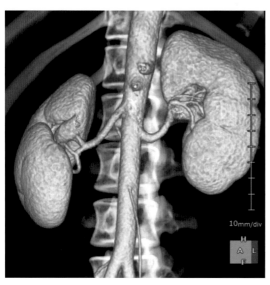

Fig.12　VR　腎動脈分岐　LAO15°
LAO にすることで腎動脈根部を観察することができている．

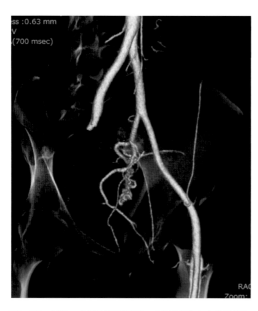 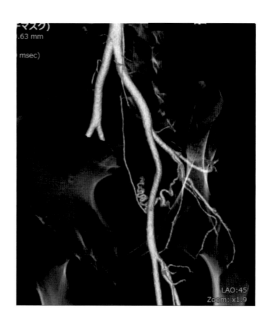

Fig.13　VR　左総腸骨動脈　RAO45° と LAO45°
RAO にすることで左の内外腸骨動脈の分岐部の様子と遠位の支配領域がわかる．また，LAO にすることで内腸骨動脈の前後枝の把握，上臀動脈，下臀動脈など骨盤に沿って走行する血管の把握がしやすくなる．

な血管把握が必要な際には大動脈造影下における回転DSAを撮影し，一度の撮影で血管走行，形態，出血部位の確認を行うことも緊急時のテクニックとして重要である．

塞栓物質

塞栓物質はその形状から大きく3つに分けられ，一時塞栓物質と永久塞栓物質とが存在する．ここでは腹部・骨盤領域に使用される塞栓物質を紹介する．

器具類

1）金属コイル（プッシャブルコイル，離脱式マイクロコイル）

永久塞栓物質であり，柔軟で視認性に優れたプラチナ製や，やや硬めのインコネル製がある．プッシャブルコイルはらせん状，渦巻き状，コンプレックス形状などさまざまで，プッシャーで押すか，生理食塩水でフラッ

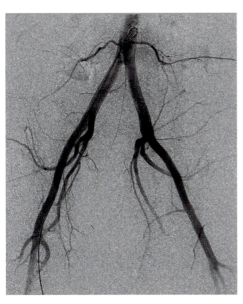
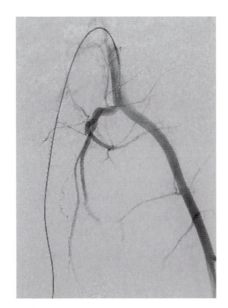

Fig.14　DSA　総腸骨動脈造影（AP）と左総腸骨動脈造影（RAO30°）
RAOにすることで内外腸骨動脈の分岐部の様子と遠位の支配領域が明瞭に描出されている．

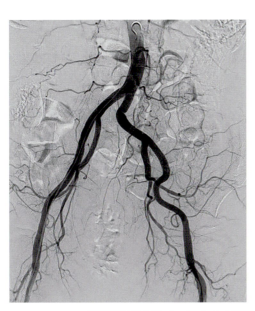
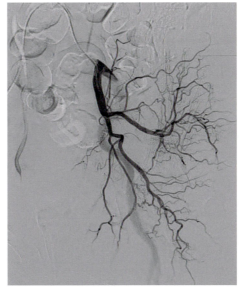

Fig.15　DSA　総腸骨動脈造影（AP）と左内腸骨動脈造影（LAO20°）
LAOにすることで内腸骨動脈から上下への分岐血管が明瞭に描出されている．

シュして留置する．離脱式マイクロコイルは先端部コイルをワイヤから切り離して留置する．再収納や位置修正が可能．通電式，機械式，水圧式などの離脱方式がある．

2）Amplatzer vascular plug

ナイチノール製のメッシュ状自己拡張型プラグ．40％オーバーサイズのプラグを血管内でヒョウタン型に変形させる．コイルでは逸脱しやすい広径血管に適する．永久塞栓物質．

粒子類

ゼラチンスポンジ（ゼルフォーム，ジェルパート，スポンゼル）

シート状の外科用止血薬をハサミやメスで賽の目に切り，ポンピングで破砕し，造影剤に浸して注入する．パウダー状になったゼラチン粉末などもあるが，抹消塞栓により腸管の虚血壊死を起こしやすい欠点もある．一時塞栓物質で1〜3週間で吸収される．

自家凝血塊

血液を保温しながらゆっくり撹拌し均一に凝血させる．持続性勃起症や責任血管の不明瞭な出血など，臓器や血管の温存が優先される場合に用いる．一時塞栓物質であり数日で再開通する．

球状ビーズ

表面平滑で粒子径が揃った球型粒子．粒子径に応じて塞栓レベルを調節できる．抗癌剤を吸着し徐放する薬剤溶出性ビーズも肝腫瘍に用いられるようになってきている．永久塞栓物質．

液体類

無水エタノール

血漿蛋白変性や血管内皮障害により血栓形成やスパズムを促す．永久塞栓物質．

・N-butyl-2-cyanoacrylate: NBCA

陰イオンを含む血液に触れると重合する．視認性確保や重合時間調整のためリピオドールと混合して用いる．コイル塞栓不応の動脈性出血や仮性動脈瘤，AVMの塞栓に有効．永久塞栓物質．

リピオドール

ヨード化ケシ油脂肪酸エチルエステル．一時的に血流を低下させるが，塞栓物質として単体では用いられない．肝癌に対する肝動脈塞栓術で水溶性抗癌薬と混合してエマルジョンを作製したり，NBCAと混合して重合時間を調整するなど補助的に用いられる．一時塞栓物質．

洗浄性硬化剤（オルダミン）

界面活性作用により血管内皮細胞を傷害し血栓形成を促す．静脈瘤塞栓やB-RTOで用いられる．永久塞栓物質．

参考文献

1) 越智淳三：内臓　分冊解剖学アトラス．文光堂，234-243：1992．
2) 栗林幸夫，中村健治，廣田省三，吉岡哲也：IVRマニュアル第2版．医学書院，2-4：109-113；2013．
3) 藤盛孝博，杉村和朗，廣田省三：臨床医のための腹部血管造影・IVR．新興医学出版社，1-2：36-53；2003．
4) 塚本篤子：腹部血管撮影検査について．全国循環器撮影研究会，1-18：2006．
5) 市田隆雄：腹部血管撮影業務に役立つための"読影技術"．日本放射線技術学会，64（3）：363-375；2008．
6) 勝田稔三，東　眞美，黒田知佳純：腹部肝血管造影検査における安静呼気位での呼吸停止とその適切な指導の必要性．大阪教育大学紀要，46（2）：249-255；1998．
7) 福西康修：血管造影におけるCone-beam CTの有効な利用法と課題　第2部　Cone-beam CT画像．日本放射線技術学会，66（3）：365-270；2010．
8) 廣田勝彦，岩田直樹，平田吉春，松田敏裕，神納敏夫：MDCTおよびFPD搭載型コーンビームCTを用いた3D画像の基礎的検討（特に腹部IVRでの描出について）．日本放射線技術学会，65（6）：745-753；2009．
9) 林　宏光，早川克己，桑鶴良平，高木　亮：ちょっと役立つ造影検査に関する話題CT編．日本放射線科専門医会・医会 バイエル薬品，11-15：2013．
10) 尾前弘美：水分負荷による造影剤副作用の軽減効果について．日本病院会雑誌，47（2）：228-230；2000．
11) 津留英子：水溶性ヨード造影剤の副作用の発生機序に関する検討．臨床看護，15（12）：1815-1820；1989．
12) 松平直哉：造影X線CT検査時のBGMを利用した副作用低減法の検討．映像情報（M），26（16）：977-980；1994．
13) 櫻林郁之介，熊坂一成，伊藤機一・他：最新　臨床検査項目辞典．医歯薬出版，193, 149：2008．
14) 田島廣之，隅崎達夫，川俣博志，村田　智：重症骨盤骨折に対するIVR．日本腹部救急医学会雑誌，23（4）：621-627；2003．
15) Raman Uberoi：INTERVENTIONAL RADIOLOGY．Oxford University Press，84-86：2009．
16) 市田隆雄，水谷　宏，松本一真，山田雅亘，東　丈雄：Interventional Radiologic Technolog．公益社団法人　日本放射線技術学会　出版委員会，99-100：2015．

1. ステントグラフト内挿術　endovascular aneurysm repair: EVAR

key data	腹部大動脈瘤の経年的増大
key point	清潔区域での外科用イメージの操作
key technique	術前CTから計測した撮影アンギュレーション
key image	ステントグラフトメインボディ展開前の腹部大動脈造影（Fig.1）

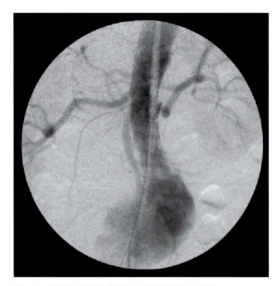

Fig.1　腹部大動脈造影 左右腎動脈の確認

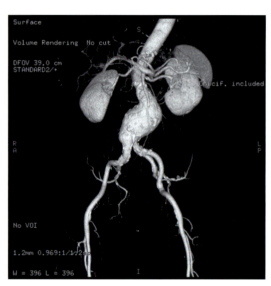

Fig.2　術前造影CT ボリュームレンダリング像

●臨床情報

患者情報：80歳代，男性，身長153cm，体重43kg
検査目的：腹部大動脈瘤に対するステントグラフト内挿術
検査内容：ステントグラフト内挿
現病歴：2002年，急性心筋梗塞発症し，緊急PCIが行われ#13にステントが挿入された．腹部大動脈瘤は以前より指摘され，造影CTにより経過観察されており，その大きさは年々増大していた．2013年8月のCT上では大動脈瘤の最大短径46mm，最大長径62mmであり，前回CTより4～5mmの拡大が認められ手術適応と判断された（Fig.2）．9月入院，10月に腹部大動脈瘤に対するステントグラフト内挿術が行われた．

●病態予測

術前CTより大動脈瘤は左右内腸骨動脈にまで及ばないため，内腸骨動脈の塞栓術は必要なく，右総腸骨動脈が左より長いため，左脚より右脚が長いY字型ステントグラフトを用いることが予測される．総腸骨動脈が瘤化した症例や総腸骨動脈の短い症例では事前に内腸骨動脈を塞栓させないと，ここから大量のタイプIIエンドリークが生じてしまうため，内腸骨動脈のコイル塞栓術が必要となる．

●技術計画

CT sagittal像より外科用イメージによる左右腎動脈レベルの確認DSA撮影は大動脈の角度に併せたCRAを用いる（Fig.3）．また，同様に両側内腸骨動脈の確認造影は腸骨動脈の角度に併せたCAUを用いる（Fig.4）．清潔区域でCアーム操作を行うので術野が不潔にならぬよう操作には細心の注意を払う．

●結果・評価

① カットダウンにより両側総大腿動脈に7Fr.シースを挿入．
② 右大腿動脈よりウルトラスティッフワイヤに沿わせる

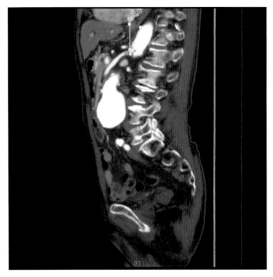

Fig.3 術前造影 CT sagittal 像 大動脈角度計測
撮影アンギュレーションを CRA にすることで大動脈が延長して描出される．

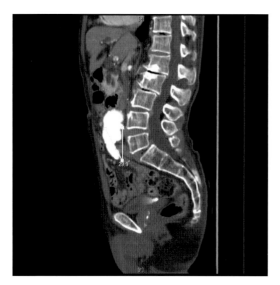

Fig.4 術前造影 CT sagittal 像 腸骨動脈角度計測
撮影アンギュレーションを CAU にすることで腸骨動脈が延長して描出される．

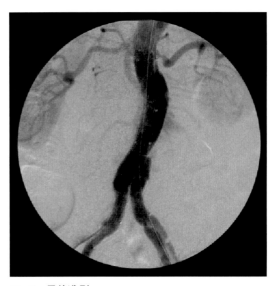

Fig.5 最終造影

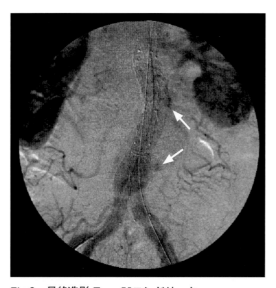

Fig.6 最終造影 Type Ⅳ エンドリーク
ステントグラフト外にわずかに漏出する Type Ⅳ エンドリークが確認できる（白矢印）．

ようにしてステントグラフトのメインボディを腎動脈分岐直下まで進めた．

③ 左大腿動脈より造影用のストレートカテーテルを腎動脈上レベルに留置し，腹部大動脈造影を行った（Fig.1）．

④ 造影により左右腎動脈分岐レベルを確認し，腎動脈直下にステントグラフトのメインボディを留置した．

⑤ シース造影を行い，両側内腸骨動脈分岐レベルを確認し，同側脚を完全に展開した．対側脚は 16mm × 93mm のステントを選択し留置した．

⑥ ステントグラフト近位部，接合部，遠位部をリライアントバルーンにて拡張圧着した．その後全体造影を行い（Fig.5），左右腎動脈と両側内腸骨動脈の開存を確認した．Type Ⅳ と考えられるエンドリークを認めるのみであった（Fig.6，Fig.7）．

⑦ カテーテル，ガイドワイヤ，シースを抜去し，左右総大腿動脈を修復した．止血を確認し，閉創し終了．

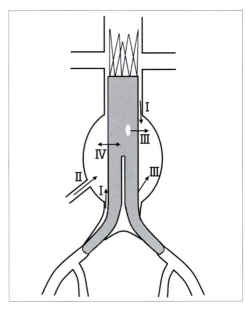

Fig.7　エンドリークの分類
Type Ⅰ　ステントグラフトの近位端あるいは遠位端からのエンドリーク
Type Ⅱ　分岐血管からの逆流によるエンドリーク
Type Ⅲ　グラフト破損部，あるいは接合部でのエンドリーク
Type Ⅳ　グラフト素材を介するエンドリーク

Table 1　result and evaluation-1

透視時間	3.5min
フレーム数	312
エアカーマ	68mGy
造影剤量	72ml
検査時間	160min

Table 2　result and evaluation-2

quality	good
cost	good
care	good

●知見・考察

　腹部大動脈瘤に対するステントグラフト内挿術の身体的適応として，高齢や虚血性心疾患の既往などにより，開腹手術に対してハイリスクであることがあげられる．また，解剖学的適応としては瘤径50mm以上の腎動脈下に存在する紡錘状腹部大動脈瘤であり，瘤径の拡大速度が半年で5mm以上ある場合適応となる．囊状動脈瘤はより破裂の危険性が高いとされ，瘤径が50mm以下でも適応となる．また，腎動脈起始部から瘤頭側端までの長さが15mm以上，総腸骨動脈の長さは10mm以上必要であり，術前造影CTによるthin sliceのaxial像に加え，ワークステーションで作成するsagittal像やcoronal像，ボリュームレンダリング像の作成が血栓を含めた形態把握に必須である．また術中にはCTから大動脈と腸骨動脈の角度を計測した血管が短縮せず最も延長して描出される撮影アンギュレーションを使用する．術後の合併症としては瘤内に血流が残存するいわゆるエンドリークが生じる可能性がある．エンドリークはType Ⅰ～Ⅳに分類され，このうち主に問題となるのは，ステントグラフトが動脈壁に接着する部位からのType Ⅰエンドリークである．Type Ⅱについては，残存しても瘤の減圧が十分であれば臨床的に問題となることは少ない．

　また，最近では腎機能障害を合併した腹部大動脈瘤に対して術後腎機能の悪化をきたさぬよう炭酸ガスを併用する場合がある．エンドリークの確認など，詳細な観察にはヨード造影剤による造影が必須ではあるが，腎機能障害を合併した症例では炭酸ガス造影を併用することで造影剤使用量が減量できる（Table 1，Table 2）．

参考文献

1) 石口恒男, 亀井誠二, 太田豊裕・他：腹部および胸部大動脈瘤に対するステントグラフト治療—MDCTによる術前・術後評価—. THE JOURNAL of JAPANESE COLLEGE of ANGIOLOGY, 51: 105-111; 2011.

2) 吉川公彦, 阪口昇二, 東浦 渉・他：腹部大動脈瘤に対するステントグラフト治療；現状と展望. THE JOURNAL of JAPANESE COLLEGE of ANGIOLOGY, 48: 269-275; 2008.

3) 数野 圭, 角浜孝行, 中西仙太郎・他：腎機能障害を合併した腹部大動脈瘤に対する炭酸ガス造影を併用したstent graft内挿術の検討. THE JOURNAL of JAPANESE COLLEGE of ANGIOLOGY, 52: 247-252; 2012.

4) 福井大祐：大動脈瘤に対するステントグラフト治療. 信州医誌, 60(2): 93-95; 2012.

2. バルーン閉塞下逆行性経静脈的塞栓術　balloon-occluded retrograde transvenous obliteration: B-RTO

key data	腹部CT門脈相にて胃腎シャントから胃静脈瘤が造影されている（Fig.1）
key point	胃腎シャント入口部から造影を行った際の側副血行路と門脈への流出路の確認
key technique	CT画像を用いた画像支援．DSAにて側副血行路が存在する場合はその画像をリファレンスとする
key image	バルーン閉塞下による胃静脈瘤造影像

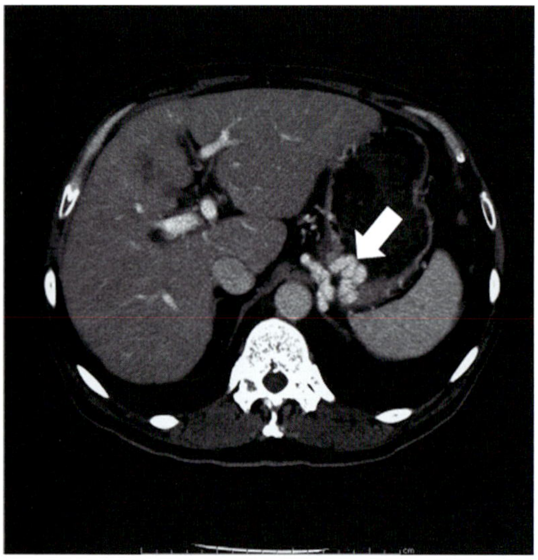

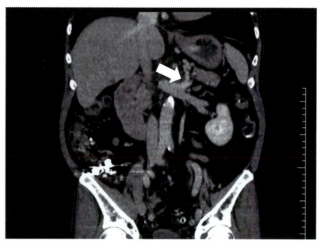

Fig.1　ダイナミックCT門脈相 axial像
門脈相にて胃静脈瘤の染まりを確認できる（矢印）．

Fig.2　ダイナミックCT門脈相 coronal像
門脈相にて左腎静脈から胃腎シャントが発達していることが確認できる（矢印）．

● 臨床情報

患者情報：60歳代，男性，身長167cm，体重69kg
検査目的：胃静脈瘤に対するB-RTO
検査内容：バルーン閉塞化で胃静脈瘤に5％ethanolamine oleate iopamiodole: EOI注入．4時間後に薬剤回収．
現病歴：検診の上部消化管X線検査で食道胃静脈瘤を指摘され，その後内視鏡検査で穹窿部孤立性静脈瘤（Lg-f）と診断された．

精査加療のため，総合病院消化器内科を紹介された．造影CT検査にて胃腎シャントを認め（Fig.2），B-RTO施行目的で入院となった．

● 病態予測

CT画像上，胃腎シャントがあり，その径が30mm以下のためB-RTO適応症例だと考えられる．

● 技術計画

事前にCT画像から左腎静脈がどの椎体の高さで分岐するか確認し血管撮影装置のサイドモニタに表示しておく．今回は第2腰椎の高さであった．

DSAで側副血行路の有無を確認するため，患者に対して息止め時間が長い場合があること，しっかりとした息止めにより良好な画像が得られることを事前に説明し10秒以上の息止めの練習を行う．

EOIの注入後にきわめてまれであるがショックを起こすことがあるのでバイタルサインの変化に注意する．

● 結果・評価

①右大腿静脈より6Fr.ガイディングシースを左腎静脈に先進させ，5.2Fr.マルチパーパス型9mm φのバルーンカテーテルにて胃腎シャントの選択を試みた（Fig.3）．

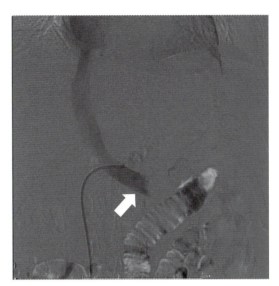

Fig.3 左腎静脈 DSA
左腎静脈から下大静脈が確認できる（矢印）．

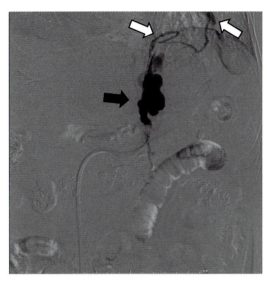

Fig.4 胃静脈瘤 DSA
胃静脈瘤（黒矢印）および左下横隔静脈，心膜静脈（白矢印）が認められる．

Table 1 result and evaluation-1

透視時間	49min
フレーム数	110
エアカーマ	219.53mGy
造影剤量	47ml
検査時間	140min

Table 2 result and evaluation-2

quality	good
cost	good
care	good

② カテーテルが追従しないため，シースを8Fr.アサドシースに交換．2.7Fr.プログレートマイクロカテーテルの使用により静脈瘤が選択でき，カテーテルを追従させることができた．

③ バルーン閉塞下の手動による造影にて胃静脈瘤および左下横隔静脈，心膜静脈が描出された（Fig.4）．門脈への流出路は認められなかった．

④ バルーン閉塞下に5% EOIを透視で確認しながら24ml注入し，CTとの対比で胃静脈瘤に十分な薬剤の流入が確認できた．この状態で時間を置き，薬剤を回収する方針とした．

⑤ 5% EOI注入から4時間後，薬剤はわずかに残存していた．

⑥ バルーンの拡張を徐々に解除し，カテーテルを引きながら合計15ml回収した．

● 知見・考察

B-RTOの際は術前のCT画像，特に門脈相の画像から多くの情報を得ることができる．胃腎シャントの位置，血管の走行，側副血行路の有無などは事前に把握可能である．また，MPRのcoronal像の作成も有効な画像支援となる．

バルーン閉塞下に胃静脈瘤を造影する際は側副血行路や門脈への流出路の有無が確認できるまでDSAを行う．今回は認められなかったが，シャントから容易に門脈内に造影剤が流れ込む場合，B-RTOは禁忌となる．

3. 下大静脈フィルタ留置術　inferior vena cava filter placement

key data	CT平衡相にてIVC遠位，右腸骨静脈，右大腿静脈に血栓が認められる（Fig.1） 血液データ：D-Dダイマー　3.20μg/ml（基準値1.0μg/ml以下）
key point	IVCフィルタ留置位置の確認
key technique	CT画像を用いた画像支援
key image	IVC造影像

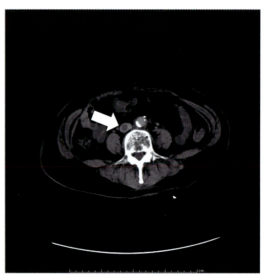

Fig.1　造影CT　DVTプロトコル　axial像
IVCに血栓が認められる（矢印）．

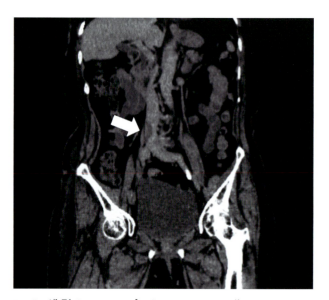

Fig.2　造影CT　DVTプロトコル　coronal像
IVCの血栓の長さや形状が把握できる（矢印）．

● 臨床情報

患者情報：80歳代，女性，身長144cm，体重51kg
検査目的：肺塞栓症予防のためのIVCフィルタ留置
検査内容：腎静脈より遠位かつ総腸骨静脈分岐部より近位にIVCフィルタを留置
現病歴：1か月前から右下肢の腫脹，疼痛あり．様子を見ていたが症状改善しないため総合病院受診．同日施行した超音波検査にて深部静脈血栓症を認め抗凝固療法目的にて入院．肺塞栓症のリスクを考えIVCフィルタ留置術を行うこととなった．

● 病態予測

CT画像上，第4腰椎の高さのIVCに血栓が認められる（Fig.2）．

● 技術計画

通常IVCフィルタは，腎静脈閉塞による腎不全を防ぐために腎静脈より末梢側かつIVCの末端である総腸骨静脈の分岐部より中枢側に留置する．そのため事前にCT画像から腎静脈と総腸骨静脈がどの椎体の高さで分岐するか確認しておく．今回腎静脈は第2腰椎，総腸骨静脈は第5腰椎の高さで分岐していた．

また，第4腰椎の高さに血栓が認められるため，血栓を中枢側に送り込まないように頸静脈アプローチとし，IVCフィルタは第2腰椎から第4腰椎の高さの間に留置することとした．留置の際は位置を確認しやすいように第5腰椎からフレーミングする．

● 結果・評価

1 右頸静脈よりガイドワイヤを挿入，そこにダイレータを被せて挿入し穿刺部を拡張した後ダイレータを抜去した．

2 ガイドワイヤにイントロデューサシースを被せてIVC

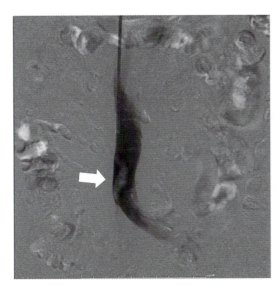

Fig.3 下大静脈 DSA
血栓が認められる（矢印）．CT coronal 像と血栓の形状が一致している．

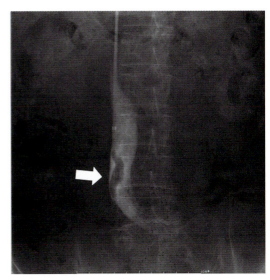

Fig.4 下大静脈 DA ネガポジ反転像
DA にすることで血栓の位置は第4腰椎の高さであることがわかる（矢印）．また，ネガポジ反転を行うことでより血栓の辺縁が明瞭になる．

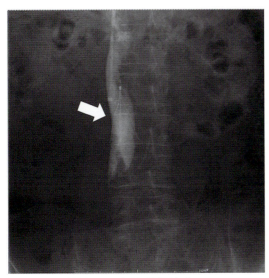

Fig.5 下大静脈 DA ネガポジ反転像
第3腰椎の高さにフィルタが留置されている（矢印）．

Table 1　result and evaluation-1

透視時間	4.9min
フレーム数	43
エアカーマ	14.61mGy
造影剤量	20ml
検査時間	40min

Table 2　result and evaluation-2

quality	good
cost	good
care	good

遠位まで進め，ガイドワイヤとイントロデューサを抜去した．

③用手造影を行い，血栓の位置を確認した（Fig.3, Fig.4）．

④第3腰椎の高さでIVCフィルタをリリースし，手動で確認造影を行った（Fig.5）．

⑤シースを抜去し，圧迫止血を行った．

● 知見・考察

事前にCT画像から，腎静脈分岐部，総腸骨静脈分岐部，血管の走行，血栓の位置などの情報を収集しておく．留置位置を決める際は腰椎をリファレンスにすることが多くCTのcoronal画像があると各分岐部の腰椎レベルを確認しやすい．

頸静脈アプローチの場合，通常のIVRとは異なり術者は患者の頭側に立つことになるのでそれに合わせて手技が行いやすいようにモニタや器械台の位置などレイアウトを変更する．

また手技の際は覆布が患者の顔にかかってしまい圧迫感や息苦しさを感じさせてしまうため，離被架（リヒカ）などを用い空間を作るように工夫するとよい．

右心系に迷入したガイドワイヤやカテーテルが刺激となり不整脈を誘発したり心房損傷をきたす危険性があるので，必ずガイドワイヤやシースをIVCへ進める際には先端をフレーミングすることが重要である．また，男性の場合右精巣静脈，女性の場合右卵巣静脈へカテーテルが迷入することがあるので必ず造影を行い，カテーテルがIVCにあることを確認してからIVCフィルタを留置する．

4. 経カテーテル動脈塞栓化学療法　transcatheter arterial chemo-embolization: TACE

key data	肝臓ダイナミックCTおよびMRIよりS8領域の肝細胞癌（hepatocellular carcinoma: HCC）
key point	術前に撮影したダイナミックCTの活用
key technique	CBCT（cone beam CT）を用いて腫瘍濃染確認および同時にCBCTのボリュームデータを活用した画像の提供
key image	CBCTデータから決定したRAO27° CAUDAL23°

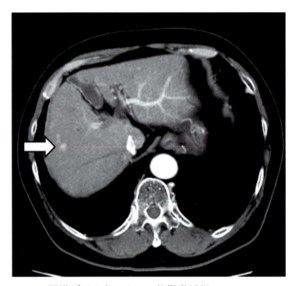

Fig.1　肝臓ダイナミックCT 後期動脈相
動脈相にて小斑状の染まりがみられる（矢印）.

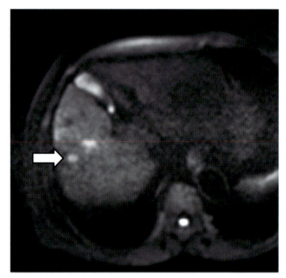

Fig.2　MRI　拡散強調像（b = 1000）
高信号が認められる（矢印）.

● 臨床情報

患者情報：70歳代，男性，身長170cm，体重60kg
検査目的：S8病変に対するTACE
検査内容：腹腔動脈造影，総肝動脈造影，腫瘍血管造影，CBCT
現病歴：50歳代の時に慢性C型肝炎と診断される．以後定期検査にてfollowされていた．その後何度かHCCに対してTACEおよびラジオ波焼灼療法（radiofrequency ablation: RFA）を施行されている．今回followのCTおよびMRIにてS8領域に5〜8mm大のHCC病変認め，TACE施行となる．

● 病態予測

　術前肝臓ダイナミックCTの動脈相にてS8領域に小斑状の染まりがみられ，平衡相でwash outを示し，RFA焼灼部位近傍にHCCがみられる（Fig.1）．

EOBMRIにおいては，肝右葉S5-S8には肝細胞造影相では取り込み不良域を認め，拡散強調像で高信号が認められた（Fig.2）．

● 技術計画

　過去にTACEを行っているため，過去の腹腔動脈造影をリファレンス画像として検査室内モニタに表示しておく．腹腔動脈造影後，総肝動脈よりCBCTによるCTHA（CT during hepatic arteriography）を撮影し，腫瘍濃染を確認すると予想される．CBCT撮影データを再構成し，MIPやMPRを作成して腫瘍血管および栄養血管が分離できる角度を提供支援する．塞栓中，塞栓後は心窩部痛，嘔気など患者の訴えに注意し，徐脈などのバイタルサインの変化にも注意する．塞栓後はCBCTを撮影し，塞栓部位，形態，リピオドールの集積の確認を行う．

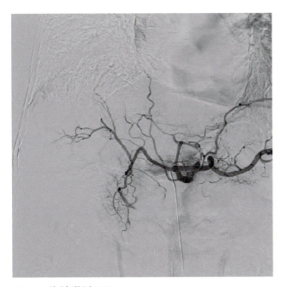

Fig.3 腹腔動脈 DSA
注入速度：6ml/sec，注入量：24ml

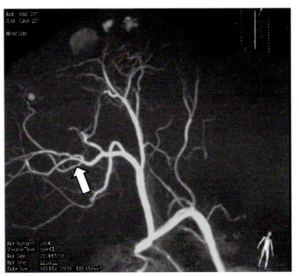

Fig.4 CTHA CBCT MIP 像
栄養血管が分離できる角度としてワーキングアングルとした．

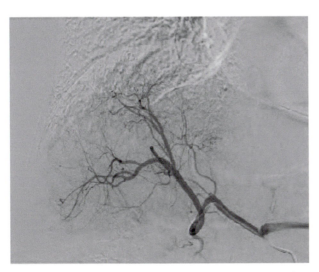

Fig.5 ワーキングアングル DSA（RAO27° CAUDAL 23°）

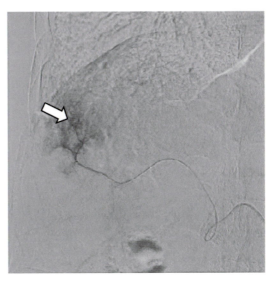

Fig.6 腫瘍栄養血管動脈造影

● 結果・評価

1. 右大腿動脈を穿刺し，4Fr. シースを挿入
2. 4Fr. シェファードフックカテーテルを挿入，腹腔動脈にかけて，腹腔動脈造影を施行（Fig.3）．肝 S8/5 境界部に腫瘍濃染を認め，これをターゲットとした．
3. カテーテルを総肝動脈遠位部まで進めて，CBCT を撮影し，腫瘍の栄養動脈を同定した（Fig.4）．栄養動脈は A5 の分岐であると判断した（Fig.5）．
4. 続いてマイクロカテーテルを A5 分岐まで進めて，DSA にて腫瘍濃染を確認した（Fig.6）．
5. ここからファルモルビシン 40mg とリピオドール 1ml の混合液，合計 3.5ml のうちの 1ml を動注し，1mm 角ジェルパートにて塞栓した．
6. その後，A8 にマイクロカテーテルを進めて DSA を行ったが，A8 からの明らかな関与は認めなかったため，CBCT を撮影して，腫瘍に良好なリピオドール沈着が認められることを確認して終了（Fig.7）．

● 知見・考察

TACE において CBCT を用いることにより，CTHA による腫瘍濃染の確認，塞栓後の腫瘍への集積の確認はもちろんだが，再構成した 3D 画像を活用することにより，血管形状を詳細に把握することが可能となる．1回の CBCT を行うだけで，腫瘍の濃染具合と責任血管を

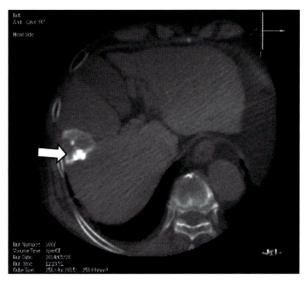

Fig.7　塞栓後確認CBCT

> **Memo**
>
> CBCTのデータは再構成するマトリクス数，再構成する関数，撮影時間の違いにより画質や画像再構成時間が大きく異なる．微細血管を観察する際には再構成時間を有して限界解像度にて再構成を行ったほうがよい（Fig.8，Fig.9）．

> **Memo**
>
> IVR-CTやCBCTを用いることで塞栓予定領域に腫瘍が含まれているか，腫瘍は周囲に比べ濃染されるか，胃壁や胆嚢・臍周囲など肝臓以外に造影剤が流れていないかなど，DSAのみではわかりづらく塞栓に注意が必要な場合においてもすぐに確認が行え，3D，MPRなど適切な画像処理を行いサポートを行うことで，安全な治療が行える（Fig.10，Fig.11）．

任意の方向から観察することができる．また3D画像を参照しながらカテーテルを進めることにより，撮影回数の減少，それによる被曝低減が可能となる．

造影剤を用いたCBCT撮影においてはX線管の回転撮影中造影剤が満たされた状態が理想であり，それにより造影剤の注入時間や撮影タイミングが決定されている．造影剤濃度，希釈割合や造影剤量についてはさまざまな報告がされており，造影剤濃度が濃いとストリークアーチファクトを引きやすくなるので，造影剤を希釈することでアーチファクトの軽減をはかる（Table 1，Table 2）．

Table 1　result and evaluation-1

透視時間	23min
フレーム数	155
エアカーマ	568mGy
造影剤量	120ml
検査時間	95min

Table 2　result and evaluation-2

quality	good
cost	good
care	good

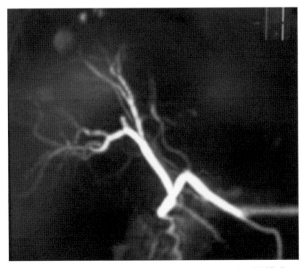

Fig.8 Resolution 128 × 128 cube size 67% 再構成時間 20sec

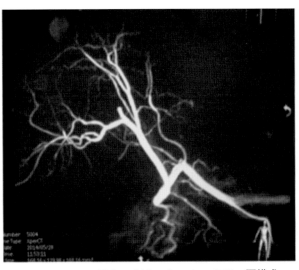

Fig.9 Resolution 512 × 512 cube size 67% 再構成時間 150sec

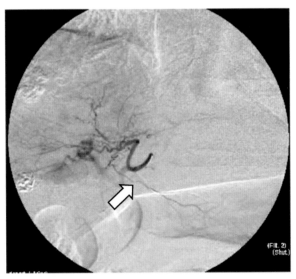

Fig.10 中肝動脈 DSA
肝鎌状間膜動脈が剣状突起下から前腹壁脂肪域への連続が認められる（矢印）.

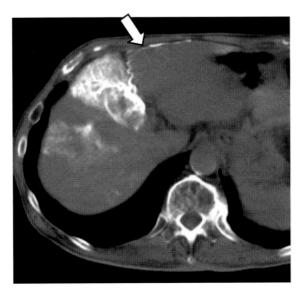

Fig.11 中肝動脈 CTHA
DSA よりも明瞭に腹壁への連続が確認できる（矢印）.

第Ⅱ部 臨床編 159

5. 消化管出血（大腸憩室出血）に対する動脈塞栓術

key data	下部消化管内視鏡検査，腹部造影 CT，上腸間膜動脈 DSA
key point	術前に撮影した腹部造影 CT の活用．内視鏡所見の活用
key technique	腹部造影 CT はダイナミック撮影を行い，データを薄いスライスで再構成することにより，血管造影時に重要な情報となる
key image	右結腸動脈造影，回結腸動脈造影

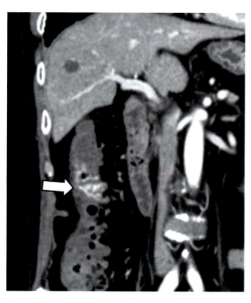

Fig.1 造影CT 動脈相 冠状断像
上行結腸部に活動性出血がみられる（矢印）．

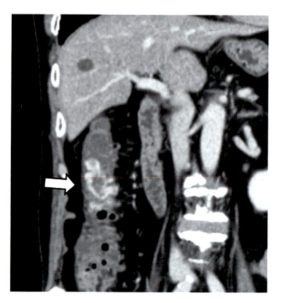

Fig.2 造影CT 平衡相 冠状断像
出血の広がりがみられる（矢印）．

● 臨床情報

患者情報：70歳代，男性，身長170cm，体重75kg
検査目的：上行結腸憩室出血に対するTAE
検査内容：上腸間膜動脈造影，右結腸動脈造影，回結腸動脈造影，出血に関与する血管塞栓
現病歴：鮮血便・下腹部痛を認め，その後，数回下血を繰り返し，病院受診．下部消化管出血疑いで緊急下部内視鏡施行したところ，盲腸および上行結腸に憩室が多数認められ憩室出血が疑われた．しかし明らかな出血源は同定できなかった．その後3回下部内視鏡検査・止血術を行った．しかし活動性出血はあるが内視鏡では出血ポイントを指摘できず，下血およびHbの低下（8.4g/dL　基準値13.5-17.6g/dL）が続いた．出血源精査のため造影CTを施行したところ，上行結腸部に，動脈相にて活動性出血があり（Fig.1），後期相にかけて出血の広がりが認められたため（Fig.2），緊急TAE施行となる．

● 病態予測

造影CTにて上行結腸部に造影剤漏出が認められ，右結腸動脈の辺縁動脈から分岐する直動脈からの出血と予測される．

● 技術計画

造影CTにて上行結腸部に多数の憩室および造影にて造影剤漏出が認められた．これは内視鏡にて止血を試みた止血クリップの近傍であるため，手技は止血クリップを指標にすることで出血点を同定しやすくなる．本症例においては，腸管ガスや患者の息止め不良となることが多いため，撮影の際はマスク像を多めに撮影し，リマスク処理によりミスレジストレーションアーチファクト補正に対応できるようにする．また止血にはマイクロコイルの使用が予想されるため，事前に準備しておく．

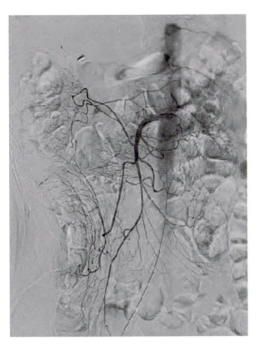

Fig.3　上腸間膜動脈 DSA

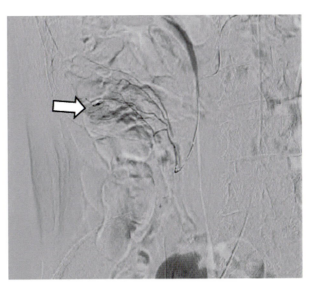

Fig.4　超選択的回結腸動脈 DSA
動脈蛇行・仮性動脈瘤が認められた（矢印）.

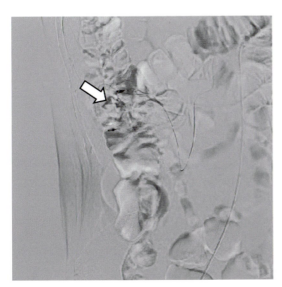

Fig.5　超選択的回結腸動脈 DSA
消化管への血管外漏出が認められた（矢印）.

● 結果・評価

1. 右大腿動脈より 5Fr. シースを挿入.
2. 5Fr. シェファードフックカテーテルにて上腸間膜動脈造影後（Fig.3），マイクロカテーテルにて右結腸動脈・回結腸動脈を選択し撮影した.
3. 回結腸動脈から上行する辺縁動脈を撮影するとクリッピング近くの分岐動脈末梢に動脈蛇行・仮性動脈瘤が認められ，消化管への造影剤漏出を示した（Fig.4, Fig.5）.
4. 破綻動脈への直動脈を超マイクロカテーテルにて選択して，2×3mm のマイクロコイルにて塞栓した.
5. その後，回結腸動脈分岐の上行・下行する辺縁動脈の撮影では明らかな造影剤漏出像は認めず，手技終了とした.
6. 翌日の造影CTでは，大腸壁の造影不良域認めず．下血・Hb低下および腹痛・発熱もなく，腸管虚血所見も認めなかった.

> **Memo**
>
> 消化管出血は吐血および下血による大量出血がみられる．治療の際には装置への血液汚染を防止するために事前に多めの吸水シートを寝台に敷いておくとよい．

> **Memo**
>
> 消化管の動き（腸管ガス）により，良好なサブトラクション像が得られにくい際は，ブスコパンを使用し，消化管の動きを抑制して撮影することを考慮するとよい（Fig.6，Fig.7）．

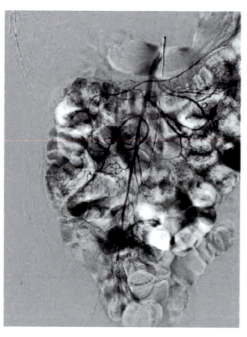

Fig.6 上腸管膜動脈 DSA　ブスコパン使用なし
消化管ガスの動きにより，良好なサブトラクション像が得られない．

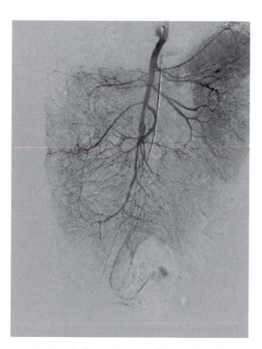

Fig.7 上腸管膜動脈 DSA　ブスコパン使用
消化管の動きを抑制することにより，良好なサブトラクション像が得られる．

● 知見・考察

上部・下部消化管出血の治療の第一選択は内視鏡検査であるが，内視鏡的に出血点が同定困難，止血困難，反復出血する症例は血管造影が行われる．

血管撮影での診断は造影剤の血管外漏出像，仮性動脈瘤，動静脈短絡像の描出とされている．撮影の際には消化管全体が撮影範囲となるように広めのFOVを選択し，くまなく撮影することが重要である．

消化管出血に対するIVR治療は救急処置として行われることがほとんどであり，容態の急変が予測される．また検査前情報も少ないので，検査中は意識レベル・血圧・脈拍・SPO_2など状態には十分注意観察し，急変時には対応できるよう物品や薬剤の準備をしておく必要がある．

CT検査は出血源の推定が可能であり，血管撮影前の検査として非常に有用である．造影剤の血管外漏出像が確認されれば，血管撮影時の手技時間短縮につながるため，単純も含めた動脈相と平衡相のダイナミック撮影を行うことが望ましい（Table 1，Table 2）．

Table 1　result and evaluation-1

透視時間	10min
フレーム数	1,498
エアカーマ	136mGy
造影剤量	90ml
検査時間	90min

Table 2　result and evaluation-2

quality	good
cost	good
care	good

参考文献

1) 中島康雄, 田島廣之, 西巻　博・他：できる救急 IVR. MEDICAL VIEW, 128: 2012.

6. 経頸静脈的肝内門脈静脈短絡術   transjugular intrahepatic portosystemic shunt: TIPS

key data	胃食道静脈瘤を伴う肝臓周囲の大量腹水貯留（Fig.1）
key point	門脈の 3D 画像構築（Fig.2）
key technique	中肝静脈，門脈の位置関係を示す画像支援（Fig.3）
key image	TIPS ルートが描出された画像（Fig.4）

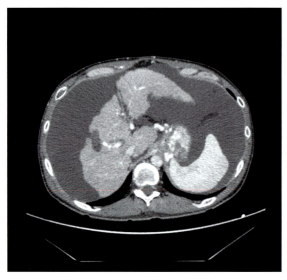

Fig.1　術前造影ダイナミック肝臓 CT axial 像
肝臓周囲に大量の腹水貯留が確認できる．

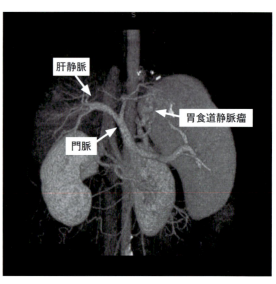

Fig.2　門脈，肝静脈，胃食道静脈瘤のボリュームレンダリング像 RAO30°

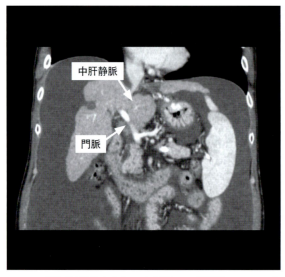

Fig.3　術前造影ダイナミック肝臓 CT 門脈相 coronal 像

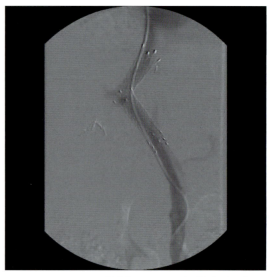

Fig.4　TIPS ルート造影像 ステント留置（2 本目）

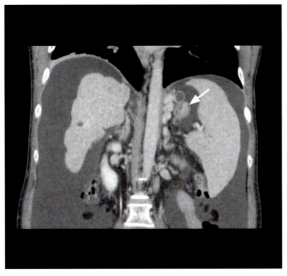

Fig.5 術前造影ダイナミック肝臓CT 静脈相 coronal 像
胃食道静脈瘤の血栓化が確認できる（白矢印）．

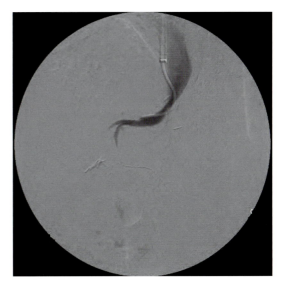

Fig.6 中肝静脈造影像

● 臨床情報

患者情報：50歳代，男性，身長163cm，体重45kg
検査目的：腹水のコントロール，門脈圧の減圧
検査内容：TIPSによる腹水コントロール
現病歴：健診にて肝機能障害を指摘され，精査のため初診．HCV，アルコール性肝疾患の診断で経過観察となった．その後入院し，肝生検施行（A3/F3）され，インターフェロン・リバビリン併用療法開始．数か月間でHCVが陰性化するもその後陽性化．造影CTにてS5/8に肝細胞癌を疑われる病変を認めた．2006年，S5/8に対しマイクロ波凝固壊死療法施行されたが，翌年にはさらにCT上肝細胞癌疑われる病変をS5/7に認めた．また，この頃から腹水が貯留してきたため，利尿剤の投与が開始された．2008年，吐血により緊急搬送となり，緊急内視鏡施行．胃底部に巨大な静脈瘤があり，この部分から噴出性出血を認めたためヒストアクリル注入．クリッピングで止血できず出血点近くにヒストアクリルを追加注入，止血し気管挿管．術後経過は良好で数日後に抜管．その後，造影CTにて胃底部の静脈瘤は血栓化しており治療は必要であるが（Fig.5），まず腹水コントロールを行う治療方針となった．アルブミン補充，利尿剤，減塩の保守的療法にて待機し，TIPSが施行された．

● 病態予測

TIPSはカニューラ針を用いて右ないし中肝静脈から門脈右枝へ穿刺を行うが，肝右葉の委縮が強い場合は穿刺が困難な場合が多く，場合によっては肝動脈内にガイドワイヤを留置して門脈穿刺を行う場合がある．術中の合併症として穿刺針の肝外穿通が考えられ，カニューラ針の肝外穿通方向や出血の有無の確認のためCTが即座に施行できる準備をしておく．

● 技術計画

術前造影CTより，中肝静脈と門脈の位置関係を考慮すると，肝実質の穿刺方向は右斜め下方へ約45°であることがわかり（Fig.2），穿刺が必要な肝実質の長さは約2cmであった．門脈右枝の走行を考慮するとRAOでの撮影を行うことで，その走行を正面から捉えることが可能である．

● 結果・評価

①右内頸静脈をセルディンガ法にて穿刺し，10Fr.シースを挿入．5Fr.のシェファードフックカテーテルにて，中肝静脈を選択し，造影した（Fig.6）．
②右大腿動脈をセルディンガ法にて穿刺し，4Fr.シースを挿入．4Fr.シェファードフックカテーテルにて腹腔動脈を選択し，造影した（Fig.7）．門脈と右肝動脈の走行を確認した後，右肝動脈に0.18ワイヤを留置した．
③中肝静脈と門脈の位置関係を把握した後，ロッシュ－打田TIPSセットのカニューラ針にて中肝静脈起始部から門脈右枝に向かって穿刺を施行．何回かの穿刺の後，門脈右枝を穿刺することに成功した（Fig.8）．
④ガイドワイヤを進めたところ，門脈末梢にしか進ま

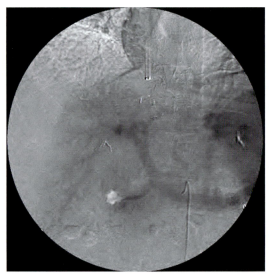

Fig.7　腹腔動脈造影像 門脈相

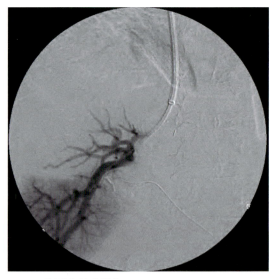

Fig.8　門脈右枝造影像

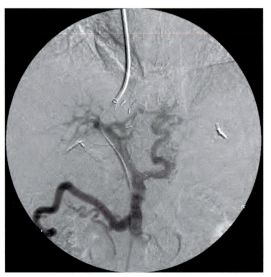

Fig.9　門脈造影正面像

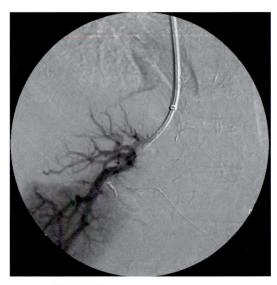

Fig.10　門脈造影像 RAO40°

かったため，5Fr.のカテーテルを門脈末梢まで進め，門脈起始部および門脈中枢側を確認するため，正面像（Fig.9），RAO40°像（Fig.10）を撮影した．続いてラジフォーカスワイヤを操作し，ワイヤを中枢側に進めることに成功した．

⑤カテーテルをワイヤに追随させ，門脈中枢側まで進め，ワイヤをスーパースティッフワイヤに変更し，10mm×4cmのバルーンカテーテルにて TIPS ルートを拡張した．

⑥10mm×4cmのステントを TIPS ルートに留置したところ（Fig.11），狭窄部より下方にずれてしまったため 10mm×6cm のステントを追加した（Fig.4）．

⑦確認造影にて，門脈血流の 80％は TIPS ルートを通過しており，門脈圧もバルーン拡張前が平均 35mmHg であったのに対し，ステント留置後は 25mmHg と低下した．

● 知見・考察

TIPS は肝静脈と門脈の間に瘻孔を形成させる手技であり，医師は瘻孔を形成する方向や長さなどをイメージしながらカニューラ針を進めなくてはならない．穿刺方向を決定するには門脈と肝静脈の位置関係の把握が必要で，術前には造影 CT が施行されている．診療放射線技

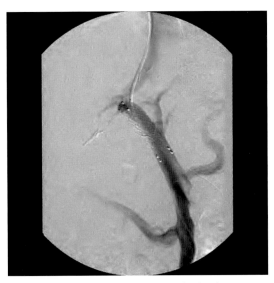

Fig.11 門脈造影像 ステント留置（1本目）

Table 1　result and evaluation-1

透視時間	55min
フレーム数	122
エアカーマ	784mGy
造影剤量	54ml
検査時間	

Table 2　result and evaluation-2

quality	good
cost	good
care	good

師はその位置関係を明瞭にするボリュームレンダリング像やMIP像を作成し，術中には作成画像を表示させ，適切なアンギュレーションで撮影が行えるよう画像支援を行うことが求められる（Table 1，Table 2）．

参考文献

1) 岡田篤哉，村上卓道，谷川　昇：TIPS　IVRの技法．南江堂，119-121: 2002.
2) 山田龍作：経皮的門脈管肝内門脈静脈短絡術の初期経験．日消外会誌，27（1）：163-166; 1994.

7. 骨盤骨折　pelvic fracture

key data	骨盤　単純 X-P，骨盤造影 CT，内腸骨動脈 DSA
key point	術前に撮影した骨盤造影 CT の活用
key technique	骨盤単純 X-P から骨盤骨折が疑われるときは，その後の造影 CT においてダイナミック撮影を行うことにより，アンギオに移行した際の重要な情報となる
key image	右内腸骨動脈 DSA

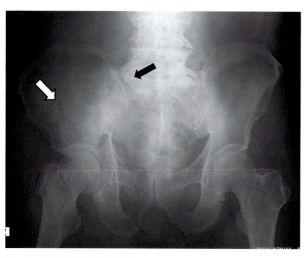

Fig.1　骨盤単純 X 線写真
右腸骨に縦骨折がみられる（白矢印）．仙骨骨盤境界が離解している（黒矢印）．

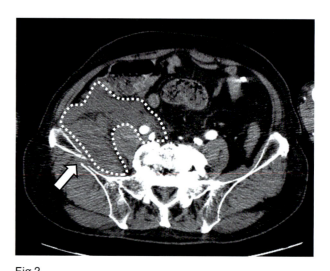

Fig.2
右腸骨骨折がみられる（矢印）．右腸骨前面の後腹膜に出血がみられる（白点線内）．

● 臨床情報

患者情報：80 歳代，女性，身長 150cm，体重 55kg
検査目的：骨盤内出血止血目的の transcatheter arterial embolization: TAE
検査内容：左右総腸骨動脈造影，右内腸骨動脈選択造影，血管塞栓
現病歴：階段の下で意識消失し倒れているところを，家族に発見され救急搬送となる．搬送時の意識レベルは Japan Coma Scale で 300（痛刺激に反応しない），最高血圧は 80mmHg 台であり，頭部には外傷がみられた．すぐに胸部，骨盤単純ポータブル撮影が行われ，骨盤骨折が強く疑われ，頭部単純 CT，胸腹部造影 CT が施行された．
カテ前情報：骨盤単純 X-P から，腸骨に骨折線がみられる．仙骨骨盤境界面が解離しており，オープンブック型の不安定骨折で骨盤内出血の可能性が考えられる（Fig.1）．造影 CT においても右腸骨に骨折が認められ，骨盤腔内に出血が認められる．頭部には外傷性くも膜下出血も認められた（Fig.2）．

● 病態予測

　骨盤単純 X 線写真より，右腸骨部に縦骨折，右仙腸関節が離開しオープンブックタイプの骨盤骨折で骨盤出血が強く疑われたため，その後血管内治療を行うことを想定し，腹部骨盤造影 CT はダイナミック撮影を行った．骨盤 CT 像より右腸骨前面の後腹膜内に出血が認められており，骨盤動脈の TAE を行うこととなった．右内腸骨動脈の枝をカテーテルによる選択造影を行うことにより，造影剤の血管外漏出を確認，出血点が同定され塞栓を行う．塞栓後，右総腸骨動脈の血管造影を行い，止血が確実に行えたか確認する．

● 技術計画

　右内腸骨動脈をカテーテルで選択するために，左大腿動脈からアプローチすることが考えられる．骨盤内出血により血圧が低下している場合は，大腿動脈穿刺が困難になる場合があるため，術前の CT から大腿動脈の位置情報がわかるスライスを，装置のサイドモニタに表示し

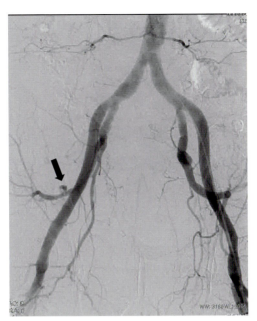

Fig.3 左右総腸骨動脈 DSA
右上臀動脈に仮性動脈瘤が確認される（矢印）.

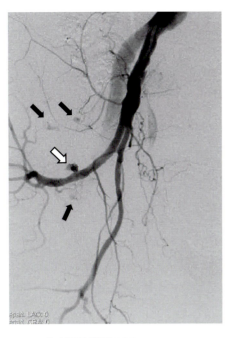

Fig.4 右内腸骨動脈 DSA
右上臀動脈に仮性動脈瘤が確認される（白矢印）．多発する造影剤の血管外漏出が認められる（黒矢印）．

ておく．その後は，カテーテルを逆行性に左総腸骨動脈に進め，右総腸骨動脈，右内腸骨動脈とカテーテルを進めることが予想されるため，CTのcoronal像もしくはvolume rendering: VRによりルート情報を提供する．本症例においては血管撮影の際，患者に呼吸を止めていただくことや動かないことなどの協力を得られない場合が多いため，マスク像を多めに撮像し，撮像後にリマスク処理によりミスレジストレーションアーチファクトを補正できるようにする．血管塞栓には金属コイルを用いる場合があるため，すぐに取り出せるように準備しておく．

● 結果・評価

1. 左大腿動脈よりシース挿入．5Fピッグテールカテーテルを左右総腸骨動脈分岐直上に固定し，骨盤部血管撮影．右上臀動脈に血管損傷による仮性動脈瘤を確認（Fig.3）．
2. カテーテルをコブラヘッドカテーテルに変更し，右内腸骨動脈を撮影．右上臀動脈の仮性動脈瘤と多発する造影剤の血管外漏出を確認（Fig.4）．この際に血圧が117→81mmHgに低下．
3. 上臀動脈の血管径を血管撮影装置にて測定し（約4mm），計測結果を参考に塞栓に用いる金属コイルの径を決定．4-3mmトルネード型のコイルを出血点の遠位端より6本挿入し血管塞栓を行った（Fig.5）．
4. 止血確認を行うため，内腸骨動脈より血管造影を行うと，出血量は低下したものの同部位より出血が確認された．左前斜位に角度を振って再度同部位を撮影し，金属コイル部のミスレジストレーションアーチファクトをピクセルシフト処理にて補正したところ，閉鎖動脈から出血点に接続される側枝が描出されていることがわかり（Fig.6），閉鎖動脈をゼラチンスポンジにて塞栓した（Fig.7）．
5. 再度，内腸骨動脈より塞栓確認造影を行い，止血が完全に行えたことを確認し，手技を終了した．

● 知見・考察

骨盤骨折症例は，患者受け入れ時の骨盤単純撮影の段階で，血管内手術に至る可能性があるかを判断し，続いて施行される検査・治療準備を行わなければならない．骨盤単純撮影にてAO/OTA分類（Fig.8）がType B以上の場合は，その後に行われる造影CTはダイナミック撮影を行う必要がある．動脈相から骨盤内血管構造，出血点などの重要な情報が得られ，血管内手術を施行する場合に，骨盤部大動脈造影が省略できる場合があり，より迅速に目的血管の治療を行うことが可能となる．また，血管撮影装置のサイドモニタにCTから得られたVRなどの処理画像を施行医に提示することにより，適切な撮

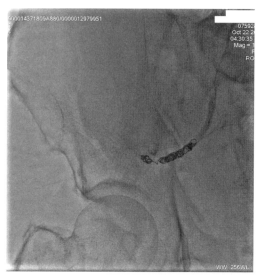

Fig.5 上臀動脈コイル塞栓術後

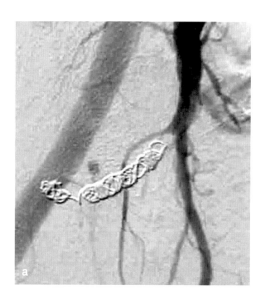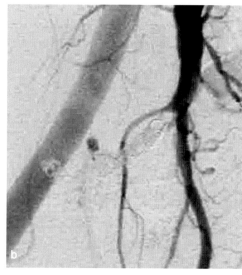

Fig.6 右内腸骨動脈 DSA
a ピクセルシフト前
b ピクセルシフト後
閉鎖動脈より仮性動脈瘤に伸びる血管が描出されている.

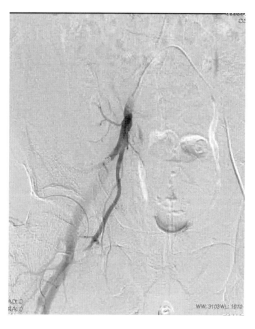

Fig.7 右内腸骨動脈 TAE 後の確認 DSA

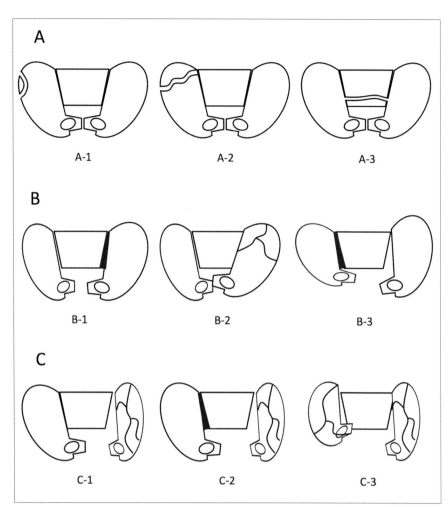

Fig.8 AO/OTA 分類（骨盤骨折における分類）

Type A 安定型
A1 裂離骨折
A2 腸骨翼骨折，転位のない骨盤輪骨
A3 仙骨または尾骨の横骨折

Type B 部分不安定型（回旋不安定型）
B1 片側，外旋 open book 型
B2 片側，内旋 lateral compression
B3 両側不完全破綻

Type C 完全不安定型（回旋・垂直不安定）
C1 片側完全破綻
C2 片側完全破綻，対側不完全破綻
C3 両側完全破綻

Table 1　result and evaluation-1

透視時間	34min
フレーム数	1571
エアカーマ	240mGy
造影剤量	55ml
検査時間	65min

Table 2　result and evaluation-2

quality	good
cost	good
care	good

影角度を血管撮影前に判断することができ，治療支援が行える．

またミスレジストレーションアーチファクトに対しては，リマスクやピクセルシフト処理を用いることにより，アーチファクトにより描出されなかった重要な血管情報を得られるため，治療にかかわる診療放射線技師が積極的に関与しなければならない（Table 1, Table 2）．

参考文献

1) 加藤弘毅，水沼仁考，苫米地牧子・他：骨盤外傷　画像診断．秀潤社，30（8）：818-828；2010．
2) 近藤浩史，兼松雅之，五島　聡・他：外傷に対する IVR. INTERVENTIONAL RADIOLOGY, 29: 043-052; 2014.

8. 副腎静脈採血　adrenal venous sampling: AVS

key data	血圧 200mmHg，アルドステロン値 1170，右副腎に 20mm 大結節
key point	副腎静脈支脈血管からの超選択的採血
key technique	副腎静脈採血施行前に，MDCT による水平断・冠状断の thin slice 画像を得て，副腎の形状や副腎静脈の支脈パターン，腎静脈・下大静脈等との位置関係を把握しておく．また副腎静脈採血では専用のカテーテルを用いることにより，副腎静脈支脈血管からの超選択的採血を行う
key image	上腹部造影 CT（thin slice 画像），副腎静脈 DSA および DA 画像

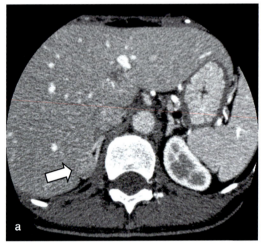 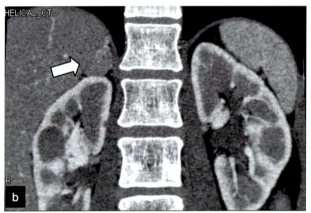

Fig.1　上腹部造影 CT
a　水平断，b　冠状断
右副腎に 20mm 大の結節を認める（白矢印）．

● 臨床情報

患者情報：40 歳代，女性，身長 154cm，体重 43.0kg
検査目的：原発性アルドステロン症の機能的局在診断
検査内容：副腎皮質刺激ホルモン（ACTH）負荷前後の左右副腎静脈支脈血管からの超選択的採血
現病歴：もともと 100mmHg 台だった血圧が，ここ数年で 200mmHg まで上昇．内服加療を行っていたがアルドステロン値が 1170 と高く，CT 画像上，右副腎に 20mm 大の結節を認めた（Fig.1）．

ACTH 負荷試験にて陽性，I-131 アドステロールシンチグラフィにて右副腎に集積を認め，原発性アルドステロン症の診断にて手術適応となり，当院に紹介となった．
カテ前情報：CT 画像上，右副腎に結節を認め，この結節からのアルドステロン過剰分泌の可能性が高いことが示唆された．しかし原発性アルドステロン症は，画像所見による形態異常部位とアルドステロン過剰分泌部位とが必ずしも合致するわけではなく，また手術にて部分切除すべき副腎の部位を特定するうえでも，副腎静脈支脈血管からの採血およびアルドステロン値の検査が必須であり，術前検査として副腎静脈採血が施行されることとなった．

● 病態予測

①副腎静脈のカテーテル操作は技術的に難しく，熟練した IVR 専門医であっても難渋することが多く，患者の協力も副腎静脈採血成功の大きなポイントとなる．患者の呼吸状態によりカテーテル操作に支障をきたすことがあるため，検査時は深呼吸のような大きな呼吸をしないこと，カテーテルが副腎静脈に挿入したその瞬間に撮影をするため，術者から急に息を止めるよう指示が入ること，その場合は吸気呼気せず指示されたその場で軽く息を止めることを事前に説明しておく．

また，副腎静脈というきわめて細い血管に逆行性で造影するため，まれに疼痛が伴うことも説明しておく．

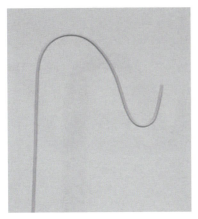
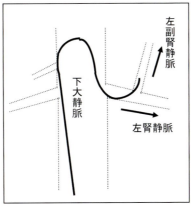

Fig.2 左副腎静脈用カテーテル
MK-Adrenal L (5Fr.) KOSIN Medical Co.Ltd./ SILUX Co.Ltd.
左副腎静脈挿入に適した立体構造を形成する．

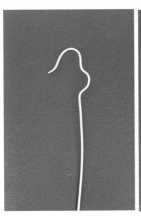
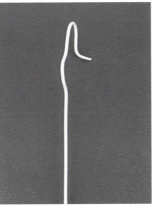
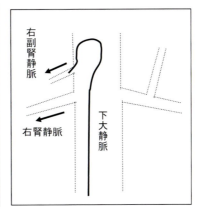

Fig.3 右副腎静脈用カテーテル
MK-Adrenal R (Mk-1) (5Fr.) KOSIN Medical Co.Ltd./ SILUX Co.Ltd.
右副腎静脈挿入に適した立体構造を形成する．

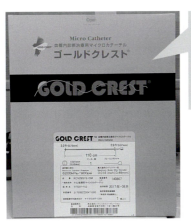
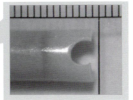

Fig.4 マイクロカテーテル
GOLD CREST (OM type) HILEX Co.Ltd./ KOSIN Medical Co Ltd.
カテーテル先端に4分の3円のスプリット形状をもつことで，静脈壁にウェッジすることなく副腎静脈支脈血管から採血することができる．

② 検査時間が2〜3時間を要すること，患者の年齢層が40代と若く，また原発性アルドステロン症は良性の疾患であることからも，他のIVRと同様，患者および術者の被曝低減に努める必要がある．

● 技術計画

① 動脈の順行性造影と違い，副腎静脈は逆行性造影であり，カテーテル操作および造影剤のインジェクションが難しい．カテーテルは副腎静脈専用のものを用いる（Fig.2〜Fig.4）．

② 副腎静脈の造影タイミングを逃さないためにも，撮影による記録のみならず，テストインジェクションで捉えた副腎静脈を透視保存し，瞬時にリファレンス画像として術者へ提供する．また，椎体と副腎静脈との位置関係がわかるよう，適切なインチサイズの選択と照射野絞りを行う．

● 結果・評価

＜副腎静脈採血の結果＞
① 左副腎静脈に専用カテーテルを挿入し，マイクロカ

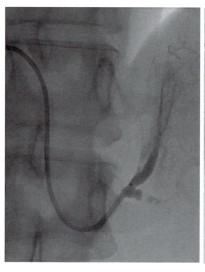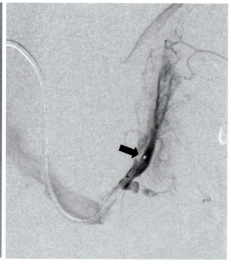

Fig.5　左副腎静脈
左副腎静脈を造影により確認し，中心静脈より採血（黒矢印）．

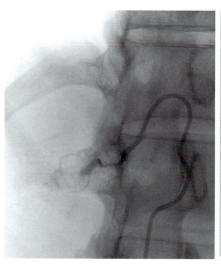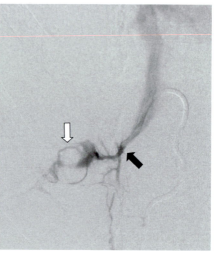

Fig.6　右副腎静脈
右副腎静脈を造影により確認し，中心静脈より採血（黒矢印）．CTで確認できた20mm大結節を確認することができる（白矢印）．

　テーテルにて中心静脈・左腎静脈・下大静脈（末梢血）・右腎静脈より採血をした（**Fig.5**）．

2 右副腎静脈に専用カテーテルを挿入し，マイクロカテーテルにて中心静脈より採血をした（**Fig.6**）．

3 右副腎静脈内にカテーテルを留置したままACTHを点滴静注した．

4 ACTH負荷後，マイクロカテーテルを用いて右副腎中心静脈，外側枝，下側枝の各支脈血管より採血をした（**Fig.7**）．

5 左副腎静脈に専用カテーテルを再び挿入し，マイクロカテーテルにて中心静脈，上側枝，外上側枝，外下側枝の各支脈血管より採血をした（**Fig.8**）．

＜アルドステロン値の結果＞

　副腎静脈支脈採血の結果，右副腎静脈外側枝からのアルドステロン過剰分泌であることが確認でき，CTで確認された結節の支脈血管と一致したことから，右副腎アルドステロン産生腺腫と確定診断された．

　後日，腹腔鏡下による右副腎腺腫の部分切除術が施行され，術後のアルドステロン値は300以下と正常値に戻った．血圧は180〜200と高い数値ではあるが，徐々に下がっていくことが想定され，今後しばらくは降圧剤と外来によるフォローで経過観察となった．

● 知見・考察

　副腎皮質疾患は画像検査で確認することが難しい微細な腫瘤性病変であること，副腎静脈支脈血管のバリエーションには個人差があり，熟練したIVR専門医であってもカテーテル操作が非常に難しいといったことがあげられる．

　しかし副腎静脈採血はきわめて高い診断精度をもつ検査法であり，これにより推定患者数4000万人とされる高血圧の約10％の原因となっている副腎皮質疾患を的確に診断し，高血圧という慢性の疾患からの治癒を得ることが大きく期待できる．

　副腎静脈採血を施行する医師の技術的な面が大きく関わってくるが，われわれ診療放射線技師はただ検査に立ち合い被曝や装置的な面を管理するだけでなく，副腎静

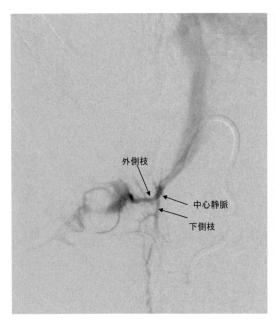
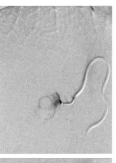
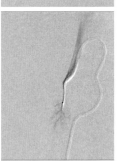

Fig.7 右副腎静脈支脈血管（中心静脈，外側枝，下側枝）

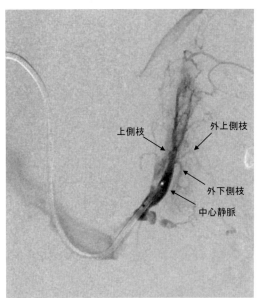
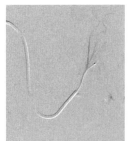

Fig.8 左副腎静脈支脈血管（中心静脈，上側枝，外上側枝，外下側枝）

脈の解剖および副腎静脈採血について十分に理解し，術者と同じ目線で検査に臨むべきである．

参考文献

1) 大村昌夫，牧田幸三，松井青史，西川哲男：副腎静脈サンプリング．臨床画像，27（6）：2011．
2) 大村昌夫，牧田幸三：IVRの最新デバイス．Rad Fan, 8（9）：2010．
3) 伊藤貞嘉，西川哲男・編：高血圧診療のポイント 原発性アルドステロン症診断のための副腎静脈採血（AVS）のコツと判定法．メディカルレビュー社，2012．

Table 1　result and evaluation-1

透視時間	16.9min
フレーム数	115
エアカーマ	55mGy
造影剤量	75ml
検査時間	96min

Table 2　result and evaluation-2

quality	good
cost	good
care	good

4 四肢領域

1 下肢動脈疾患と血管解剖

病態

末梢血管疾患の基礎疾患の多くは粥状動脈硬化症であり，動脈硬化の形成場所により①下肢閉塞性動脈硬化症（peripheral artery disease: PAD），②腎動脈硬化症，③頸動脈硬化症に分類される．ここではPADについて述べる．PADには多くの疾患があるが，治療（IVR or OPE）適応となるのは動脈硬化性疾患が多く，Table 1に示すように急性，慢性の2つに分類される．急性閉塞は緊急治療が必要で，迅速な対応が求められるのに対し，慢性閉塞は待機的な予定治療となる．症状の評価は末梢動脈疾患の分類（Fontaine, Rutherford）で行われる [1]〜[4]（Table 2）．

解剖と造影

骨盤内動脈

腹部大動脈（Ao）は腰椎下部で分岐し左右の総腸骨動脈（CIA）となる．CIAは内腸骨動脈（IIA）と外腸骨動脈（EIA）に分岐し，EIAから総大腿動脈（CFA）に移行する．CFAは浅大腿動脈（SFA）と大腿深動脈（DFA）に分岐する（Fig.1〜Fig.3）．また，深腸骨回旋動脈は鼠径靭帯の上下を把握する重要血管であるため，普段から留意すべき血管である．骨盤内動脈は主要な血管が腹側，腹背方向，言い換えると正面画像の前後方向に分岐するため撮影角度が重要である．撮影は通常DSAが用いられ，診断，治療にはsub, an-sub両方を

Table 1　末梢血管疾患の急性閉塞と慢性閉塞の分類

急性閉塞疾患	慢性閉塞疾患
1. 動脈塞栓症 　（心原性，粥状硬化，動脈瘤等が原因の塞栓症） 2. 急性動脈血栓症 　（ASOの急性増悪，血液凝固能異常等） 3. 急性動脈解離	1. 閉塞性動脈硬化症 　（arteriosclerosis obliterans: ASO） 2. 閉塞性血栓血管炎 　（thromboangitis obliterans: TAO） 3. 繊維筋性異型性症 　（fibromuscular dysplasia: FMD）

Table 2　臨床での末梢動脈疾患の分類と評価

Fontaine 分類		Rutherford 分類		
度	臨床所見	度	群	臨床所見
Ⅰ	無症候	0	0	無症候
Ⅱa	軽度の跛行	Ⅰ	1	軽度の跛行
Ⅱb	中等度から重度の跛行		2	中等度の跛行
			3	重度の跛行
Ⅲ	虚血性安静時疼痛	Ⅱ	4	虚血性安静時疼痛
Ⅳ	潰瘍，壊疽	Ⅲ	5	小さな組織欠損
			6	大きな組織欠損

用いる．病変がある場合，正面と対側斜位の2方向がよいとされ，CIA，IIA および EIA の分岐には対側斜位に Caudal を加える．腹部大動脈瘤ステントグラフト内挿術（EVAR）には多用され，IIA の embolization にも使用される角度であり重要である．Table 3 に撮影概要を示す．

撮影視野においては Ao 分岐部から CFA までの成人骨盤全体が含まれることが望ましく，コロナリー専用装置では限界がある．PAD-EVT では縦横 12 インチ位の視野サイズがベストと思われる．ただ一方では，至適サイズ，至適角度での biplane 撮影が困難で撮影方向は通常正面像が選択されるのが実際と思われる．近年では事前の造影 CT が撮影されていれば，その再構成画像で骨盤血管の3次元的な把握が十分可能で，診断の大動脈造影は省略されることが多い（Fig.1, Fig.2）．

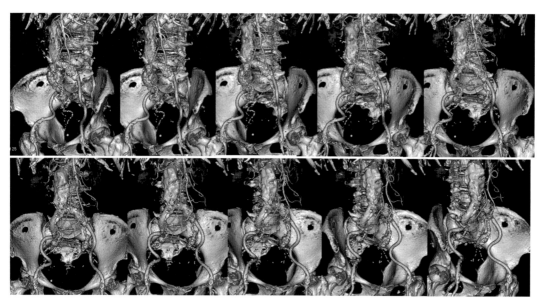

Fig. 1　iliac artery CTA
骨盤部造影 CT では，腹部大動脈，分岐部，分岐角度，総腸骨動脈，内腸骨動脈および外腸骨動脈等の血管走行，石灰化，前後左右の蛇行，骨盤骨との関係が的確に把握可能である．

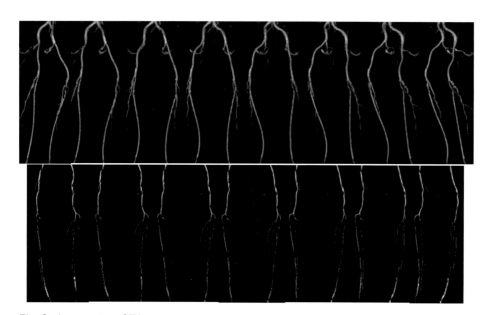

Fig. 2　lower artery CTA
下肢動脈造影 CT では，総大腿動脈，浅大腿動脈，大腿深動脈，膝窩動脈，前，後-脛骨動脈および腓骨動脈等の血管走行，分岐角度，石灰化，蛇行，骨との関係が的確に把握可能である．

大腿−膝窩動脈

CFA から SFA および DFA に分岐する（Fig.2 〜 Fig.4）．DFA，「大腿深動脈」のことを「深大腿動脈」と記述している書物が多数あるが，正規には「大腿深動脈」であるので注意されたい．一般臨床では SFA, deep と表現される．SFA は膝近傍で膝窩動脈（pop）に繋がる．この部位も事前に下肢造影 CT が撮影されていれば，診断での血管撮影は省略される．

EVT 時には対側から destination，または同側から順行性穿刺でガイディングシースを病変近傍に留置し手技を始めるが，CFA, SFA, DFA の分離には同側斜

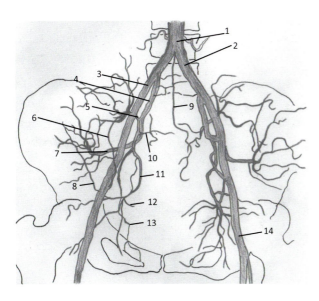

Fig. 3　骨盤動脈解剖
1　腹部大動脈：abdominal aorta
2　総腸骨動脈：common iliac artery
3　外腸骨動脈：external iliac artery
4　内腸骨動脈：internal iliac artery
5　腸腰動脈：iliolumber artery
6　下腹壁動脈：inferior epigastric artery
7　上殿動脈：superior gluteal artery
8　深腸骨回旋動脈：deep iliac circumflex artery
9　正中仙骨動脈：middle sacral artery
10　外側仙骨動脈：lateral sacral artery
11　下殿動脈：inferior gluteal artery
12　膀胱動脈：vesical artery
13　閉鎖動脈：obturator artery
14　総大腿動脈：common femoral artery

Table 3　下肢動脈撮影諸条件

部位	撮影法	撮影方向	造影剤注入量
片側全下肢	DA	AP	injector 5ml/s, total 25ml
骨盤部	DSA, DA	AP, 対側斜位	injector 10ml/s, total 20ml
大腿部	DSA, DA	AP, 同側斜位	hand injection（適量）
膝下，足関節以下	DSA	AP, 両斜位，側面	hand injection（適量）

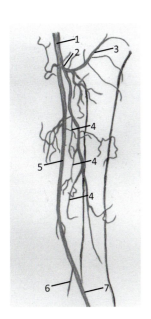
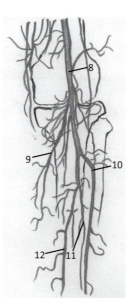
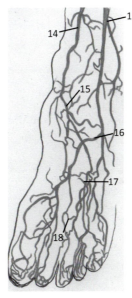

Fig. 4　下肢動脈解剖
1　総大腿動脈：common femoral artery
2　大腿深動脈：deep femoral artery
3　外側大腿回旋動脈：lateral femoral circumflex artery
4　穿通動脈：perforating artery
5　浅大腿動脈：superficial femoral artery
6　下行膝動脈：descending genicular artery
7　膝窩動脈：popliteal artery
8　膝窩動脈：popliteal artery
9　腓腹動脈：sural artery
10　前脛骨動脈：anterior tibial artery
11　腓骨動脈：peroneal artery
12　後脛骨動脈：posterior tibial artery
13　前脛骨動脈：anterior tibial artery
14　後脛骨動脈：posterior tibial artery
15　足底動脈：plantar artery
16　足背動脈：dorsalis pedis artery
17　足底動脈弓：plantar arch
18　中足動脈：metatarsal artery

位（30°～40°）を用いるとよい（Fig.5）．さらに大腿骨と重なるようにメジャーを配置する．CFA および Pop は EVT ではステント留置をしてはならない non stent zone とよばれ，よほどのことがない限りステント留置はしない．

撮影は小焦点で DSA，DA を適時撮影する．体動による artifact が発生しやすく，タオル，発砲シチロール，砂嚢等での患者固定が大切である．さらに X 線が直接 detector（FPD）に入りやすい領域であるため，collimation，filter 挿入などの画質対策も重要である．詳細は次項 2．撮影技術 下肢動脈の項を参照されたい．CTO での transcollateral approach 等では trace subtraction や透視 road map がよい適応となる．

EVT は狭窄病変の場合，通常の wiring，IVUS，POBA（stent）と行われることが多い．閉塞病変の SFA-CTO においては，CTO proximal および distal fibrous cap の penetration や true lumen の wiring に ECHO guide が有効（Fig.6）であり，血流が少なく触知できない血管の穿刺にも ECHO は有用性が高い．血管 ECHO は医師，診療放射線技師（RT）あるいは臨床検査技師の誰がやっても個々の病院の事情によるが，放射線防護を理解し，CT，MRI，angiography および IVR の知識があり，すべての画像診断に関わるのも RT であるので，筆者は RT が行うのが適任と考えている．

膝窩動脈以下
below the knee: BK, below the ankle: BA

Pop から腓腹動脈を分岐した後，前脛骨動脈（ATA）を分岐し後脛骨動脈（PTA）となり，PTA から腓骨動脈（PA）を分岐する．この分岐はバリエーションが多く撮影方向は個々の患者で適時適切に判断する．事前に CT あるいは MRI があるとよい．それぞれが貫通枝などの細かい血管を分岐し，ATA から足背動脈，PTA から足底動脈および PA の 3 つの経路から足先までの末梢に灌流されている（Fig.4）．また，足部は angiosome という 6 つの領域に分けられ，足背部の angiosome と

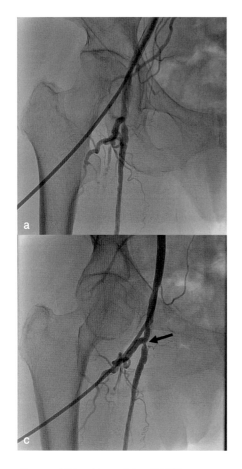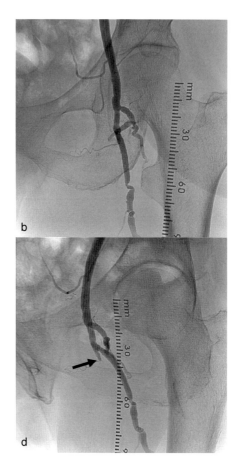

Fig. 5 CFA，SFA，DFA の分離
a, b 正面像である．CFA，SFA，DFA の分離が明らかでない．
c, d 同側斜位像である．SFA と DFA が分離され狭窄や閉塞が観察できる．

足底部の angiosome は arterial-arterial connection なる perforator で交通されていることが多いことから，各々の症例で灌流域に応じた血流評価が必要となる．

撮影は小焦点 DSA を適時撮影し an-sub も reference に用いる．wiring に trace subtraction などの road map を用いるとよい．下腿骨と重ならないようにメジャーを配置する．この部位も前項と同じく体動による artifact が発生しやすく，タオル，発砲スチロール，砂嚢等での患者固定が大切で画質対策も必要である．

BK および BA 領域の EVT の適応は，安静時疼痛（Fontaine Ⅲ，Rutherford 4）や潰瘍，壊疽（Fontaine Ⅳ，Rutherford 5～6）を有し重症虚血肢（critical limb ischemia: CLI）の病態に陥る場合に限り，救肢のため早急な血行再建が必要となる．従来は自家静脈による distal bypass 手術が基本であったが，合併症などで手術困難となることが多く，BK 以下領域にも EVT が施行されるようになった．しかし，症例の多くが小径血管，びまん性で長い病変で POBA のみの EVT では慢性期の再閉塞率も高いためフットケアチームの集学的治療が重要である．

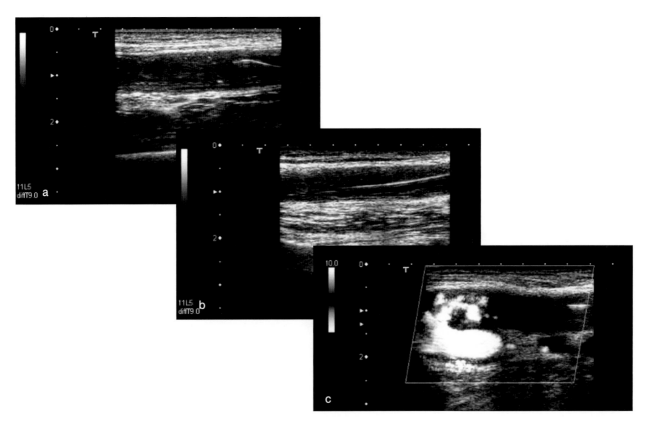

Fig. 6 echo guide SFA-CTO EVT
a pop から retro の wiring
b SFA true lumen を導く→管腔構造の真ん中に導き wire を長軸に描出する．
c SFA CTO 入口部近辺

② 撮影技術

骨盤・四肢の診断

骨盤・四肢領域の血管撮影の適応は，血管自体に病変を有する疾患の診断と腫瘍の浸潤範囲や質的診断，血管の狭窄に対する拡張術や腫瘍への薬剤動注・塞栓術などの治療に大別できる．腫瘍病変の診断はCT・MRIへと置き換わっているが，血管疾患は治療方針を決定するうえで血管撮影が重要である．

腸骨動脈

骨盤領域での血管撮影は内腸骨動脈撮影と外腸骨動脈撮影に大きく分かれ，内腸骨動脈は骨盤内臓器の悪性腫瘍，生殖器，骨部，骨盤骨折などが対象となり外腸骨動脈は血管病変が対象となる．

内腸骨動脈は前枝と後枝に分かれ，前枝は膀胱，生殖器などの骨盤内臓器と骨盤底を栄養する動脈枝で対側との交通が発達している．後枝は上殿動脈や腸腰動脈など骨盤後部や側壁を栄養する動脈枝からなる．

内腸骨動脈撮影時の注意点

内腸骨動脈分岐部での前枝と後枝の同定が難しい場合には，斜位方向（右内腸骨動脈ではLAO30°〜45°，左内腸骨動脈ではRAO30°〜45°程度の斜位撮影）により内腸骨動脈造影を行うと分岐部の確認が容易となる．左内腸骨動脈正面像（Fig.7a）とRAO35°の斜位像（Fig.7b）を比較すると矢印の子宮動脈や膀胱動脈の分岐部同定は斜位像のほうが容易である．

内腸骨動脈造影の撮影プログラムは3f/s，造影剤注入条件は4ml/sで総量8mlにて撮影を行った．

下肢動脈

下肢領域での血管撮影は，閉塞性疾患，動脈瘤，血管奇形，機能性疾患，骨・軟部腫瘍などに適用される．腫瘍病変など限定された部位の検査を除き血管病変を検査する場合の特徴として，頭腹部・心臓などの部位と比べて広い範囲をできる限り少ない回数の造影にて撮影することである．よって，連続的に広い範囲が撮影できる装置や機器，移動可能な装置などが必要となってくる．特に，下肢動脈造影では骨盤部から足部に至る広い範囲の連続した動脈描出が診断上重要であり，装置のデジタル化に伴いステッピング digital subtraction angiography（DSA）撮影，digital angiography（DA）撮影が多くの施設で行われている．

ステッピングDSA撮影はDSA装置と移動装置を組み合わせることにより，造影剤の流れに合わせTVモニタで観察しながらステップ状に移動撮影し，1回の造影

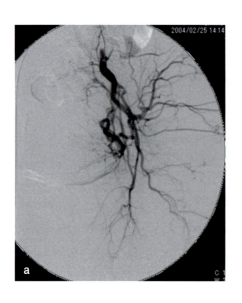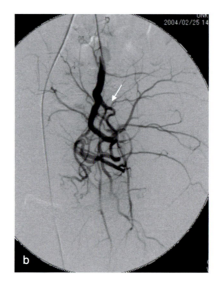

Fig.7　左内腸骨動脈
a　正面
b　RAO

で各ステージの撮影タイミングを的確に行いコントラストに優れた下肢動脈像が得られる．しかし，造影剤注入による疼痛・熱感のためのモーションアーチファクトや装置移動でのブレによるミスレジストレーションアーチファクトが起こりやすい等の欠点もある．

DA撮影はサブトラクションの処理をせずに画像を得ることができるので，体動に影響されやすいDSAの欠点を解消でき，TVモニタを観察しながら造影剤の流れに追従し撮影を行うことが可能である．DA画像の空間分解能はDSA画像と同等であるがコントラスト分解能は劣るため，骨部と重なった下腿部の血管コントラストに問題があったが，最近の装置ではマルチ周波数処理などの画像処理が進歩したため良好な造影像が得られ，下肢全長撮影の主流となっている．**Fig.8**にDA撮影による下肢動脈全長撮影の一例を示す．撮影時の造影剤注入量は4ml/sで総量24mlであり大腿動脈より足部の動脈まで描出されている．

下肢動脈撮影時の注意点

1) 骨盤部，大腿部，膝部，下腿部，足部と形状の変化と共に被写体厚の変化が大きい撮影部位になるため，ハレーション防止用のボーラス（**Fig.9**）や濃度補償フィルタを用い画質向上に努める．
2) 下肢は関節部分が多くモーションアーチファクトが起こることから固定を有効に行う[5)～6)]．
3) DSA撮影とDA撮影の利点・欠点を考慮に入れ合理的に両者を使用する．
4) 両側下肢動脈を大視野検出器により同時撮影する場合，片側に病変が存在することにより移動タイミングが難しく，左右の下肢動脈を同時に描出することが困難な症例もある．
5) 造影剤の流れに追従しながら移動撮影する場合，順行性の血流や側副路の遠位端から末梢は撮影可能であるが，閉塞部位の吻合部より中枢側の動脈本幹へ逆行性に緩除に造影される像を捉えることが難しく，真の閉塞長の把握には固定撮影が必要になる．

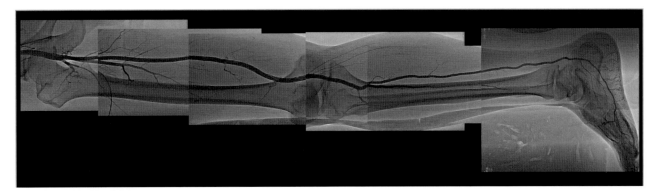

Fig. 8　下肢動脈全長撮影

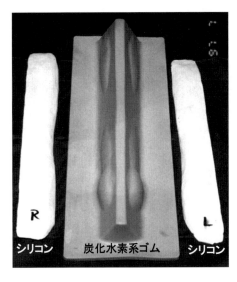

Fig. 9　下肢動脈撮影用ボーラス

② 臨床症例：骨盤領域 IVR

骨盤内悪性腫瘍に対する動注化学療法

　動注化学療法の適応となる主な疾患は膀胱癌，子宮頸癌，直腸癌の術後再発例，前立腺癌である．骨盤動脈造影に引き続き各臓器動脈の選択的造影を施行することにより，腫瘍血管・濃染をより明瞭に描出することができ，薬剤の動注血管同定や分布を調べることができる．

　膀胱癌では浸潤性膀胱癌に対し施行され，ほとんどは移行上皮癌であるが，まれに扁平上皮癌や腺癌がみられる[7]．以前は切除不能な局所進行例に対し動注療法を行っていたが，術前化学療法や膀胱温存を目的とした放射線治療との同時併用療法などに用いられている[8]．Fig.10 に選択的に腫瘍の栄養動脈内にカテーテルを挿入し薬剤注入を行った膀胱癌症例を示す．マイクロカテーテルにより選択的に造影された左上膀胱動脈（Fig.10a），左下膀胱動脈，右上膀胱動脈，右下膀胱動脈では血管が不規則に屈曲・蛇行し腫瘍濃染が確認されたため，これらの膀胱動脈より抗癌剤が動注された．造影 CT 像（Fig.10b）では，膀胱壁に不整な壁肥厚，内部へ突出し強く濃染された腫瘍を確認することができる．なお，本症例は放射線治療との同時併用療法が行われた．

　子宮頸癌では放射線治療との同時併用療法が行われ，大きな腫瘍容積を縮小させることにより腔内照射の効果を高め局所制御を目的に施行される．また，手術適応となる症例では，手術の精度を高める術前療法として施行される[7]．

動注化学療法時での撮影の注意点

　膀胱癌での進展度・悪性度が高い浸潤性の腫瘍の血管撮影（Fig.11）では，腫瘍血管が不規則な屈曲，蛇行を示し強い腫瘍濃染が描出される．子宮頸癌の血管撮影では，一般的に血管増生に乏しいため腫瘍濃染は淡いが，腫瘍が大きくなれば濃染や早期静脈還流が描出される．

　骨盤部の撮影では，膀胱への造影剤貯留による障害陰影が発生するため，導尿カテーテルの挿入により持続的に排尿することが重要である．

　選択的動脈造影の撮影プログラムは 3f/s，造影剤の注入条件は 1ml/s で総量 3ml にて撮影した．

女性性器出血

　分娩に関連する出血，多血性の絨毛性疾患からの出血などが対象となる．産科領域の大量出血はショック状態に陥るため，早期診断と治療が重要である．保存的治療の子宮収縮剤の投与やタンポナーデなどが優先的に行われるが，効果が得られない場合には外科的な子宮摘出術か内腸骨動脈結紮術あるいは TAE が選択される．TAE は低侵襲で子宮温存が可能であり，診断に引き続き治療が可能であるため有効な治療法である[9]．

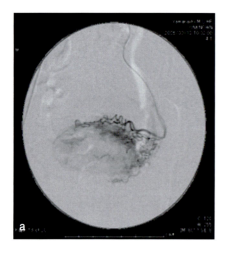
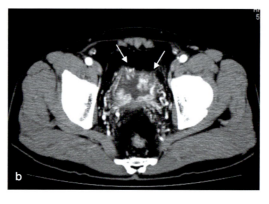

Fig.10　膀胱癌動注症例
a　左上膀胱動脈
b　造影 CT 像

絨毛性疾患からの出血に対するTAE症例（Fig.12）を示す．総腸骨動脈造影（Fig.12a），内腸骨動脈造影（Fig.12b）より発達した子宮動脈（矢印）と腫瘍が描出されている．マイクロカテーテルにより選択された左子宮動脈造影（Fig.12c）にて拡張・蛇行した動脈と強い濃染の腫瘍が認められ，TAEが施行された．また，右子宮動脈も塞栓が行われ，TAE後の総腸骨動脈造影（Fig.12d）で腫瘍は描出されていない．塞栓物質は，子宮を温存する目的からゼラチンスポンジ細片が使用された．

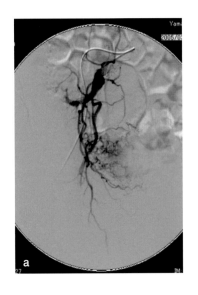
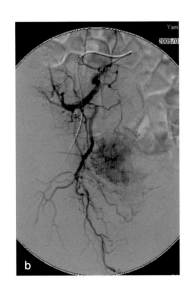

Fig.11 膀胱癌での右内腸骨動脈造影
a 動脈相早期相
b 動脈後期相（腫瘍濃染相）

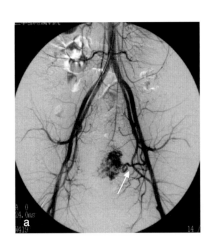
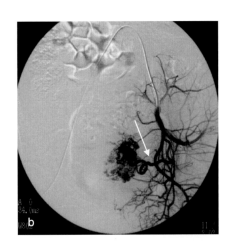
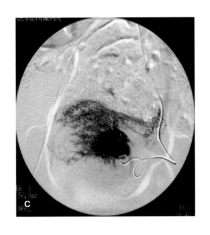
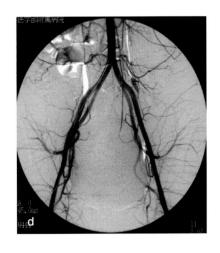

Fig.12 絨毛性疾患からの出血に対するTAE症例
a 総腸骨動脈造影
b 内腸骨動脈造影
c 左子宮動脈造影
d TAE後の総腸骨動脈造影

第Ⅱ部　臨床編

女性性器出血時での撮影の注意点

　出血性ショック時の検査では，呼吸停止によるDSA撮影が難しい場合がある．その時は，マスクを1呼吸分（3秒間程度）撮影し，リマスク処理により安定したDSA像を得ることができる．

　総腸骨動脈造影の撮影プログラムは3f/s，造影剤注入条件は8ml/sで総量16ml，内腸骨動脈造影の撮影プログラムは3f/s，造影剤注入条件は3ml/sで総量6ml，子宮動脈造影の撮影プログラムは3f/s，造影剤注入条件は1.5ml/sで総量3mlにて撮影を行った．

子宮筋腫

　子宮筋腫の治療は従来から外科的子宮摘出術やホルモン療法が行われてきたが，代替治療として子宮動脈塞栓術（uterine artery embolization: UAE）が行われるようになった．適応は子宮筋腫による症状が強く手術適応があるが本人が手術を望まない例，子宮癌検査が陰性，妊娠中ではない，閉経前であることなどである[10]．

持続性陰茎勃起症

　持続性陰茎勃起症は，陰茎海綿体への血流の流出入のバランスが失われた状態で，high-flow-typeとlow-flow-typeがある[11]．high-flow-typeは陰茎海綿体洞へ流入する動脈血が減少不能となった状態で陰茎は不完全勃起状態にて疼痛も軽度な症例が多く，low-flow-typeは陰茎海綿体洞を満たした血液が静脈還流不能になった状態で完全勃起状態にて激しい疼痛の症例が多い．IVRの対象はhigh-flow-typeであり，動脈塞栓術が施行される．

骨盤部骨腫瘍

　骨盤部の骨・軟部腫瘍はCT，MRIなどにより多くの診断情報を得られるため，診断を目的とする血管撮影はほとんど行われない．しかし，手術やIVRなど治療方針の決定を行うために主要血管の形状，支配血管の同定，腫瘍の大きさや広がりなどを確定する目的として血管撮影は行われる．

　骨・軟部腫瘍におけるIVRは，外科的手術での術中出血量減少を目的とした術前処置としてのTAE，腫瘍に対する薬剤動注療法などがある．

骨盤骨折

　交通事故や転落などの外力による重症骨盤外傷にて，出血性ショックにより大量輸血・輸液によっても循環動態が安定しない症例が適応となる．重症例では急性期に失血による死亡頻度が高く，初期治療において出血のコントロールが救命に重要である．

　骨盤外傷においては，骨折の状況，血腫の有無，動脈性出血の存在部位などを描出可能である造影CT検査が重要であり，造影CT検査で後腹膜血腫や造影剤の血管外漏出など描出され，出血性ショックが認められた場合には止血を目的としたIVRが施行される[12]．

　交通事故による骨盤外傷の症例（Fig.13）を示す．造影CT画像より，大きな後腹膜血腫（Fig.13a 矢印）と骨盤内の出血部位（Fig.13b 矢印）が確認できる．内腸骨動脈造影（Fig.13c 矢印）により多数の出血部位が認められたため，右上殿動脈を中心にゼラチンスポンジ細片を用いてTAEが施行され，TAE後の内腸骨動脈造影（Fig.13d）により出血部位は認められなくなった．その後，右第3腰動脈，右第4腰動脈，右深腸骨回旋動脈，右外側大腿回旋動脈のTAEが施行され，TAE終了後の総腸骨動脈造影（Fig.13e）により止血が確認された．

　血管造影にて血管外への造影剤漏出が認められた場合，出血を示す所見であるためTAEが施行される．塞栓物質は，生体が損傷血管を修復し血栓形成ができるまでの一時的な血流遮断を目的としているため，ゼラチンスポンジ細片が一般的に用いられる．しかし，止血が不十分な場合には金属コイルも併用される．

骨盤外傷による出血時での撮影の注意点

　血管撮影では，出血部位の確認，それに関与する血管の同定と側副血行路の確認を行う．総腸骨動脈造影，内腸骨動脈造影にて，造影剤の血管外漏出，仮性動脈瘤，スパスム，血管途絶などの所見が重要となるので注意して観察する．

　内腸骨動脈は前枝と後枝に分かれ，前枝は膀胱，生殖器などの骨盤内臓器と骨盤底を栄養する動脈枝で対側との交通が発達しているため対側枝の塞栓が必要となり，後枝は上殿動脈や腸腰動脈など骨盤後部や側壁を栄養する動脈枝からなる．また，内腸骨動脈への主要な側副血行路として，

① 大動脈からの分枝である腰動脈，正中仙骨動脈，卵巣動脈，下腸間膜動脈

②外腸骨動脈からの分枝である下腹壁動脈，深腸骨回旋動脈

③大腿動脈からの分枝である内側大腿回旋動脈，外側大腿回旋動脈

などがあり，側副血行路を介しての出血の有無を確認する[13]．

外傷時での骨盤部血管撮影では，解剖学的知識が重要であり対側枝からの交通や他の動脈からの側副血行路の状況が観察できる撮影条件やタイミングが必要となる．

参考文献

1) TASC II Working Group/日本脈管学会・訳，日本脈管学会・編：下肢閉塞性動脈硬化症の診断・治療指針II．メディカルトリビューン社，2007．

2) 南都伸介・監，飯田　修・編：EVTテクニックこれは困ったどうしよう．中外医学社，2009．

3) 中村正人・編：EVTスタッフマニュアル．医学書院，2009．

4) 横井宏佳・編：格段にうまくいくEVTの基本とコツ．羊土社，2011．

5) 安田光慶・他：下腿DSA撮影における体動防止固定具の開発．日本放射線技術学会誌，66 (1)：49-55; 2009．

6) 坂本　肇：四肢領域における血管撮影とIVR．日本放射線技術学会誌，64 (4)：451-462; 2008．

7) 竹田利明：骨盤内部　腹部血管造影診断の基本と実際．金原出版，245-253: 1998．

8) 濱　　光：骨盤内悪性腫瘍に対する動注化学療法　IVR手技　合併症とその対策．メジカルビュー社，212-217: 1998．

9) 高橋修司，田島廣之：女性性器出血　救急疾患のIVR．メジカルビュー社，90-91: 1998．

10) 森永圭吾，高橋修司，岩元香保里・他：子宮筋腫のUAE．臨床放射線（臨時増刊号），51 (11)：1623-1628; 2006．

11) 市川和雄，田島廣之：持続性陰茎勃起症　救急疾患のIVR．メジカルビュー社，114-115: 2003．

12) 高良博明，堀　　晃：骨盤骨折．臨床放射線（臨時増刊号），51 (11)：1635-1640; 2006．

13) 田島廣之，阿部　豊：骨盤骨折　IVRのキーワード175．メジカルビュー社，122-123: 2003．

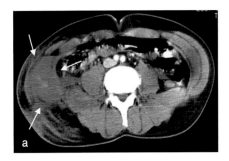
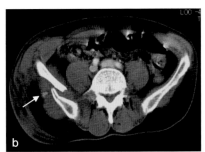
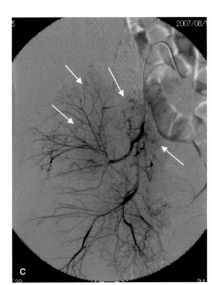
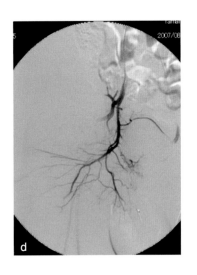
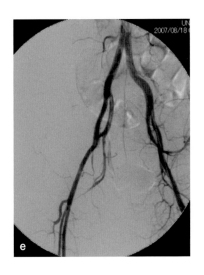

Fig.13　骨盤外傷による出血に対するTAE症例

a　造影CT画像
b　造影CT画像
c　内腸骨動脈造影
d　TAE後の内腸骨動脈造影
e　TAE後の総腸骨動脈

1. 急性動脈閉塞に対する血栓除去術　thrombectomy for acute limb ischemia

key data	拡張型心筋症（DCM），うっ血性心不全（CHF），僧帽弁形成術および左室縫縮術後（MVP, Batista），心室頻拍（VT）→ Ablation → ICD 植込み術後．今回心原性塞栓で下肢血管が閉塞
key point	突然の両下肢疼痛，急性下肢虚血（ALI）の疑いで救急搬送，両側大腿動脈以下拍動なし
key technique	迅速な責任動脈の再開通（fogarty による再疎通療法）
key image	造影 CT，下肢動脈造影

● 臨床情報

患者情報：70 歳代，男性，身長 168cm，体重 68kg
検査目的：下肢動脈血栓除去術
検査内容：急性下肢虚血の原因となりうる責任血管の造影とその治療

現病歴：14 年前，CHF にて発症．CT, US, MRI, RI, CAG 等で DCM（EF 20%）と診断，加療していた．8 年前，他院に紹介し MVP, Batista 術を施行．術後リハビリ中に 105 連発の Sustain VT 出現．VT ablation 施行後，慢性期に ICD 植込みを行った．2 年前より当院に逆紹介，循環器内科不整脈班で follow していた．先月外来時に右脚に力が入りづらいと訴えあり．硬直はみられるが歩行は可能．MRI は ICD にて不可のため，頭部および体幹部 CT を撮影．頭頂部に脳腫瘍があり，全身検索していた．今回，低左心機能による心原性塞栓で下肢血管が詰まったと思われる．

朝，8 時発症の ALI．救急搬送後の造影 CT にて腹部大動脈下部－両腸骨動脈分岐部閉塞（Ao-CIA Bif），右外腸骨動脈（EIA）高度狭窄および左膝窩動（pop）脈閉塞所見（Fig.1）．身体所見と併せて ALI と診断．血管外科に依頼し，Fogarty による血栓除去術施行となった．発症 6 時間（来院 60 分）で手術．
カテ前情報：ALI，心臓手術後，ICD 植込み後，低左心機能．

● 病態予測

CT 所見より Ao-CIA Bif, rt-EIA, lt-Pop に病変があり，さまざまな疾患と low EF のため全身麻酔下であるが容体急変に注意．血栓は発症から間もないため軟らかいと予想される．

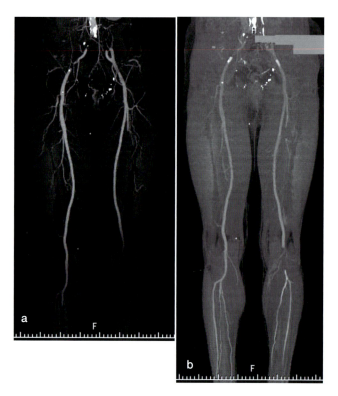

Fig.1　来院時，造影 CT
a　動脈相早期
b　動脈相後期

● 技術計画

オペ室にて全身麻酔下，透視可能な手術ベッドと外科用イメージ（I.I: 12 inch）を用いての手技．両側総大腿動脈（CFA）部をカットダウンにて露出，両側にシース挿入．透視下にて逆行性に KMP および Fogarty カテーテルを挿入し造影，血栓除去を行い Ao-Bif の血流を再疎通させる．必要なら PTA も行う．左 CFA より浅大腿動脈（SFA）→ pop と Fogarty を進め，pop を

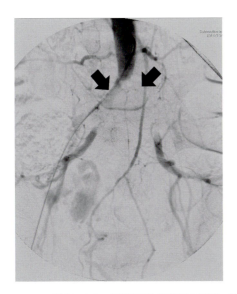

Fig.2 術前 AOG：両側総腸骨動脈の閉塞（矢印）

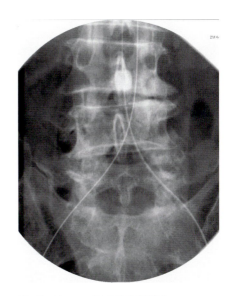

Fig.3 Fogarty による血栓除去

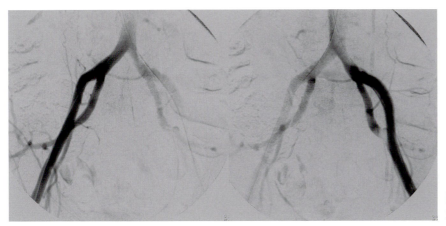

Fig.4 血栓除去後 AOG
左右腸骨動脈に残存血栓なし

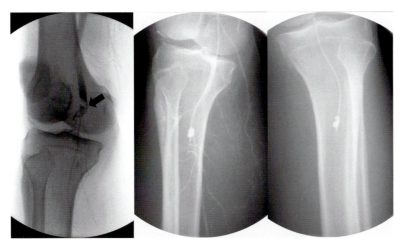

Fig.5
右膝窩動脈にも血栓あり（矢印），両側とも血栓除去施行

造影，血栓除去を行い左下腿部血流再開させる．参照画像として CT 像を用いる．透視は 10P/s を用い DSA の frame rates は 3F/s とした．

● 結果・評価

1 両側 5F Fogarty 挿入．左は CIA の閉塞を超えず．0.035 ワイヤ，KMP カテ等で貫通．AOG 施行，両側 CIA 閉塞（**Fig.2**）．

2 両側とも Fogarty にて血栓除去（**Fig.3**）．左右から造影し，CIA，EIA に残存狭窄なし（**Fig.4**）．

3 両側 SFA に順行性に Fogarty 進め pop 以下を造影したところ，術前 CT ではなかった Rt-Pop にも血栓があり両側とも血栓除去を施行した（**Fig.5**）．

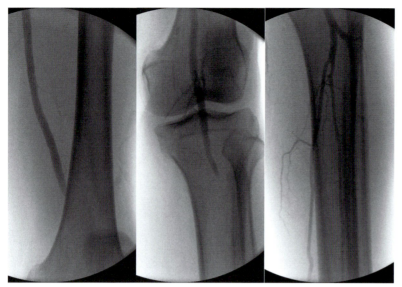

Fig.6
膝窩動脈血栓除去後，左下腿三分岐以下の血流確認

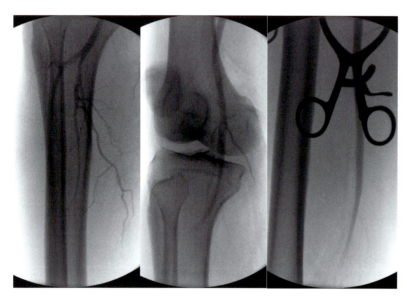

Fig.7
膝窩動脈血栓除去後，右下腿三分岐以下の血流確認

④両側 pop 血栓除去後，SFA より造影し pop および両側下腿三分岐以下の血流を確認（**Fig.6**, **Fig.7**）．残存血栓なし．CFA を縫合，止血確認し皮膚を閉じた．術後左前脛骨筋群がコンパートメント状態であったが加療にて軽減した．手術時間 2 時間．

⑤血栓除去術の結果・評価（**Table 1**, **Table 2**）．

● 知見・考察

　急性動脈閉塞症には動脈塞栓症，動脈血栓症，急性動脈解離，外傷性動脈閉塞および凝固異常症等がある．その原因として塞栓症は心原性が多く，血栓症は ASO が先行する男性に多いとされている．症状として「5 つの P 徴候」がある．疼痛（pain），脈拍消失（pulselessness），蒼白（pallor/paleness），知覚鈍麻（paresthesia）および運動麻痺（paralysis/paresis）とされ，6 つ目として虚脱（prostration）も加えられる．病態は，突然の強い疼痛や脱力感で発症し，神経障害（知覚，運動障害）から水疱形成，皮膚および筋肉壊死へと進行し全身衰弱から死に至る．重症度はその経過や閉塞部位と範囲，側副血行による代償，血栓形成の進行速度等により影響を受ける[1]．急性動脈閉塞で救肢が可能な患者には閉塞の解剖学的レベルを決定し，早急な血管内（IVR）または外科的血行再建術（thrombectomy/bypass）に導くことが推奨される．

　今回の報告例は，ALI 発症 6 時間 Fogarty カテーテルによる血栓除去術である．当院では本疾患は血管外科が担当し，オペ室にて外科用イメージを用いた手術とな

Table 1 result and evaluation-1

透視時間	15.9min
フレーム数	1,038
エアカーマ	565mGy
造影剤量	105ml
検査時間	120min

Table 2 result and evaluation-2

quality	good
cost	good
care	good

る．滞りなく血栓除去を行い救肢がなされ，合併症もなくコンパートメント症状も経時的に軽快した．術前の造影CTでの閉塞部位同定が重要である．

この手術は本来Hybrid ORでの施行が望ましい．われわれ診療放射線技師がCアームを用手にて動かすには限界があり，画質や被曝および手術環境からもHybrid ORが優位なのは歴然である．急性動脈閉塞は肢のみならず生命も脅かすことがあり迅速な対応が必要である．

参考文献

1) 末梢閉塞性動脈疾患の治療ガイドライン (2005-2008年度合同研究班報告)：Circulation Journal Suppl. III, 73 : 1573-1577; 2009.

2. 末梢血管病変に対する血管形成術 1

percutaneous transluminal angioplasty for peripheral artery disease

key data	間歇性跛行，ABI 低下（右 0.86，左 0.66）
key point	50m 歩行で左下肢痛．下肢造影 CT にて数か所病変指摘
key technique	安全な血行再建術，病変の的確な描出
key image	造影 CT，下肢動脈造影

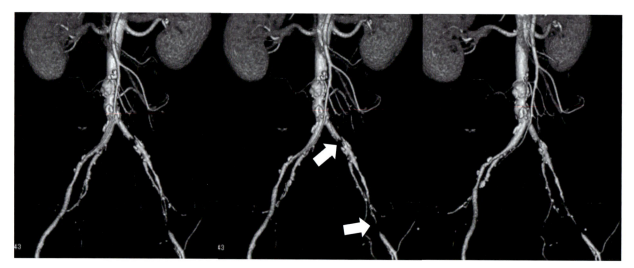

Fig.1 下肢造影 CT
左腸骨腿動脈（CIA），外腸骨動脈（EIA）に高度狭窄病変（矢印）．
右 EIA も中等度病変

● 臨床情報

患者情報：70 歳代，女性，身長 157cm，体重 54kg
検査目的：下肢動脈病変（PAD）に対する血管形成術（PTA）
検査内容：間歇性跛行の原因となりうる責任血管の造影とその治療
現病歴：5 年前，近医より「早朝の胸痛」を主訴に紹介．冠攣縮性狭心症（VSA）を疑い CAG 施行．VSA と診断され内服薬にて follow されていた．10 年前より歩行時 50m 程度で左下肢の痛みがあるが痛みを訴えず放置していた．最近，早朝時胸部圧迫感出現．日中労作時胸痛はなく VSA の再燃を疑われた．内服薬変更し胸痛は消失．冠動脈 CT で石灰化（＋）だが 50％狭窄で medical follow されていた．外来時の ABI で右 0.86，左 0.66 と低下があり，問診で間歇性跛行が判明．下肢動脈造影 CT を施行した．右は外腸骨動脈（EIA）に狭窄，浅大腿動脈（SFA）に石灰化の長い狭窄．左は総腸骨動脈（CIA）および EIA に高度狭窄．SFA は起始部（os）から閉塞（CTO）していた．膝窩動脈（Pop）以下は概ね正常であった（Fig.1，Fig.2）．VSA もあり心カテおよび下肢 AOG 施行した．CAG ほぼ正常．下肢動脈造影（AOG）にて右 EIA 50％，SFA 90％．左 CIA 90％，EIA 90％，SFA os CTO で大腿深動脈（DFA）より collateral で SFA distal，Pop 以下が造影され（Fig.3，Fig.4）．今回，左 PAD に対する PTA を実施．次回に右 SFA-PTA を予定した．
カテ前情報：VSA，PAD，心機能正常

● 病態予測

下肢血管 CT および AOG にて左下肢血管 CIA，EIA，SFA に複数病変あり．SFA-CTO は 10 年前からの古い病変のため「硬い」病変かもしれないが，幸い石灰化はほとんどない．予測は不可でやってみないとわからない．

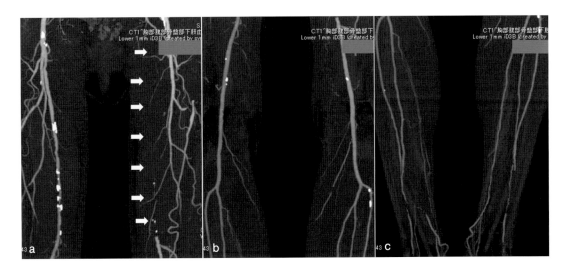

Fig.2 下肢造影 CT
a 右浅大腿動脈 (SFA) は石灰化＋狭窄，左 SFA は完全閉塞（矢印），大腿深動脈 (DFA) の側副血行路から遠位部が描出
b, c 膝窩動脈 (pop) 以下は狭窄あるも描出されている．

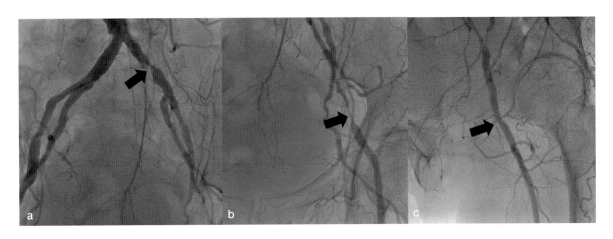

Fig.3 診断カテ時の大動脈造影 (AOG)
a 左 CIA 90% 狭窄（矢印）
b 左 EIA 90% 狭窄（矢印）
c 左 SFA 起始部 (os) で閉塞（矢印）

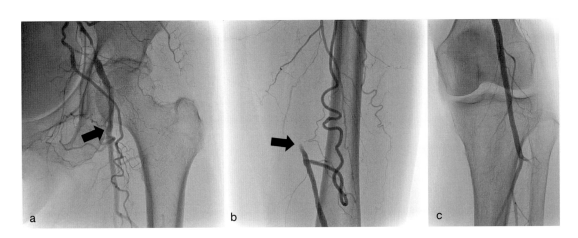

Fig.4 診断カテ時の下肢動脈造影
a 左 SFA os で閉塞（矢印）
b SFA 遠位部で大腿深動脈 (DFA) からの側副血行路より造影される（矢印）．
c pop 以下はほぼ正常

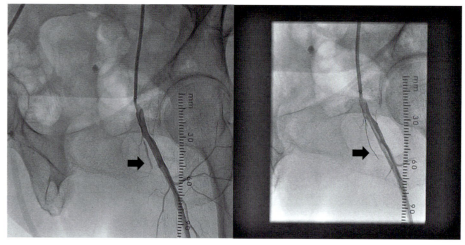

Fig.5 SFAに対する血管形成術（PTA）
a 6Fr.ガイディングシースをCFAに留置．SFAはchannelがありosから1cm位で閉塞
b 4Fr.子カテを使用し0.014インチワイヤをSFA channelに挿入

● 技術計画

　右総大腿動脈（CFA）よりアプローチ．4Fr.カテ＋0.035wireでガイディングシースdestinationを山越えで左CFAに留置．造影しながら0.014wireでSFA osから探る．0.014，0.018，0.035wireいずれにするかは術者の感触で変更．ECHOガイドも準備しておく．wiringに難渋しdistal SFAに貫通できない場合は「表パン」のオプションも視野に入れる．SFA-PTAが終了したら，destinationを引いてEIA，CIAのPTAを継続する．参照画像はCT，AOG両方用いる．適時，IVUSを使用する．perforationに備え脚用マンシェットの用意．血栓病変ということはないと思われるが一応薬剤，吸引カテ等は準備しておく．治療時間は的確に予想できないことを患者に伝えておく．

　DA，DSAを適宜撮影する．直接線が入りやすい部位であるため両脇の照射野を絞りハレーション防止フィルタを活用する．frame ratesはDA 7.5F/s，DSA 3F/sとし透視は7.5P/s low modeを使用する．

　SFA，DFA分岐部は同側斜位を，CIAおよびEIA-PTAは正面と対側斜位がワーキングアングルになる．

● 結果・評価

1. Destinationを左CFAに留置しLAOにて造影するとSFA osからchannelがあり，4Fr.子カテをバックアップに0.014 wireを挿入しCTOを探った（Fig.5）．IVUSでwireがSFA os true lumenであることを確認．SFA osを拡張することを選択．3mmのballoonでPOBAをした．

2. SFA osにスペースができたので，4Fr.子カテをバックアップに0.035 J wireをknuckleで進めたところ，比較的スルスルと進みCTO distalまで到達しそのまま貫通に成功．wireはpopに進んだ（Fig.6a）．5mm long balloonで60秒ずつSFA全長をPOBA．造影で解離が確認された（Fig.6b, c）．

3. wireを0.014に交換し，IVUS施行．wireはtrue lumenを捉えていた．major dissectionであるため，stentingの方針とした．CTO distal siteから6.0×100mmのDESを2本留置（Fig.7a, b）．5mm balloonで後拡張を行った．IVUS施行しSFA os付近は解離もなく良好に拡張されていたためstentingは行わずPOBAのみとした（Fig.7c, d）．

4. 引き続き，iliacのPTAを行った．destinationをCIA proximalまで引いてIVUS施行．EIAからCIAに8.0×100mm＋10.0×40mmのBMSを留置（Fig.8）．ステント内を8.0mmのballoonで後拡張．IVUSで良好な拡張を確認し終了した．手技時間90分（Table 1, Table 2）．

● 知見・考察

　PADのinterventionをendovascular therapy: EVTと総称するので以下はEVTとする．EVTの問題点は遠隔期成績（再狭窄）である．古いメタリックステント使用下では散々な遠隔期成績であったが，ナイチノールステントの登場により改善されたといわれて久しいが，いまだPCIのDESに比較すると満足とはいえないのが現状である．

　現時点では，膝下動脈領域はPOBA単独での治療し

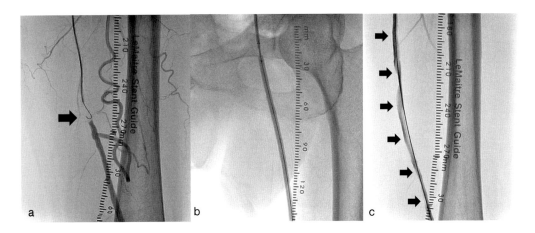

Fig.6 SFA-PTA
a SFA os を 3mm で POBA 後, 4Fr. 子カテ + 0.035 インチ J ワイヤをナックルで進め, SFA distal に cross した.
b 5mm long balloon で SFA を POBA
c 造影で広範囲の解離（矢印）を認めた.

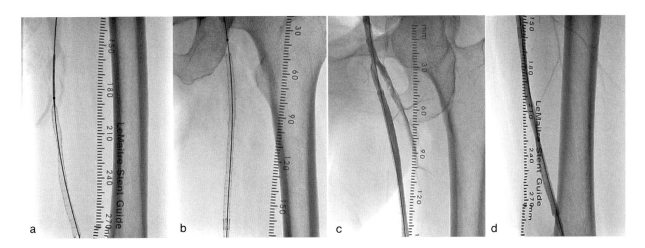

Fig.7 SFA-PTA
a 0.014 wire に交換後, IVUS 施行. SFA distal から 6.0/100mm ステント留置
b SFA proximal に 6.0/100mm ステント留置
c, d 5mm balloon で後拡張. IVUS と造影にて良好な拡張を確認

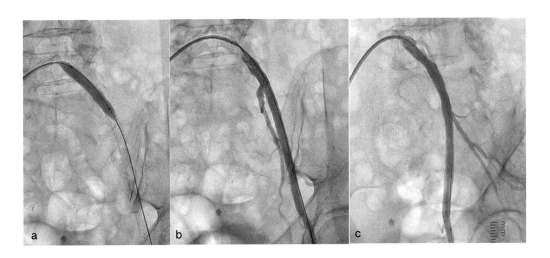

Fig.8 CIA, EIA-PTA
引き続き iliac PTA. IVUS 施行後, 鼠径靭帯に架からないように distal から 8.0/100mm, 10/40mm,
ステント留置（a）. 後拡張をし IVUS で確認, 造影して終了（b, c）

Table 1　result and evaluation-1

透視時間	15.9min
フレーム数	1,038
エアカーマ	565mGy
造影剤量	110ml
検査時間	90min

Table 2　result and evaluation-2

quality	good
cost	good
care	good

か行えず，遠隔期成績は不良である．しかしながら，遠隔期切断回避率はバイパス術と同等との報告がありcontroversial である．末梢血管疾患の基礎疾患の多くは粥状動脈硬化症であり，動脈硬化の形成場所により①下肢閉塞性動脈硬化症（PAD），②腎動脈硬化症，③頸動脈硬化症に分類される．わが国の下肢閉塞性動脈硬化症の好発部位は骨盤型が40〜66％，大腿，膝窩型が33〜50％，下腿型が0〜15％とされる．

PADに関する診断と治療のガイドライン2007年TASC Ⅱがあり，下肢動脈バイパスがゴールドスタンダードとされているが，長期成績は必ずしも良好とはいえない．また，施行できる施設が少ないといった問題点もある．EVTは「運動療法の効果がない例」「病変が治療に適する」「薬物療法を先行」など厳密な適応の選択がなされるべきで安易なEVTは厳に慎むべきとされている．また，実臨床では病期と症状を結びつけたものとしてFontaine およびRutherford 分類が広く用いられている[1]．

今回の報告例は，Fontaine Ⅱ，Rutherford Ⅰ-2の間歇性跛行で，患者が放置していたためABIの低下で見つかったPAD症例であった．下肢動脈CTの3D表示で病変が明らかになるため，EVTには必須の術前検査となる．腎機能低下例では非造影MRAを施行し，CO_2でEVTになるケースもある．

手技はSFA os にchannel があり，それを足掛かりにtrue lumen を捉えられ予想より容易にwire が通過した．その後POBA，stenting し左脚のEVTは完結できた．病変入口部にchannel がない場合，石灰化（＋＋）の場合，曲がりくねったlong CTOなどは治療に難渋するケースも多い．ECHOガイドやdistal puncture でのbi-directional approach 等々の手技，また，perforation等の合併症対策も必要でさまざまなケースに対応できるようにしておかなければならない．

参考文献

1) 末梢閉塞性動脈疾患の治療ガイドライン（2005-2008 年度合同研究班報告）：Circulation Journal, Suppl. Ⅲ, 73: 1573-1585; 2009.

3. 末梢血管病変に対する血管形成術 2

percutaneous transluminal angioplasty for peripheral artery disease

key data	間歇性跛行（Fontaine 2），ABI 低下（右 0.56，左 0.66）
key point	100m 歩行で右下肢痛．下肢造影 CT にて腸骨動脈病変指摘
key technique	安全な血行再建術，病変の的確な描出
key image	造影 CT，下肢動脈造影

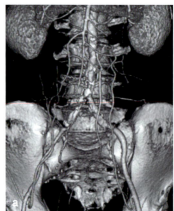
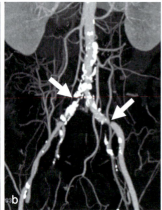
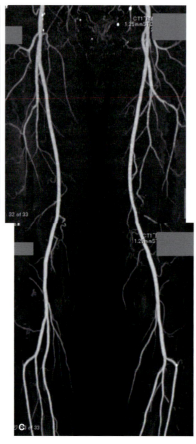

Fig.1 下肢造影 CT
a 左外腸骨腿動脈（CIA）に狭窄病変（矢印）
b 右 CIA は閉塞あるいは石灰化を伴う高度狭窄病変（矢印）
c 大腿動脈以下は正常

● 臨床情報

患者情報：60 歳代，男性，身長 160cm，体重 58kg
検査目的：下肢動脈病変（iliac）に対する血管形成術（PTA）
検査内容：間歇性跛行の原因となりうる責任血管の治療．
現病歴：数年前より高血圧にて近医で投薬治療を継続中．その後，足のしびれと家の階段を 3 回昇降することで出現する間歇性跛行にて当院循環器内科受診．ABI は右 0.56，左 0.66 と低下．ASO の診断で精査中の 1 年前の夏，朝起床時に力が入らず立つことができないために仕事に行かなかった．安静にしていても改善みられず当院受診，緊急 MRI 撮像した．DWI にて両側傍側脳室深部白質に高信号域，ADC map で低信号を呈しており，急性脳梗塞の画像所見．頸部血管および頭部血管には異常なし．入院加療，リハビリするも左方麻痺あり．意識清明，共同偏視や顔面神経麻痺はなし．喫煙（＋），飲酒（-）．リハビリ中の造影 CT で腎動脈狭窄，右 CIA が閉塞あるいは 99%，左 EIA も狭窄あり，CFA 以下は正常であった（Fig.1）．外来通院中，狭心症症状もあり CAG 施行．#1 90% にて ad hoc PCI でステント留置した．PCI 後 AOG 施行．CT で指摘されていた左右腸骨動脈病変が明らかになり右 CIA は CTO であった（Fig.2）．今回，iliac 病変に対する PTA を予定した．投薬薬剤はスタチンと抗血小板薬 2 剤．腎機能，心機能正常．
カテ前情報：PAD，陳旧性脳梗塞

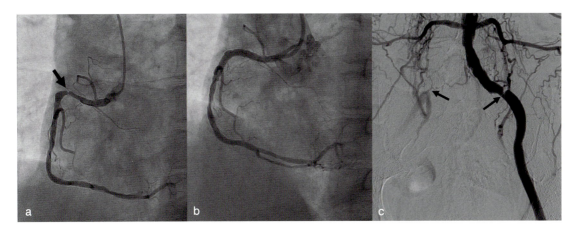

Fig.2 EVT 前 CAG
a 右冠動脈 #1 にスリット状の狭窄病変あり．
b 同部位に 3.5mm DES を direct stenting
c PCI 終了時に AOG 施行．右 CIA は完全閉塞であった．

● 病態予測

下肢血管 CT および AOG にて右 CIA 100％，左 EIA75％の病変あり．CIA-CTO は石灰化もあり CTO の入口，出口とも abrupt closure で divot のないタイプなので難渋するかもしれない．予測は不可でやってみないとわからない．

● 技術計画

左総大腿動脈（CFA）よりアプローチ．4Fr. Pigtail と 6Fr. sheath で EIA 病変の圧較差を測定．Pigtail を bifurcation 直上に置き AOG 施行．全体像を把握する．左 sheath は EIA 病変で wedge するようなら POBA し解除する．US guide で右 CFA を穿刺し 6Fr. sheath を CTO 出口付近に留置．まずは逆行性に wiring し Ao に抜けない場合は左上腕動脈穿刺し順行性アプローチも検討する．適時 IVUS を使用する．右 CTO の見通しが立ったら，左 EIA の治療方針もあり，どちらから stenting するかは不明．IIA はステントで jail する予定．硬い wire も使う予定で perforation に十分注意する．止血用 balloon も準備し，外科医にも PTA 予定を伝えておく．血栓病変ということはないと思われるが一応薬剤，吸引カテ等は準備しておく．治療時間は的確に予想できないことを患者に伝えておく．

DA，DSA を適宜撮影する．frame rates は DA 7.5F/s，DSA 3F/s とし透視は 7.5P/s low mode を使用する．

おそらく Ao-CIA 分岐部から両側 EIA まで stenting する予定なので正面と両斜位を撮影する．US guide は深さの関係で高周波プローブは使用不可と思われコンベックス型となり腸骨領域では困難かもしれない．CT の再構築画像を reference map にする．

● 結果・評価

1 左 CFA 穿刺．Pigtail と sheath で EIA 病変の圧を測定すると 30mm Hg の較差があった．6mm balloon で POBA し狭窄度を解除．圧較差が軽微になり sheath を CIA に留置．Pigtail で AOG を撮影した．右 CIA 100％，腰動脈から collateral で EIA が造影された（Fig.3a）．

2 US guide で右 CFA 穿刺．sheath を EIA proximal に留置．CTO 出口から US guide で 0.014 wire を逆行性に進めたが，CTO 入口付近で進まなくなった．IVUS をするため 2.5mm balloon で可能な範囲を POBA．IVUS を行った（Fig.3b）．wire は途中から sub intimal space に迷入していた（Fig.3c）．IVUS を sub に置いたまま子カテサポートの parallel wire で true lumen を狙った．少し大弯側に進めたところ CTO 入口の貫通に成功．wire は Ao に進んだ．2.5mm で POBA 後 Ao から EIA まで IVUS 施行．2本目の wire は true lumen を捉えていた（Fig.3d）．

3 右 CIA を再度 POBA 後，左からも IVUS 観察．径と landing を確認．Ao から EIA まで stenting の方針となり，左右とも Ao から EIA までステント留置するため両側から同時に deploy する shotgun stenting を行うことにした．8 × 80mm 自己拡張型ステントを左右から同時に留置した（Fig.4）．

4 両側ステント内を 7mm balloon で後拡張した．IVUS で最終確認し一部拡張不良の部分があるが，自己拡張

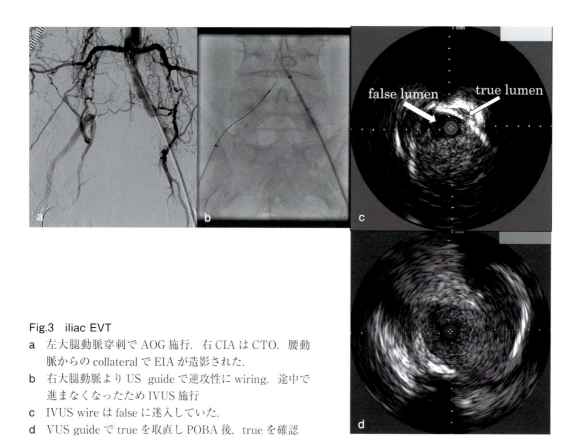

Fig.3 iliac EVT
a 左大腿動脈穿刺で AOG 施行．右 CIA は CTO．腰動脈からの collateral で EIA が造影された．
b 右大腿動脈より US guide で逆攻性に wiring．途中で進まなくなったため IVUS 施行
c IVUS wire は false に迷入していた．
d VUS guide で true を取直し POBA 後，true を確認

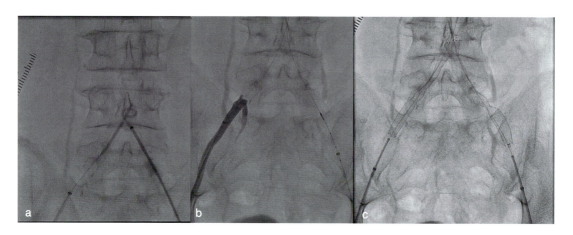

Fig.4 iliac EVT
a 右 CIA 〜 EIA を 2.5mm で POBA
b 左右の CIA 〜 EIA を IVUS で観察
c 両側とも 8 × 80mm 自己拡張型ステント留置

型なので慢性期に拡がっている可能性があり終了とした（Fig.5）．手技時間 90 分（Table 1，Table 2）．

● 知見・考察

1) PAD の病態

PAD は症状がゆっくり進行し，動脈硬化は全身の動脈に生じるため，脳，頸動脈，冠動脈など全身合併症も生じる．本症例の患者も脳梗塞および狭心症を合併し ASO 診療では全身への配慮は必須である．保存的療法である運動療法や薬物療法がまず選択されるべきであるが，薬物には詰まった動脈を直接改善させる効果はない．本症例では高血圧に対し近医よりシロスタゾールが処方されていた．詳細不明ながら PAD に対しては好都合であった．間歇性跛行の予後が良好であることは広く知られ TASC-Ⅱでも腸骨動脈領域の EVT は推奨されている．

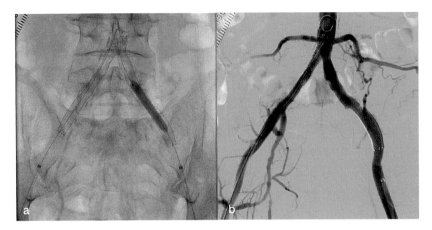

Fig.5　iliac EVT
a　7mm balloon で post dilatation
b　IVUS 確認後，final angiography

Table 1　result and evaluation-1

透視時間	40min
フレーム数	757
エアカーマ	1,025mGy
造影剤量	140ml
検査時間	140min

Table 2　result and evaluation-2

quality	good
cost	good
care	good

本症例は Fontaine 2 度[1]，間欠性跛行（CTO と open vessel）に対する EVT である．

2）CT の活用[2]〜[4]

iliac EVT では術前の CT を詳細に観察し治療戦略を立てる必要がある．CIA，EIA，IIA は SFA と異なり前後の屈曲が強く，ASO 患者においては左右方向の蛇行も強い患者が多く手技を難しくしている．骨つき，骨なし，石灰化つき，石灰化消し等の再構成画像を側面から側面まで丹念に読影しイメージを構築することが大切である〔1　下肢動脈疾患と血管解剖 Fig.1 (p.178)，症例 2. Fig.1, Fig.2 (p.192, 193)，症例 3. Fig.1 (p.198)〕．また，CT で CTO を撮ると血管が途切れた画像となる．これを補正するためには CT 値を閉塞血管にあわせて低く設定し，閉塞血管を描出した画像と重ね合わせると一連の画像として血管走行を把握することができる．CT で不得手とするのは石灰化病変であるが固定をしっかりして起動を同期させれば良好な subtraction を得ることができる．CT が詳細に観察できれば造影は省略されるが，CKD 等で CT が撮れない場合，石灰化情報はないものの MRA でもよい．CT も MRA も不可の時は造影をするが，iliac 領域では 1 方向のみの DSA（DA）では病変の過大，過小評価につながる．造影は正面，両斜位を撮影し，EVT は Biplane で行うとよいとされている．

本症例は石灰化病変で蛇行は軽い部類であった．

3）体表エコーと IVUS の活用[2]〜[4]

ほとんどの EVT おいて体表からの血管エコーは有用で，穿刺部位，病変観察，wiring，止血などに使用する．特に CTO-EVT における US guide は wiring に有用である．実際にはできるだけ高周波リニアプローブを用いて，

①GW の先端を描出する．
②いろいろな角度で内腔を描出する．石灰化を避ける．
③GW を端に寄らせない．血管を最大に描出する view で誘導．
④GW が急に消えるときは偽腔．
⑤内中膜と GW が一直線に見える時は偽腔．
⑥時には血管を伸ばす．

という操作が必要で，wire を進める時に長軸の観察で行い，時には短軸に変え wire の三次元的な位置関係を確認しながら長軸で wire を進めていく．この操作は plaque の中心（血管の中心）を掘り進めていくためには重要である〔1　下肢動脈疾患と血管解剖 Fig.6 (p.181)〕．また，CTO に対する EVT では IVUS は必要不可欠である．IVUS を行う目的は，手技をいかに安全に行えるかという点で，実際には wire が true を捉えているか？　血管破裂と末梢塞栓が起こりえるかなどを観

察する．

4）腸骨動脈病変の治療戦略[2]〜[4]

腸骨閉塞病変は動脈硬化の進行により複雑に蛇行している例が多く，両側アプローチで行うことが多い．閉塞部の両端からGWを進める両方向性アプローチ（bi-directional wiring approach），CART，Reverse-CARTが応用できる．大動脈からの入口部病変は血管リコイルが大きいことが知られており，強い拡張力が求められる．入口部病変では位置決めの容易さと拡張力の強さを考慮してバルーン拡張型ステントが第一選択となる．撮影はBi-planeで行うことが望ましい．CIA，IIA，EIAの血管造影は必要に応じて斜位を追加撮影するが，腸骨動脈では対側斜位が有用である．

5）本症例の総括

EVT手技は右CIAがCTOであり，逆向性にwiringをしたがsubに迷入したため，parallel wireでtrueを狙うことにした．subのwireにIVUSを留置し，透視とIVUS guideでtrueを狙い大弯側にwireを進めたところ，trueを捉えAoに抜けた．IVUS，POBA，stenting，post dilatationと予定通りAoから両側にステント留置した．

この症例では逆向性の手技で完結できたが，wireがtrueに抜けない時は，bi-directional approachが必要となる．腸骨領域のEVTはperforationの合併症になると重篤になり十分な対策も必要でさまざまなケースに対応できるようにしておかなければならない．

● 炭酸ガス造影を利用してのEVT

現在，X線検査における"造影剤"として主に使用されているものは陽性造影剤の非イオン性ヨード造影剤（以下：造影剤）である．陰性造影剤として炭酸ガスは古くから存在するが一般的ではなく多くは使用されてはいない．炭酸ガスと比較し造影剤はコントラストに優れ描出能が優れているが，アナフィラキシーショックにまでなりうるアレルギー症状の原因や，腎機能障害を引き起こす腎毒性を有する．造影剤を使用した後に造影剤誘発性腎症を発症する場合もあるが，補液や使用量の制限により予防することが可能である．造影剤の使用前にすでに腎機能障害を有している患者に対して造影剤を使用することは，腎機能障害を悪化させる可能性があるため使用を避けるか量を可能な限り控えるべきである．そのため腎機能障害患者や造影剤でアナフィラキシーショック歴のある患者に対して，腎毒性がなく無アレルギー性である炭酸ガスでの造影は有用である．しかし炭酸ガスを陰性造影剤として使用できる部位には限りがある．心臓や脳の血管には禁忌とされているため，主に横隔膜より下の腸骨動脈，大腿動脈，膝下動脈で使用する．

炭酸ガスは酸素と比較し，約20倍血液に溶けやすく血漿中に速やかに溶解し，血中の重炭酸緩衝系を介して呼気中に排泄され血液のPHは維持される[5]．しかし，合併症として横紋筋融解症，虚血性腸炎，炭酸ガス蓄積，神経障害，神経毒性（中枢神経へ注入した場合），採取や注入時の感染症などがある[6]．特に重篤な合併症として，横紋筋融解症および虚血性腸炎を起こし死亡した症例が報告されている．

横紋筋融解症とは骨格筋の融解，壊死により，筋体成分が血中へ流出した病態である．発症時の自覚症状としては，筋痛，しびれ，腫脹が生じ，筋壊死の結果として脱力，赤褐色尿（ミオグロビン尿）が生じる．腎不全症状が加わると無尿，乏尿，浮腫が生じる[7]．

虚血性腸炎は血管内に炭酸ガスが貯留する，あるいはガスの注入時に空気の混入などが原因となり，大腸に栄養を送る血流が低下し腸管が虚血となりやがて壊死を起こす．そのため注入部位に配慮することと，造影1回の炭酸ガス注入量は20ml程度とし，一検査あたりの総使用量を200ml以内にすることが望ましい．また，気体の性質上ガスの注入，造影の方法により血管壁の辺縁まで満たされないことがあるため血管内腔の過小評価をする可能性を知っておくべきである．

閉塞性動脈硬化症の患者が慢性腎機能障害を併発していることは珍しくない．炭酸ガスを使用したEVTは造影方法や画像処理の工夫により，十分に診断や治療の際に利用が可能である．さらに安全かつ効果的に行うため，非造影MRAを施行し病変部の診断を行うことや，病変部が明らかな場合などには単純CT画像から血管をプロットし走行を確認することも可能で，腎機能障害やアレルギーを避けられるほか，重要な情報となり手技の手助けとなる（Fig.6）．また検査，治療中にはIVUSや体表エコー，FFRワイヤなど他のモダリティを併用し治療前後の評価を行いながら進めることも有用である．

本項では腸骨動脈，大腿動脈での動脈硬化病変についての炭酸ガス造影を用いた血管内治療時の工夫と応用について記述する．

炭酸ガス造影の撮影技術

炭酸ガス造影の撮影は他の組織と炭酸ガスのコントラスト差が少ないためDSA撮影で行われる．造影剤を使用した場合の撮影モード（DSA）で画像を表示すると，造影剤で満たされた血管はDSA画像上黒く表示される

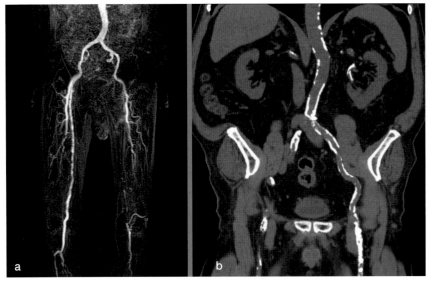

Fig.6 MRA および CTA
a 非造影で左 SFA の CTO 病変を描出.
b 非造影の CT 画像を再構成し血管走行と石灰化を描出.

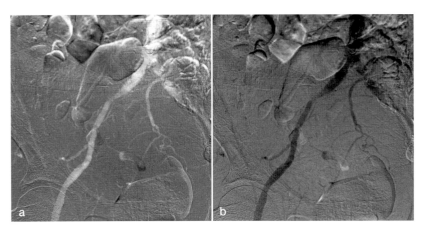

Fig.7
a SUB/N 表示画像 血管は白く表示される.
b SUB/P 表示画像 血管は黒く表示される.

のに対し，炭酸ガスで満たされた血管は白く表示される．そのため，画像表示を SUB/N 表示から SUB/P 表示に変更し造影剤使用時の DSA 画像と同じ黒い血管の表示にする (Fig.7)．サーバー転送時も SUB/P 表示に設定変更したままで画像を転送することが可能である．

炭酸ガスは造影剤と比較し血管内を通過する速度が速いため，造影剤使用時の DSA 撮影条件 5f/s（1 秒間に 5 フレームの撮影）では写し損じが生じてしまうが，フレームレートを 15f/s（1 秒間に 15 フレームの撮影）にあげることにより血管内を通過する炭酸ガス像を捉える (Fig.8)．しかしながら造影剤と比較し 1 フレームのみでは血管が炭酸ガスで満たされていないことが多いため，後処理で peak 値加算画像処理 (Fig.9, Fig.10) を行い静止画の作成をする．加算画像処理は撮影時の被写体の動き（腸管ガスの移動や体動）が少なければ血管内が炭酸ガスで満たされた臨床に有効な一枚の静止画像として作成できる (Fig.11, Fig.12)．しかしながらアーチファクトである腸管の壁運動やガスの移動も加算処理されてしまうため，血管が見えにくくなる．そのため，炭酸ガス造影施行時には腸管の動きを抑制する薬剤（ブスコパン，グルカゴン等）での前処置等も有効である．

炭酸ガス造影は造影剤使用時の画像と比較してコントラスト差が少ない．コントラスト差をつけるには以下の方法があげられる．

1) S/N を向上させる

①目標線量を通常の DSA 画像よりも高めに設定

線量が不十分だと粒状性が悪く血管と背景画像の分離が困難なので，適切な線量で撮影することにより粒

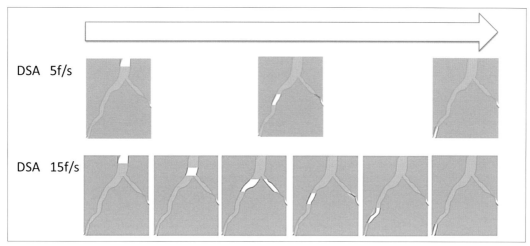

Fig.8 炭酸ガス造影画像の作成
フレームレートを増やすことで写し損じがないようにする．

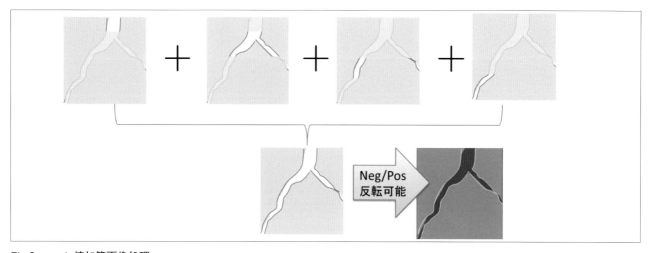

Fig.9 peak 値加算画像処理
SUB/N 表示を加算した後 Neg/Pos 反転処理

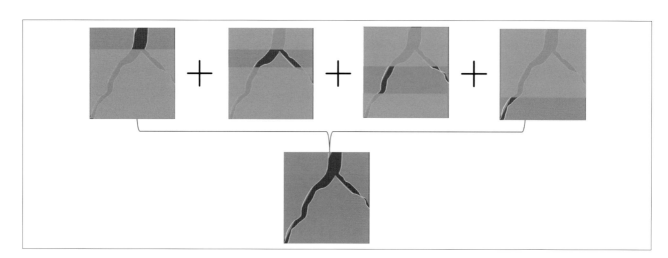

Fig.10 peak 値加算画像処理
Neg/Pos 反転処理をしている画像でも CO_2 Trace を利用可能

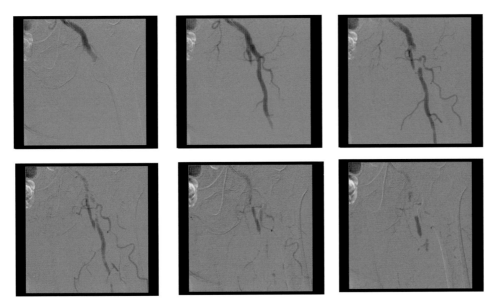

Fig.11 炭酸ガスを使用しての DSA 画像

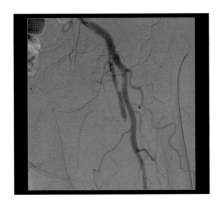

Fig.12 peak 値加算画像処理後の DSA 画像

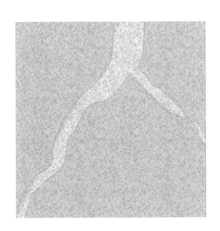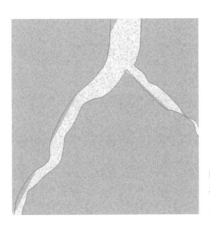

Fig.13 炭酸ガス造影の S/N 向上
撮影線量を増加し粒状性とコントラスト向上させる．

状性が改善し血管と背景画像の分離が良くなりコントラスト差がつくようにする（**Fig.13**）．

②マスク画像加算（コントラスト画像）を増やす

数枚のコントラスト画像を加算して1枚の画像を作成する（加算枚数をnとするとS/N比は$\sqrt{n}$倍に改善されるが，加算枚数が多すぎると残像感が出てしまうので注意が必要）（**Fig.14**）．

2) ウインドウ（階調）処理

デジタル画像のウインドウ（階調）処理でコントラスト強調＋エッジ強調を行う（**Fig.15**）．適切な調整処理を行うことで臨床診断に有用な画像の提供を行う．

臨床での画像処理の応用として，DSA画像の加算処理画像を静止画として利用するだけでなく透視でステントやバルーンの位置合わせを行う際に行う roadmap 時

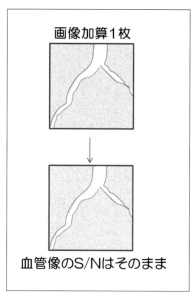
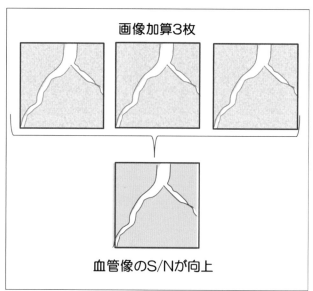

Fig.14　Mask 画像加算処理
S/N 向上のコントラスト画像を作成

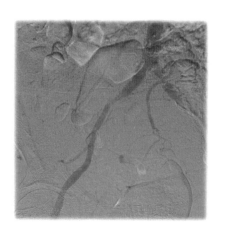
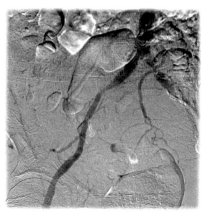

Fig.15　画質調整
WW，WL を調整し画像を作る．

のマスク像として利用することができる（Fig.16）．

造影剤使用時と比較し炭酸ガス使用時では透視下での血管位置・状態の確認が行いにくく DSA 撮影を必要とし，放射線被曝や炭酸ガスの使用量が増加する可能性が考えられる．そのため，前造影で撮影し加算処理した画像をマスク画像として roadmap に利用（Fig.17）することで確認のための撮影の回数が減り，被曝線量と炭酸ガスの使用量を抑えることが可能で手技も煩雑とならない．

炭酸ガスは気体であり低地から高地へと行く特性を考慮し患者体位を下肢末梢がやや高くなるようにポジショニングする．

造影ラインのセッティング時のポイントは，マニュホールドを使用し確実に空気抜きを行うことが必要である．大気に開放する際は，マニュホールド内を生理食塩水で満たした状態にしてから行う．

炭酸ガス使用時の副作用症状として嘔気や口唇・舌の痺れがある．稀な合併症として神経障害・心筋虚血・腸管虚血などの報告がされている．そのため 1 回の炭酸ガス注入量は 20ml 程度とし一検査あたりの総使用量を 200ml 以内にすることが望ましい．気体の性質上，ガスの注入・造影の方法により血管壁の辺縁まで満たされないことがあるため血管内腔の過小評価をする可能性を知っておくべきである．

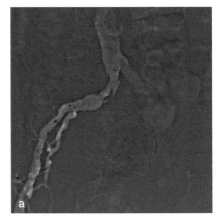
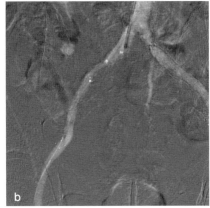

Fig.16 roadmap 画像
a 造影剤を使用しての roadmap
b 炭酸ガスを使用しての roadmap

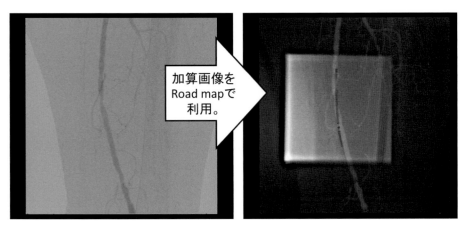

Fig.17 加算処理後の画像を利用

小括

閉塞性動脈硬化症の患者が慢性腎機能障害を併発していることは珍しくない．炭酸ガスを使用した EVT は造影方法や画像処理の工夫により，十分に診断や治療の際に利用が可能である．また，炭酸ガスでの EVT をより安全かつ効果的に行うためには IVUS や体表エコー，FFR ワイヤなど他のモダリティを併用することも非常に有用である．

参考文献

1) 末梢閉塞性動脈疾患の治療ガイドライン（2005-2008 年度合同研究班報告）：Circulation Journal Suppl. Ⅲ , 73: 1573-1577; 2009.
2) 南都伸介・監，飯田　修・編：EVT テクニックこれは困ったどうしよう．中外医学社，2009.
3) 中村正人・編：EVT スタッフマニュアル．医学書院，2009.
4) 横井宏佳・編：格段にうまくいく EVT の基本とコツ．羊土社，2011.
5) 竹田利明，成松芳明，平松京一：腹部血管造影における造影剤．日本バイオレオロジー学会誌（B&R），9（1）: 3; 1995.
6) 清水史孝，稲本　宗，横田英介，今泉健太郎，藤田和彦，藤目　真，趙　成済：炭酸ガスと cone beam CT を組み合わせて術前の副腎静脈サンプリングにおける標的血管のマッピングを行った原発性アルドステロン症の1例．日本内分泌・甲状腺外科学会雑誌，29（2）: 168-169; 2012.
7) 重篤副作用疾患別対応マニュアル - 横紋筋融解症．厚生労働省ホームページ．http://www.pmda.go.jp/files/000143227.pdf，2006.

4. 炭酸ガス造影を利用した末梢動脈疾患に対する末梢血管インターベンション

key data	間欠性跛行，運動負荷 ABI，腎機能障害
key point	浅大腿動脈（SFA）の狭窄
key technique	腎機能障害患者に対する炭酸ガス造影，画像の活用
key image	炭酸ガス造影，peak 値加算処理画像

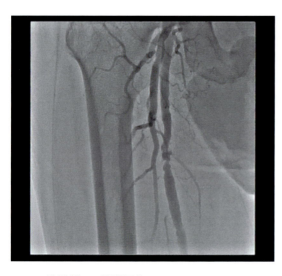

Fig.1 造影剤での診断画像

● 臨床情報

患者情報：70歳代，男性，身長 164cm，体重 70.5kg. eGFR30.3ml/min/1.73m² で片腎，喫煙歴あり，糖尿病

検査目的：下肢動脈病変（PAD）に対する炭酸ガス造影を利用した末梢血管インターベンション（EVT）

検査内容：間欠性跛行の原因となりうる責任病変の炭酸ガス造影とその治療

現病歴：間欠性跛行のため受診．PAD を疑い，外来で ABI 検査を行った．安静時での ABI（右 0.84/左 0.83），運動負荷後の ABI（右 0.76/左 0.75）と低下していた．

冠動脈造影および下肢動脈造影：両冠動脈に有意狭窄なし，右 SFA；75％狭窄（Fig.1），左外 EIA；50％狭窄，左 SFA；75％狭窄（下肢診断造影ではヨード造影剤を使用した）．

カテ前情報：PAD，腎機能障害

● 病態予測

下肢動脈造影より，病変は石灰化を伴う高度狭窄ではないため比較的治療は難渋しないと予測．また，今回治療対象となる部位は SFA であり腸管や腸管ガスの影響がないため体動がなければモーションアーチファクトによる画像への影響は少なく画像処理や roadmap 表示が鮮明に行えると考えた．

● 技術計画

両下肢に病変が存在したが症状の強い右下肢より治療を行うこととし，右 SFA の狭窄病変に対する EVT を施行する．腎機能障害を考慮し炭酸ガスでの造影で行う．また，撮影回数と炭酸ガスの使用量をできる限り控えるために必要な撮影タイミングを主治医と打ち合わせ，画像処理と透視表示の工夫を行いながら治療を行う．アプローチは対側の左総大腿動脈よりクロスオーバーでシースレスガイディングを留置．高度狭窄や高度石灰化の病変ではないため，0.018" のワイヤをクロスしバルーンで拡張．血管の解離等が認められた場合にはステント留置を考慮．その後バルーンでステント内を後拡張する．検査前後に皮膚灌流圧測定（skin re-perfusion pressure：SRPP）の測定を行い，検査中には血流計で常時モニタリングを行う．

炭酸ガス造影での検査のため副作用症状が造影剤使用時と異なる．カテ室スタッフにはその旨を伝え，患者には口唇のしびれ感や異常を感じた際には知らせるようお願いした．

● 結果・評価

[1] 左総大腿動脈より 45cm のシースレスガイディングをクロスオーバーで挿入した．前回造影剤を使用した診

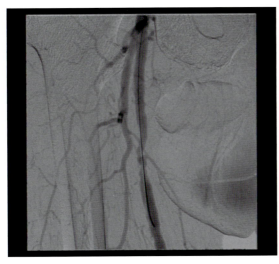

Fig.2　炭酸ガス造影（DSA）加算処理後

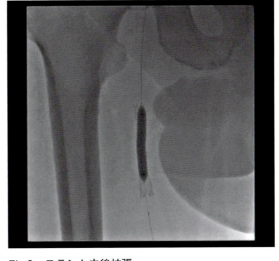

Fig.3　ステント内後拡張

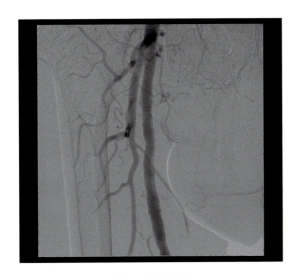

Fig.4　ステント留置後　最終造影

Table 1　result and evaluation-1

透視時間	21.3min
フレーム数	199
エアカーマ	805.2mGy
造影剤量	100ml（CO_2）
検査時間	65min

Table 2　result and evaluation-2

quality	good
cost	good
care	good

断の画像を参考に，まず0.018″のワイヤで病変部をクロスした．

② ワイヤクロス後，炭酸ガス造影でDSA撮影しpeak値加算処理（Fig.2）を行い，その処理画像をroadmapのマスク画像として利用した．

③ 6.0mmバルーンで前拡張し自己拡張型ステント8.0×60mmを留置した．ステント内を6.0mmバルーンで後拡張し（Fig.3），最終造影でステントの拡張が良好であること，その他異常ないことを確認して手技を終了した（Fig.4）．手技時間65分（Table 1，Table 2）．炭酸ガス使用量：約100ml（DSA撮影回数4回）．SRPP（足背／足底）：治療前（51/43mmHg）→治療後（79/51mmHg）

安静時ABIは治療前（右0.84/左0.83）から治療翌日には（右0.93/左0.86），治療前運動負荷ABI（右0.76/左0.75）から治療後運動負荷ABI（右1.06/左0.85）と良好な結果であった．

●知見・考察

手技自体の手順，方法は造影剤使用時の治療と変わりはない．異なる点として注意するところは，気体の特性を考え使用することと造影剤とは副作用症状が異なるため観察には副作用反応を把握しておく必要がある．また，使用量を控えるため画像加算やマスク像の使用など技術的な工夫が重要である．

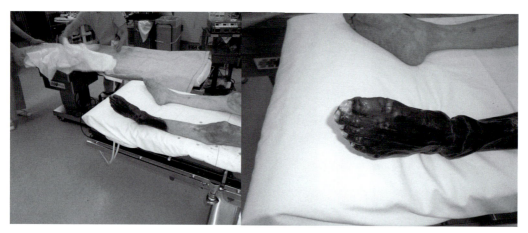

Fig.5　下肢の壊疽

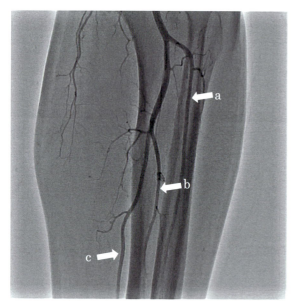

Fig.6　正常血管
a　前脛骨動脈（ATA）
b　腓骨動脈（PA）
c　後脛骨動脈（PTA）

● 膝下動脈病変の EVT

　膝下動脈（below the knee: BK）の病変は無症状の虚血には経過観察か薬物療法とされており，治療が必要となるのは安静時の疼痛症状や足の潰瘍形成や壊死，壊疽が起きている（Fig.5）重症下肢虚血の場合である．重症下肢虚血の血行再建の目的と目標は，虚血性疼痛の軽減，潰瘍や壊死部分の治癒，下肢切断範囲の縮小，切断部位の創傷治癒などである．それぞれの目的部分に十分な血流が得られるよう治療を行う．

BK-EVT の流れ

　膝下の組織は前脛骨動脈（ATA），後脛骨動脈（PTA），腓骨動脈（PA）の3本の血管で栄養されている（Fig.6）．3本各々の血管に組織を染色できる特殊な色素を流し，還流する領域を写真や絵で示した地図のようなものが angiosome である．一部重複して還流している部分もあるが，この angiosome より皮膚や筋肉の組織を栄養する主血管を判断することができ，血行再建の対象となる血管を決定する参考となる．

　膝窩動脈－大腿動脈間にシースを挿入するために問題となる病変がなければ大腿動脈より同側順行性に穿刺を行い，長いシースレスガイディングカテーテルを挿入する．長いガイディングを用いて順行性で手技を行う目的は，病変部近位までガイディングカテーテルを挿入することによりワイヤやデバイスの良好な操作性と強力なバックアップ力が確保されるためである．

　撮影は DSA を用いることが多く体動によるアーチファクトは避けたいが，造影剤による血管の疼痛が起きることがあるため患者にその旨を説明し固定を行う．そ

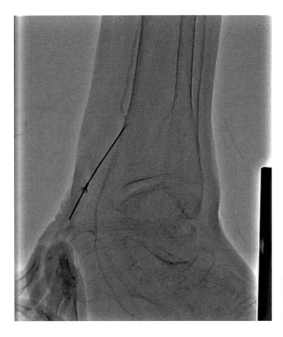

Fig.7 末梢血管（PTA）穿刺例
造影をしながらPTAが充影された時に穿刺する．

の他，等浸透圧の造影剤を使用することや高濃度の造影剤は薄めて造影を行うなどの工夫をすることが必要である．

まず，治療を行うためにガイドワイヤをクロスすることが必須であるが膝下病変の治療対象となる症例は透析患者や，糖尿病を有しているため病変は石灰化が強く硬いことが多い．そのため，

①マイクロカテーテルで補強をする．
②先端荷重の重いワイヤを使用する．
②先端が先細りされているテイパーワイヤを使用する．

などさまざまな種類のデバイスを使用し病変を貫通させる．また，病変部へのアプローチの方法として順行性で貫通が不可能であった場合にはATAとPTAの交通枝や側副路血管を介してのカートテクニックやリバースカートテクニックも行われる．さらに，体表エコーガイドや造影ガイドで末梢の血管を穿刺し二方向性アプローチで手技を行う方法もある（**Fig.7**）．

BKのEVTではステント留置は行わずバルーン拡張のみでの治療が基本であり，病変がびまん性に長いことがほとんどである．そのため解離や穿孔を避けるため血管にあわせた約1.5～3.0mm径程度のバルーンを用い低圧長時間の拡張を行う．

小括

BKのEVTは虚血性の疼痛の軽減や潰瘍，壊死，壊疽部分の治癒，下肢切断範囲の縮小を目標として行われる．血行障害を解除し治療目標を達成できることが望ましいが，血行障害を解除しても下肢切断を余儀なくされることもある．しかし，EVTにより血流が得られていれば切断部分の創傷治癒やさらなる切断範囲の拡大を防止することが可能でQOLの向上にも繋がる．また，さまざまな職種の協力で行われるEVTの前後でのフットケアも重要である．

5. 膝下動脈病変の末梢血管インターベンション1（BK-EVT）

key data	間欠性跛行
key point	左足背の潰瘍
key technique	潰瘍部分を栄養する血管の血流障害の解除
key image	前脛骨動脈（ATA）と後脛骨動脈（PTA）の交通枝

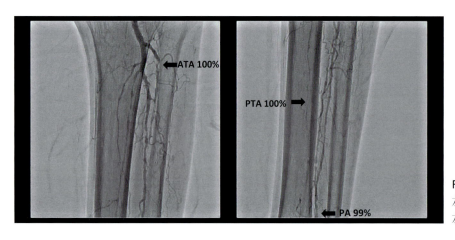

Fig.1
左ATA 100%閉塞、左PA 99%狭窄、左PTA 100%閉塞

● 臨床情報

患者情報：90歳代、男性、身長168cm、体重44kg
検査目的：重症下肢虚血（critical limb ischemia: CLI）に対するインターベンション（EVT）
検査内容：CLIに対するBK-EVT
現病歴：心不全にて入院歴あり．下肢の浮腫と左足背に潰瘍を形成し受診した．下肢動脈造影で左ATA; 100%閉塞、左PA; 99%狭窄、左PTA; 100%閉塞が認められた（Fig.1）．
カテ前情報：CLI, 潰瘍形成

● 病態予測

足背部分に形成した潰瘍のため、ATAの閉塞が主な原因である血流障害であると予測．また、患者は高齢で糖尿病を有しているため病変部は固くワイヤやデバイスの通過に難渋すると予測した．

● 技術計画

ATAに対する血流障害の解除を行う．同側順行性で可能な限り病変部付近までガイディングカテーテルを挿入し手技を行う．病変は血栓性ではなく石灰化や動脈硬化での閉塞と考え、先端荷重の重いワイヤや固い病変に対応するマイクロカテーテルを使用する．目的血管へのワイヤ通過が困難な際には交通枝や側副路を介しワイヤをクロスさせる．ワイヤクロス後は2.0mm程度のバルーンで低圧長時間拡張を行う．血管の穿孔や解離の際にはバルーンでの低圧長時間拡張で止血、解離腔の修復を行う．

● 結果・評価

左ATAおよび左PTAの100%閉塞病変に対するEVTを施行した．
1 左総大腿動脈より同側順行性に穿刺し4.5Fr.の55cmのシースレスガイディングを挿入した．0.014"ワイヤとマイクロカテーテルでATA閉塞部の貫通を試みるも困難であり、側副路血管からのアプローチを試みるも貫通しなかった．PAからの側副路を確認するため、マイクロカテーテルを挿入し造影するも側副路は確認できなかったためATAの病変への手技は中断した．
2 PTA病変部に対する治療を行った．0.014"ワイヤと2.0mmのオーバーザワイヤバルーンで閉塞部を貫通させ、長い2.0mmバルーンにて病変部を低圧長時間

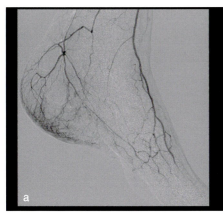
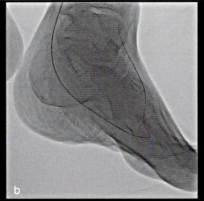
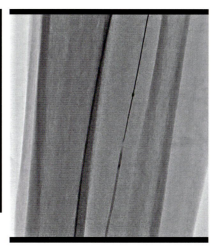

Fig.2
a　ATAとPTAの交通枝を造影で確認
b　交通枝を介しマイクロカテーテルサポート下にガイドワイヤをクロス

Fig.3　プルスルーテクニック

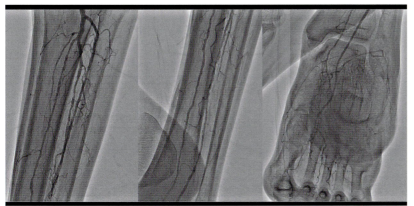

Fig.4　最終造影
完全閉塞部の拡張が良好であり，その他異常ないことを確認

Table 1　result and evaluation-1

透視時間	78.1min
フレーム数	1,263
エアカーマ	144.2mGy
造影剤量	210ml
検査時間	184min

Table 2　result and evaluation-2

quality	good
cost	good
care	good

拡張した．

3 ATAへ再度治療を行うためPTAとの交通枝を介してATAへワイヤをクロスさせた（Fig.2）．左総大腿動脈に4Fr. 30cmのシースを追加挿入し，マイクロカテーテルへプルスルーを行った（Fig.3）．

4 病変部を2.0mmで拡張後バルーンサイズを2.5mmに変更し拡張．その後，ATAを2.5mmでPTAを2.0mmで同時拡張を行った．最終造影にて完全閉塞部の拡張が良好であることとその他異常ないことを確認し手技を終了した（Fig.4）．手技時間183分（Table 1, Table 2）．

　左ATA：100％閉塞　→　25％狭窄
　左PTA：100％閉塞　→　25％狭窄
　SRPP（足背／足底）；治療前（30/24mmHg）→治療後（44/46mmHg）
　ABIは測定困難のため未施行．

● 知見・考察

　膝下動脈病変の状態を推測することは急性の血栓性閉塞以外では実際にワイヤやデバイスをクロスしなければ判断がつきにくい．そのためさまざまな方法で病変へ挑む準備と方法の事前の検討が必要である．オーバザワイヤタイプのバルーンをマイクロカテーテルとして使用するなどデバイスの使用方法の工夫も肝心となる．

　交通枝や側副路の検索やワイヤの選択も重要となり，ワイヤがクロス後にはプルスルーを行うなどの手技も必要となる．ワイヤの角度と病変の状態を最適な角度，位置で表示することが重要となる．

6. 膝下動脈病変の末梢血管インターベンション2（BK-EVT）

key data	阻血性の疼痛，ABI
key point	踵部分に形成した潰瘍
key technique	潰瘍部分を栄養する血管の血流障害の解除
key image	マイクロカテーテル先端からの造影

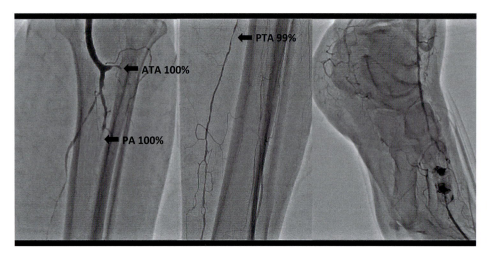

Fig.1　pre EVT 造影
左 ATA; 100% 閉塞，左 PA; 100% 閉塞，左 PTA; 99% 狭窄

● 臨床情報

患者情報：60歳代，男性，身長156cm，体重55.5kg
検査目的：重症下肢虚血（CLI）に対する末梢血管インターベンション（EVT）
検査内容：踵部分に形成した潰瘍の原因となりうる血流障害の解除
現 病 歴：左踵に潰瘍を形成し，他院で処置を行うも軽快しなかった．疼痛症状も強くなり受診した．ABI（0.71/0.70）．下肢造影で左 ATA; 100% 閉塞，左 PA; 100% 閉塞，左 PTA; 99% 狭窄（**Fig.1**）が認められた．
カテ前情報：CLI，踵部分に潰瘍形成

● 病態予測

潰瘍の形成部分と診断時の造影よりPTAが影響している虚血性病変であると判断．潰瘍形成から時間が経過しており，糖尿病も有していることから病変部は石灰化や気質化した組織であると予測．

● 技術計画

踵部分を栄養するPTAの治療を行うこととし，同側順行性でアプローチを行う．病変部へのワイヤクロスは難渋すると考え，さまざまな種類のワイヤやマイクロカテーテルを使用する．ワイヤクロスに難渋した場合は側副路や交通枝を捜索しその血管を介しワイヤをクロスすることも考慮．ワイヤクロス後は2.0mm程度のバルーンで低圧長時間拡張を行う．血管の穿孔や解離の際にも低圧長時間拡張で止血や解離腔の修復を行う．

● 結果・評価

左 PTA; 99%狭窄および左 ATA; 100%閉塞に対するEVTを施行した．
①左総大腿動脈より同側順行性に穿刺を行い，45cmのシースレスガイディングカテーテルを挿入した．まず，PTAに0.014"のガイドワイヤをクロスし，PTAの遠位部から近位部にかけて2.0mm径の長さ200mmのバルーンで低圧長時間の拡張（2-6気圧で5分程度）を数回行い良好な拡張が得られた（**Fig.2**）．

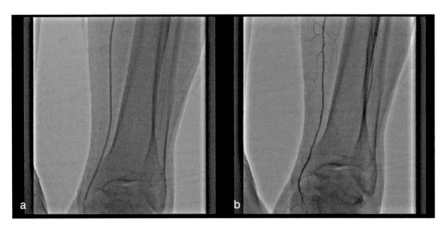

Fig.2 BK EVT
a バルーンでの低圧長時間拡張
b バルーンのみの拡張で良好な血流が得られた．

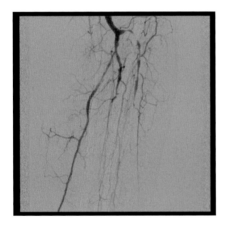

Fig.3 DSA 撮影
微細な血管を観察する．側副路やマイクロチャンネルを探す．

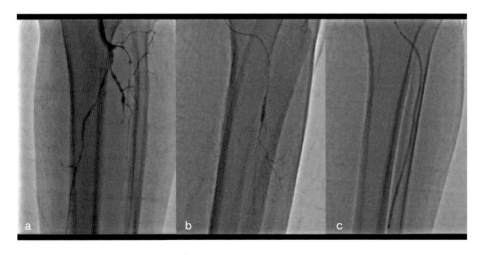

Fig.4 BK EVT
a 多方向から観察し造影確認を行いガイドワイヤを進める．
b マイクロカテーテルから血流の確認と先端造影を行う．
c ATA os から低圧長時間拡張

② 次に ATA の閉塞病変に対して治療を行うため DSA を撮影した（Fig.3）．0.014″ のワイヤとマイクロカテーテルでは病変部の血管蛇行と動脈硬化により先へ進めることが難しかったため，マイクロカテーテルと先端荷重 12.0g の 0.014″ ワイヤや先端が細く taper されているワイヤを使用しながら進め，時々マイクロカテーテルから血液の逆流の有無や先端造影で血流の確認を行いながら閉塞病変を貫通させた（Fig.4）．

③ ATA 近位部から中間部にかけて 2.0mm バルーンで拡張した．造影確認後，バルーンサイズを 2.5mm 径

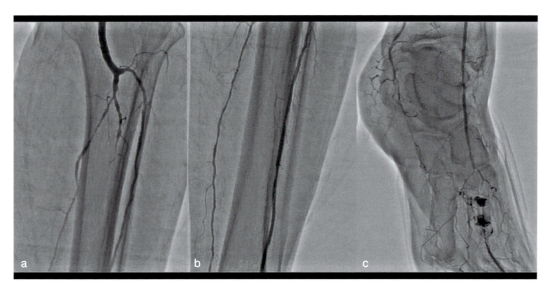

Fig.5 最終造影
拡張が良好であり，異常ないことを確認．

Table 1　result and evaluation-1

透視時間	44.5min
フレーム数	589
エアカーマ	75.03mGy
造影剤量	110ml
検査時間	118min

Table 2　result and evaluation-2

quality	good
cost	good
care	good

に変更し追加拡張をした（Fig.4）．最終造影にて拡張が良好であることとその他異常ないことを確認し，手技を終了した（Fig.5）．手技時間 142 分（Table 1, Table 2）．

左 PTA：99%　→　<25%
左 ATA：100%　→　<25%
SRPP（足背/足底）：治療前（30/36mmHg）→治療後（74/64mmHg）
ABI：治療前（0.76/0.91）→治療翌日（0.76/0.91）
その後，傷は徐々に改善した．退院時には治癒状態となった．

● 知見・考察

比較的ワイヤクロスは容易に行うことができた．潰瘍部分は踵であったため PTA の病変を治療することが重要となり，優先された．後脛骨動脈の病変部が改善してもバルーンのみの拡張では再狭窄や閉塞のおそれがあるため，直接栄養する血管だけでなく交通枝となっている血管の血流障害を解除しておくことも重要となる．

7. その他の症例

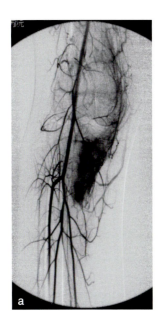
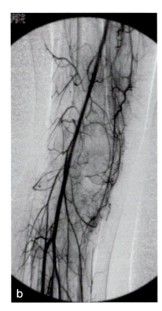

Fig.1 腫瘍に対する薬剤動注療法症例
a 動注前の膝窩動脈造影
b 2回動注後の膝窩動脈造影

● 四肢骨・軟部腫瘍症例

四肢骨・軟部腫瘍におけるIVRは，外科的手術での術中出血量減少を目的とした術前処置としてのTAE，腫瘍に対する薬剤動注療法などがある．薬剤動注療法は動注単独での治療は難しく，動注効果により腫瘍容積を縮小させての外科的摘出術や放射線治療との併用により施行される．

左脛骨部に発生した骨肉腫に対する薬剤動注療法を行った症例（**Fig.1**）を示す．動注前の膝窩動脈造影（**Fig.1a**）より腫瘍部位の強い濃染が認められ，1回動注後の造影より腫瘍部位の濃染が淡くなり，2回動注後の造影（**Fig.1b**）では濃染部位が大幅に縮小し，動注療法の効果が認められた．

四肢骨・軟部腫瘍での撮影の注意点

骨・軟部腫瘍はCT，MRIなどにより多くの診断情報が得られ，血管造影は良・悪性の鑑別，腫瘍の大きさや広がり，腫瘍血管の形状，支配血管の確定などを目的として行われる．特に，IVR時の血管撮影は腫瘍への栄養血管の評価が重要となるため，DSA撮影により腫瘍濃染像を鮮明に描出しなければならない．

また，薬剤動注療法を何度か繰り返す場合には，**Fig.1**で示すように治療ごとに同様な撮影条件，造影剤注入方法でDSA撮影することにより動注効果を比較することができる．DSA撮影プログラムは2-1f/s，造影剤注入条件は3ml/sで総量8mlにて撮影を行った．

● 四肢血管奇形症例

血管奇形には動静脈奇形や血管腫などがある．動静脈奇形の原因は，先天性によるものと外傷，悪性腫瘍，動脈瘤破裂によるものなどの後天性のものとがある．造影により，動静脈奇形は動脈から静脈への血液の流入出の状態と拡張蛇行する血管像が所見として得られる[1]．

血管奇形におけるIVRは，動静脈奇形での保存的治療として疼痛，潰瘍，出血などの症状を改善する目的で，TAEが行われる場合がある．

● 四肢動脈瘤

動脈瘤の発生原因により先天性と後天性に分類される．後天性要因には動脈硬化，外傷，動脈炎，細菌感染などさまざまなものがあり，形状には囊状，紡錘状，不整形のものがある．動脈瘤の発生の仕方や性状から3型に分けられ，真性動脈瘤は動脈壁自身が拡張して生じ，偽性動脈瘤は動脈が部分的に離断されて血管外に形成された血腫の壁が器質化し拡張した内腔が動脈腔と連続性を形成し，解離性動脈瘤は動脈壁の内膜の損傷部から血液が流入し内膜と中膜とが解離してその間に血腫を形成す

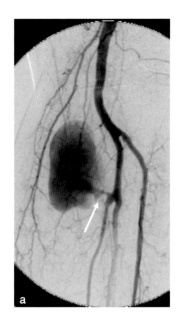
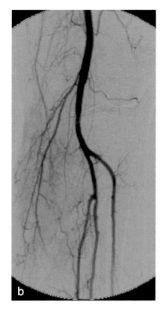

Fig.2 四肢動脈瘤の症例
a 術前の膝窩動脈造影
b 術後の膝窩動脈造影

る[2]．

左膝窩部の偽性動脈瘤の症例（Fig.2）を示す．左下肢動脈造影により，膝窩動脈より前脛骨動脈と後脛骨動脈が分岐し，後脛骨動脈起始部（Fig.2a 矢印）より動脈瘤が描出されている．手術を行う場合には，動脈瘤がどの血管より描出されているかは大変重要である．術後の膝窩動脈造影（Fig.2b）では，動脈瘤が消失している．

解離性動脈瘤の症例（Fig.3）を示す．左上腕動脈造影（Fig.3a）により解離性動脈瘤が描出されている．解離性動脈瘤の手術では，真腔が偽腔に入る entry と偽腔から真腔に戻る reentry の把握が重要になる．真腔が偽腔に入る entry（Fig.3b 矢印）と偽腔が真腔に戻る reentry（Fig.3c 矢印）が描出されている．一般的に偽腔（Fig.3a ①）は真腔（Fig.3a ②）より遅く造影され淡く描出されることが多い．

四肢動脈瘤での撮影の注意点

四肢動脈瘤の DSA 撮影では造影剤による熱感などでの体動によるモーションアーチファクトが起こらないように十分な固定と撮影前の患者への説明が必要である．また，解離性動脈瘤では真腔と偽腔，entry と reentry の把握が重要になるので血流の速度に合わせた撮影フレーム数の選択を行う．Fig.3 の DSA 撮影プログラムは 3f/s である．

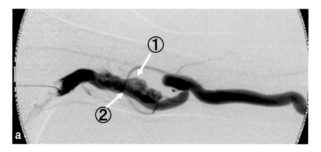
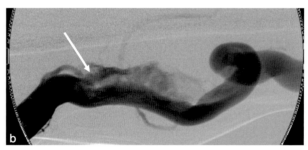
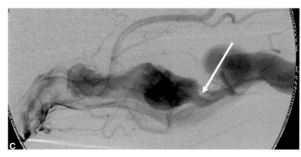

Fig.3 上肢の解離性動脈瘤の症例
a 左上腕動脈造影
b 矢印が entry
c 矢印が reentry

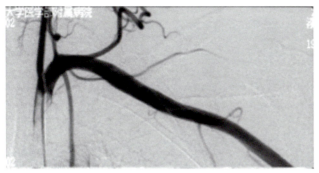
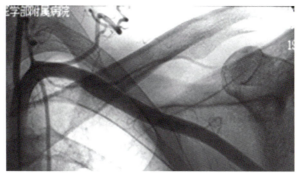

a

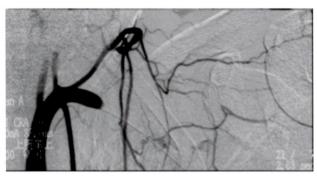
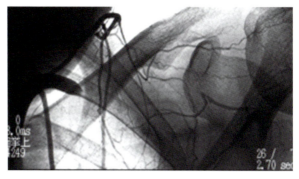

b

Fig.4　胸郭出口症候群の症例
a　左上肢を下げた状態（通常の状態）での鎖骨下動脈造影
b　左上肢を挙上した状態での鎖骨下動脈造影

● 四肢機能性疾患

　四肢の機能性疾患には血管のスパスム，Raynaud病，胸郭出口症候群，膝窩動脈捕捉症候群などがある[1]．Raynaud病は，手指・足趾の小動脈あるいは細動脈の収縮による一過性循環障害の繰り返しによる疾患であり，造影により壁の不整や閉塞はないが全般的に狭小化した動脈が描出される．

　胸郭出口症候群（Fig.4）は特殊な頭位あるいは肢位をとらせることにより，骨（頸肋，第一肋骨，鎖骨）や筋（斜角筋，小胸筋）による圧迫から上肢の主動脈の脈拍が減弱，途絶する．左上肢を下げた状態（通常の状態）での鎖骨下動脈造影（Fig.4a），左上肢を挙上した状態での造影（Fig.4b）を示す．左上肢を挙上しながら造影することにより，左鎖骨下動脈の途絶所見が得られた．

四肢機能性疾患での撮影の注意点

　胸郭出口症候群での血管撮影を行う際，患者の脈拍を触知しながら体位を決め，脈拍が弱くなった体位を維持しながら撮影を行うことが大切である．また，DSA撮影の場合には，途絶・狭窄部位を把握するため血管と骨を同時に描出するDA像の観察も重要である．

● 四肢静脈症例（腕頭・鎖骨下静脈）

　静脈の閉塞性疾患は主に大静脈系の血行が障害されるために起こる．上肢では上大静脈閉塞症候群が知られ，閉塞症が腋窩静脈，鎖骨下静脈，腕頭静脈などの閉塞を合併していることもある．臨床的には顔面，頸部，上肢のうっ血性静脈怒張および浮腫で呼吸困難を伴うこともある．PTAにより静脈の狭窄・閉塞を治療することにより症状は改善されるが，狭窄・閉塞の原因が腫瘍による場合には再狭窄をきたすことが多い．

　下肢では血栓が深部に発生する深部静脈血栓症があり，血栓症は上肢にみられることは少ない．形成された血栓が静脈内を移動し，肺動脈を閉塞させる肺塞栓症の原因となる．IVRによる血栓の吸引，溶解療法の施行，IVCフィルタを挿入し肺塞栓症の予防を行うことがある．

　左前腕内シャントによる慢性維持透析中に上肢の高度な浮腫を主訴に行った左腕頭静脈狭窄に対するPTA症例（Fig.5）を示す．左肘静脈を穿刺して造影したところ，左腕頭静脈は狭窄し（Fig.5a），後期相にて発達した側副血行路が描出された（Fig.5b）．カテーテルを狭窄部付近まで進めて撮影した左腕頭静脈造影（Fig.5c）にて高度な狭窄が認められた．10mm径，4cm長のバルーンにて前拡張され（Fig.5d），14mm径，4cm長の自己

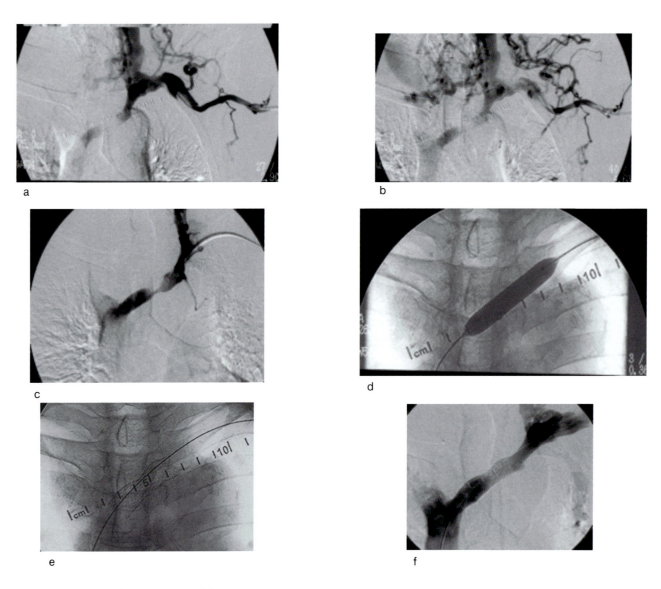

Fig.5　左腕頭静脈狭窄に対するPTA症例
a　左腕頭静脈造影　b　左腕頭静脈造影後期相　c　高度な狭窄の左腕頭静脈
d　バルーン拡張時　e　ステント挿入後　f　治療後の左腕頭静脈造影

拡張型ステントが挿入された（Fig.5e）．PTA後の造影では側副血行路がほぼ消失し良好な血流となり（Fig.5f），術後数日で上肢浮腫も改善された．

上大静脈閉塞症候群での撮影の注意点

　肘静脈を穿刺して造影剤の手注入による腕頭・鎖骨下静脈造影において，側副血行路が発達しているため本幹病変の描出が難しい症例が存在する．このような症例では，カテーテルを用い狭窄部近傍から選択的に静脈造影を行うことにより，狭窄率・狭窄長を正確に把握することが可能となる．PTAを施行する場合には，病変部の前後径，狭窄長が描出できるような撮影が必要となる．

● 透析シャントに対する治療

　慢性腎不全による透析患者は，糖尿病の増加や高齢化により増加傾向にあるため，透析シャントに対するIVRは増加している[3]．従来，透析シャントのトラブルに対し外科的に新たなシャントを再建していたが，透析療法や内科的治療の進歩に伴い透析期間が延長していることから，長期間のアクセス確保が必要になってきた．このため，外科的再建には制限があることから，IVRによる既存のシャントを維持することが重要になっている．透析シャントは前腕部に形成されることが多く，狭窄・閉塞は動静脈吻合部の静脈側に頻発し透析針穿刺部および鎖骨下静脈にも認められ，閉塞には血栓性と非血栓性が

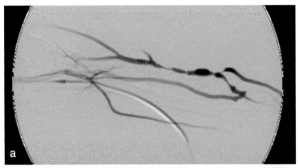
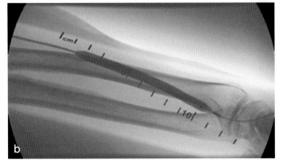
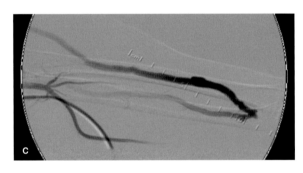

Fig.6　透析シャント不全に対する PTA
a　治療前の左肘動脈造影
b　バルーン拡張時
c　治療後の左肘動脈造影

ある．

透析シャント不全に対する IVR 症例（Fig.6）を示す．左前腕部透析シャント症例における左肘動脈造影（Fig.6a）により，橈骨動脈から動静脈吻合部，静脈側の狭窄部が描出されている．病変部は不規則に長区域の狭窄を有していたため，狭窄部に対し 6mm 径，8cm 長のロングバルーンにて拡張を行い（Fig.6b），PTA 後の橈骨動脈造影により拡張したシャント静脈（Fig.6c）が確認された．

透析シャント IVR 時での撮影の注意点

[1] 患者ポジショニング時に撮影および術者の手技環境に工夫する．Fig.7a に示すようなポジショニングにより撮影時のフレーミング，コリメーション，濃度補償フィルタの挿入などが容易となり画質確保に有効である．また，術者の作業環境改善のための補助板を挿入することにより，Fig.7b に示す通りにデバイスなどを安定的に保持するスペースを確保できる．

[2] 透析シャント IVR 時の血管造影は動脈側より穿刺を行い，動脈・動静脈吻合部・静脈と通常（順行性）の血流状態により病変部を診断することが重要である．静脈側より造影する場合には，動脈側の血流を遮断し造影剤を逆行性に注入するため，静脈径が大きくなることに注意が必要である．

[3] 穿刺部位と病変が近傍のため手注入で撮影が行われる．前腕部は被写体厚が薄いため，DSA 撮影時には造影剤（300mgI/ml）の 2～3 倍希釈を用いても十分なコントラストの画像が得られ，撮影プログラムは 2～3f/s にて撮影を行うが，血流が早いハイフローシャント時には撮影フレーム数を増やして撮影する．

[4] シャントは動脈と静脈を人工的に吻合するため，吻合部の血管が並走することがある．Fig.7c では矢印の部分が吻合部のようであるが，実際には Fig.7d の矢印が吻合部であり静脈側（小矢印）の部分に強度な狭窄

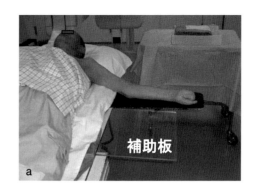
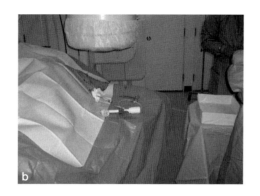
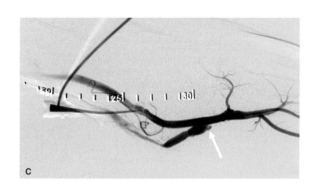
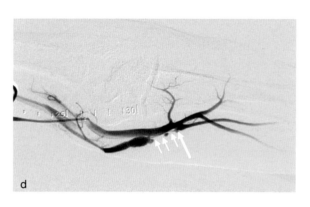

Fig.7 透析シャント PTA
a 補助具，補助板を使用したポジショニング
b 補助板による作業スペース確保
c 狭窄部が不明確
d 撮影角度の変更により狭窄部の描出

があり PTA 治療となっている．

⑤ 前腕部の PTA 症例では，被写体にメジャー（滅菌済み）を貼り撮影することにより，皮膚直下を走行する病変前後の静脈径や狭窄長を精度良く計測可能であり，治療部位の確認に役立つのでメジャーの使用は有用である．また，メジャーにより治療時のバルーンやステントの位置合わせが容易となり，位置確認造影が少なくなることにより造影剤の使用量も減少する．

参考文献

1) 草場　昭：新外科学大系 20A．中山書店，179-211：1990．
2) 勝部吉雄，鈴木宗治，石田　修・他：放射線医学大系 16．中山書店，3-180：1986．
3) 貞岡俊一：透析シャント不全に対する PTA．臨床放射線（臨時増刊号），51（11）：1662-1669；2006．

付　録
基準範囲

臨床検査のガイドライン JSLM 2012
（日本臨床検査医学会）

　本誌を発刊するにあたり，診療放射線技師が比較的苦手とする血液データの付録掲載を企画しました．しかし，血液データの基準範囲は，臨床検査関連の成書や学会によっても，値がかなり異なっており，どの値を引用すればよいのか決めかねる状況でした．

　出典を調べると，福岡県共通基準範囲や長野県共通基準範囲など，地域別に測定されたデータであったり，慶応病院および系列病院の基準範囲や九大病院職員検診データなどがあり，ばらつきの原因は，基準範囲を作成する際の母集団と測定法の違いによるところが大きいと考えられました．もともと血液データは，性別や住んでいる地域の気候や食べ物の違いにより値が異なり，全国共通の基準範囲設定が難しいのが現状のようです．

　そこで，現在，最も全国共通の基準範囲に近いと思われる，日本臨床検査医学会，標準化委員会が作成した「学生用共通基準範囲」を引用しました（学会 URL からダウンロード可）．したがって，この付録データの詳細については，日本臨床検査医学会のホームページを参照していただきたい．

　また，本ガイドラインによると，日本臨床検査医学会と関連学会が協力して共通基準範囲を設定中とのことであるが，現在は，全国共通の基準範囲がないため，特に混乱がみられる医学教育の場で使用することを目的とした「学生用共通基準範囲」を定めたとのことでした．このため「専門医からみると，やや簡略化しすぎと思われる数値もあるかもしれない．専門分野外での初回検査時に比較すべき基準範囲の概数と考えていただければ幸いである」と記載されている通り，概数と捉えていただきたい．

（出典：日本臨床検査医学会／臨床検査のガイドライン　JSLM 2012．付録）

領域		検査項目〈略語〉	検体	単位	学生用基準範囲*	学生用備考	作成者備考
血液学的検査	出血・凝固検査	出血時間	全血	min	5以下		臨床検査法提要第32版
		プロトロンビン時間〈PT〉	血漿	sec	10～12		易記憶数値化
				%	70～130		
				INR	0.9～1.1		
		活性化部分トロンボプラスチン時間〈APTT〉		sec	30～40（または基準対照の±5 sec）		臨床検査法提要第32版
		フィブリノゲン		mg/dL	200～400		臨床検査法提要第32版
		フィブリン分解産物〈FDP〉		µg/mL	5.0以下		臨床検査法提要第32版
		D-D ダイマー		µg/mL	1.0以下		臨床検査法提要第32版
		ヘモグロビンA 1C	全血	%	5.6未満（JDS値)	糖尿病学会2010新診断基準値JDS値：日本糖尿病学会の標品に基づく境界型＝5.6-6.0％糖尿病型＝6.1％以上	糖尿病学会2010境界型下限値 JDS値＋0.4％＝NGSP値（国際標準値）
		赤血球沈降速度		mm/hour	M：10未満 F：15未満		臨床検査法提要第32版
		赤血球数〈RBC〉		$10^6/\mu L$	M：4.0～5.5 F：3.5～5.0		易記憶数値化
		血色素測定〈Hb〉		g/dL	M：14～18 F：12～16		易記憶数値化
		ヘマトクリット値〈Ht〉		%	M：40～50 F：35～45		易記憶数値化
		平均赤血球容積〈MCV〉		fL	80～100		易記憶数値化
		平均赤血球ヘモグロビン〈MCH〉	全血	pg	30～35		易記憶数値化
		平均赤血球ヘモグロビン濃度〈MCHC〉		g/dL	30～35		易記憶数値化
		網赤血球〈Ret〉		%	0.2～2.0		易記憶数値化
		白血球数〈WBC〉		$10^3/\mu L$	3.5～9.0		易記憶数値化
	末梢血液像	桿状核好中球		%	0～5		易記憶数値化
		分葉核好中球			40～70		
		好酸球			1～5		
		好塩基球			0～1		
		単球			0～10		
		リンパ球			20～50		
		血小板数		$10^4/\mu L$	15～35		易記憶数値化
生化学的検査		アンモニア	血漿	µg/dL	50未満		慶応病院基準範囲
		チモール混濁反応〈TTT〉	血清	KU	5未満		臨床検査法提要第32版
		硝酸亜鉛試験〈ZTT〉		KU	4～12		臨床検査法提要第32版
		乳酸脱水素酵素〈LDH〉		U/L	120～220		慶応病院基準範囲
		アルカリホスファターゼ〈ALP〉		U/L	100～350		易記憶数値化
		γグルタミルトランスペプチダーゼ〈γ-GT〉		U/L	M：10～50 F：10～30		易記憶数値化
		コリンエステラーゼ〈ChE〉		U/L	200～450		易記憶数値化
		アミラーゼ		U/L	40～130		易記憶数値化
		クレアチンキナーゼ〈CK〉		U/L	M：60～250 F：50～170		慶応病院基準範囲
		CK-MB		U/L	25以下	カットオフ値	臨床検査法提要第32版
		浸透圧		mOsm/L	275～290		臨床検査法提要第32版
		総鉄結合能〈TIBC〉		µg/dL	250～450		易記憶数値化
		亜鉛		µg/dL	65～110		易記憶数値化
		ビタミンB12		pg/mL	250～950		基準範囲2008
		葉酸		ng/mL	2～10		易記憶数値化

	検査項目	検体	単位	基準範囲	備考	出典
生化学的検査	クレアチニン・クリアランス		mL/min	80〜140		準値2008
	インドシアニングリーン〈ICG〉試験（15分値）		%	10未満		臨床検査法提要第32版
	乳酸	全血	mg/dL	4〜16		臨床検査法提要第32版
	ピルビン酸	全血	mg/dL	0.3〜0.9		臨床検査法提要第32版
	フェリチン	血清	ng/mL	M：30〜300 F：10〜120		易記憶数値化
内分泌学的検査	成長ホルモン〈GH〉	血清	ng/mL	M：1.0 以下 F：5.0 以下		易記憶数値化
	黄体形成ホルモン〈LH〉	血清	mIU/mL	M：2〜5 F：卵胞期：2〜10 排卵期：5〜35 黄体期：1〜10 閉経後：10〜40		易記憶数値化
	副腎皮質刺激ホルモン〈ACTH〉	血漿	pg/mL	60以下		臨床検査法提要第32版
	卵胞刺激ホルモン〈FSH〉		mIU/mL	M：2〜10 F：卵胞期：5〜10 排卵期：5〜25 黄体期：1〜5 閉経後：25〜100		易記憶数値化
	プロラクチン〈PRL〉		ng/mL	M：5〜20 F：卵胞期、排卵期、黄体期：7〜40 閉経後：4〜25		慶応病院基準範囲
	甲状腺刺激ホルモン〈TSH〉	血清	μU/mL	0.3〜4.0		臨床検査法提要第32版
	トリヨードサイロニン〈T3〉		ng/mL	0.5〜2.0		易記憶数値化
	サイロキシン〈T4〉		μg/dL	5.0〜10.0		易記憶数値化
	遊離サイロキシン〈FT4〉		ng/dL	1.0〜2.0		易記憶数値化
	副甲状腺ホルモン〈PTH〉		pg/mL	10〜60		臨床検査法提要第32版
	コルチゾール		μg/dL	5〜20		易記憶数値化
	アルドステロン		pg/mL	30〜160		臨床検査法提要第32版
	エストラジオール〈E2〉		pg/mL	M：15〜35 F：卵胞期（前半）：20〜85 卵胞期（後半）：25〜350 排卵期：50〜550 黄体期：45〜300 閉経期：21以下		慶応病院基準範囲
	ガストリン		pg/mL	200 未満		易記憶数値化
	レニン活性〈PRA〉	血漿	ng/mL/hr	随時：0.5〜2.0（臥位）		臨床検査法提要第32版
	尿酸〈UA〉		mg/dL	M：3.5〜7.0 F：2.5〜6.0	日本痛風・核酸代謝学会の高尿酸血症・痛風治療のガイドラインでは、高尿酸血症は、性・年齢を問わず血清尿酸値が7.0 mg/dLを超えるものと定義されていることも留意する	易記憶数値化 基準範囲は性差がある
	総コレステロール〈TC〉		mg/dL	130〜220未満＊	上限値は病態識別値（動脈硬化性疾患診療ガイドライン2002年版）	下限値は易記憶数値化 上限値は病態識別値動脈硬化性疾患診療ガイドライン2002年版
	トリグリセリド〈TG〉		mg/dL	30〜150未満＊	上限値は病態識別値（動脈硬化性疾患診療ガイドライン2007年版）	下限値は福岡県五病院会1995上限値は病態識別値動脈硬化性疾患診療ガイドライン2007年

生化学的検査		HDL-コレステロール〈HDL-C〉	血清	mg/dL	40*〜100	下限値は病態識別値（動脈硬化性疾患診療ガイドライン2007年版）	下限値は病態識別値動脈硬化性疾患診療ガイドライン2007年版上限値は易記憶数値化。
		総ビリルビン〈T-Bil〉		mg/dL	0.2〜1.2*	上限値は病態識別値（体質性黄疸の鑑別上）	下限値は福岡県五病院会1995上限値は病態識別値体質性黄疸の鑑別上
		直接ビリルビン〈D-Bil〉		mg/dL	0.4未満		酵素法（アルフレッサ・ファーマ）九大病院職員検診1995
		間接ビリルビン〈I-Bil〉		mg/dL	0.8未満		臨床検査法提要第32版
		アスパラギン酸アミノトランスフェラーゼ〈AST〉		U/L	10〜35		易記憶数値化
		アラニンアミノトランスフェラーゼ〈ALT〉		U/L	5〜30*	上限値は病態識別値（病理学的所見上・日本肝臓学会 正常上限値）	下限値は易記憶数値化。上限値は病態識別値病理学的所見上・日本肝臓学会 正常上限値
		ナトリウム〈Na〉		mmoL/L	135〜145		易記憶数値化
		カリウム〈K〉		mmoL/L	3.5〜4.5		易記憶数値化
		ロール〈Cl〉		mmoL/L	100〜110		易記憶数値化
		カルシウム〈Ca〉		mg/dL	8.5〜10.0		易記憶数値化
		無機リン〈Pi〉		mg/dL	2.0〜4.0		易記憶数値化
		鉄〈Fe〉		μg/dL	M：60〜200 F：40〜180		易記憶数値化 易記憶数値化
	血液ガス分析	pH	全血		7.35〜7.45		臨床検査法提要第32版
		PaCO2		Torr	35〜45		
		PaO2		Torr	80〜100		
		HCO3-		mmoL/L	22〜26		
	腫瘍マーカー	α-フェトプロテイン〈AFP〉		ng/mL	20以下	カットオフ値	易記憶数値化
		癌胎児性抗原〈CEA〉		ng/mL	5以下		易記憶数値化
		糖鎖抗原19-9〈CA19-9〉		U/mL	37以下		臨床検査法提要第32版
		鎖抗原125〈CA125〉		U/mL	35以下		易記憶数値化
		SCC抗原〈SCC〉		ng/mL	1.5以下		臨床検査法提要第32版
		前立腺特異抗原〈PSA〉		ng/mL	4以下		臨床検査法提要第32版
免疫学的検査	自己抗体検査	抗ストレプトリジンO抗体価〈ASO〉	血清	単位	250以下		臨床検査法提要第32版
		寒冷凝集反応		倍	256未満		基準値2008（単位とIU/mLとが使用されている）
		抗核抗体価		倍	40未満		慶応病院基準範囲
	血漿タンパク疫学的検査	補体価〈CH50〉		U/mL	30〜50		易記憶数値化
		C3		mg/dL	70〜130		易記憶数値化
		C4		mg/dL	10〜30		易記憶数値化
		免疫グロブリンG〈IgG〉		mg/dL	800〜1700		臨床検査法提要第32版
		免疫グロブリンM〈IgM〉		mg/dL	30〜200		易記憶数値化
		免疫グロブリンA〈IgA〉		mg/dL	100〜400		易記憶数値化
		ハプトグロビン		mg/dL	20〜200		易記憶数値化
免疫学的検査		C反応性蛋白〈CRP〉	血清	mg/dL	0.1以下		九大病院職員検診2005

＊ 基準範囲は健常人（基準個体）が示す検査値（基準値）の正規分布95%信頼限界（中心値±2SD）で表現される。正確な定義に関しては，臨床病理45：1154-1159, 2002を参照のこと。今回参考のために収集した基準範囲は，福岡県共有基準範囲、慶応病院及び系列病院の基準範囲、長野県の共有基準範囲、アジア各国の基準範囲群（山口大学市原教授提供）、文献として臨床検査法提要第32版等である。ヘモグロビンA1cは日本糖尿病学会2010から出されている臨床判断値で、境界型の下限値を表記した。病態識別値は各学会（グルコース＝日本糖尿病学会、尿酸＝日本プリン・ピリミジン代謝学会コンセンサスカンファランス、トリグリセリド・HDL-C＝動脈硬化性疾患診療ガイドライン2007年版、総コレステロール＝動脈硬化性疾患診療ガイドライン2002年版、ALT＝日本肝臓学会 正常上限値）から出されている臨床判断値である。病態識別値には＊を付加している。＊＊ パニック値は施設、医師により異なるため、目安と考えていただきたい。参考：検査と技術 増刊号 緊急報告すべき検査結果のすべて．医学書院、2011

索引

【あ】

アクセスルート ▶ 81
アナフィラキシーショック ▶ 23
アモルファスセレン ▶ 34
アンギュレーション ▶ 143
安全管理 ▶ 55
イオジキサノール ▶ 24
イオヘキソール ▶ 24
胃腎シャント ▶ 152
医薬品医療機器総合機構 ▶ 52
医療機器管理 ▶ 49
陰性造影剤 ▶ 202
インフォームドコンセント ▶ 28
ウイリスの動脈輪 ▶ 76
ウインドウ（階調）処理 ▶ 205
液体塞栓物質 ▶ 61
壊死 ▶ 210
壊疽 ▶ 210
エプロン ▶ 46
エモーショナルサポート ▶ 51
エンドリーク ▶ 114，150
横静脈洞 ▶ 77
オクルージョンカテーテル ▶ 23，58
表パン ▶ 194
オルダミン ▶ 61，146

【か】

外頸動脈 ▶ 74
外腸骨動脈 ▶ 177
ガイディングカテーテル ▶ 58
ガイドワイヤ ▶ 57
潰瘍形成 ▶ 212，214
解離性動脈瘤 ▶ 218
カクテルサポート ▶ 50
隔離用ガウン ▶ 46
下肢動脈全長撮影 ▶ 183
画像を用いた病態予測 ▶ 28
下大静脈 ▶ 137
下大静脈フィルタ留置術 ▶ 154
下腸間膜動脈 ▶ 135
合併症 ▶ 27，202
カテーテル ▶ 57
カテーテル検査レポート ▶ 19
カラードプラ法 ▶ 17

カルテ記載 ▶ 140
間歇性跛行 ▶ 192
冠血流予備能比 ▶ 14
看護記録 ▶ 19
患者安全対策 ▶ 43
患者基本情報 ▶ 19
患者心理 ▶ 28
患者説明 ▶ 23
患者被曝管理 ▶ 43
患者被曝線量 ▶ 44
患者被曝低減対策 ▶ 44
患者へのアプローチと緊急時のチェックポイント ▶ 28
間接変換方式 ▶ 34
感染対策 ▶ 45
肝動脈 ▶ 143
眼動脈 ▶ 69
肝動脈造影CT ▶ 142
キーイメージ ▶ 30
キーデータ ▶ 30
キーテクニック ▶ 30
キーポイント ▶ 30
既往歴 ▶ 19
機械走査式 ▶ 14
機械的血栓回収デバイス ▶ 78
気管支動脈 ▶ 102，104
気管支動脈塞栓術 ▶ 108，120
機器管理 ▶ 52
機器の不具合・故障時の対応 ▶ 54
偽腔 ▶ 218
技術計画 ▶ 28
技術評価 ▶ 29
球状塞栓物質 ▶ 61，112
球状ビーズ ▶ 146
急性下肢虚血 ▶ 188
急性動脈閉塞 ▶ 188
胸部大動脈ステントグラフト内挿術 ▶ 108，114
胸部大動脈瘤 ▶ 104
胸部大動脈瘤に対するステントグラフト挿入術 ▶ 124
禁忌 ▶ 202
緊急時対応シミュレーション ▶ 49
金属コイル ▶ 62
経カテーテル動脈塞栓化学療法 ▶ 156
経頸静脈的肝内門脈静脈短絡術 ▶ 164
経頭蓋ドプラ血流計測・モニタリングシステム ▶ 21

頸動脈狭窄症 ▶ 78, 92
頸動脈ステント留置術 ▶ 81
経動脈性門脈造影 CT ▶ 142
外科的摘出術 ▶ 217
血圧 ▶ 21
血管系 IVR ▶ 138
血管形成術 ▶ 192
血管腫 ▶ 217
血管超音波検査 ▶ 16
血管内酸素飽和度 ▶ 21
血栓回収デバイス ▶ 59
血栓吸引デバイス ▶ 58
血栓吸引療法 ▶ 113
血栓破砕療法 ▶ 113
血栓溶解療法 ▶ 113
検査結果 ▶ 19
検査説明 ▶ 140
検査前情報 ▶ 19
研修 ▶ 55
原発性アルドステロン症 ▶ 172
現病歴 ▶ 19
後下小脳動脈 ▶ 74
後脛骨動脈 ▶ 180, 210
後交通動脈 ▶ 69, 76
交叉循環撮影 ▶ 81
後大脳動脈 ▶ 75
光電子増倍管 ▶ 5
後腹膜血腫 ▶ 186
硬膜動静脈瘻 ▶ 78, 98
ゴーグル ▶ 46
コーンビーム CT ▶ 78
固形塞栓物質 ▶ 59
個人的エラー ▶ 48
個人防護具 ▶ 46
骨盤外傷 ▶ 186
骨盤骨折 ▶ 168, 186
骨盤動脈 ▶ 136
コミュニケーションエラー ▶ 48
コ・メディカル ▶ 50

【さ】
鎖骨下静脈の解剖 ▶ 106
サチュレーション ▶ 21
撮影技術計画 ▶ 26
撮影フレームレート ▶ 141
シースイントロデューサー ▶ 57
シェファードフックカテーテル ▶ 21
自家凝血塊 ▶ 146
しきい線量 ▶ 43

子宮動脈塞栓術 ▶ 186
事故報告 ▶ 48
四肢の機能性疾患 ▶ 219
持続性陰茎勃起症 ▶ 186
膝窩動脈 ▶ 179
膝下動脈 ▶ 210
自動露出機構 ▶ 5
斜位撮影 ▶ 182
シャントポイント ▶ 83
重症下肢虚血 ▶ 212
重症虚血肢 ▶ 181
手指衛生 ▶ 46
主訴 ▶ 19
出血性ショック ▶ 186
術前カンファレンス ▶ 139
腫瘍濃染 ▶ 184
消化管出血 ▶ 160
上矢状静脈洞 ▶ 77
上小脳動脈 ▶ 74
上大静脈の正常解剖 ▶ 107
上大静脈閉塞症候群 ▶ 219
上腸間膜動脈 ▶ 135
情報の管理 ▶ 26
ショートカンファレンス ▶ 29
食道動脈 ▶ 102
腎機能障害 ▶ 208
腎機能評価 ▶ 19
真腔 ▶ 218
心電図 ▶ 21
腎動脈 ▶ 143
心拍数 ▶ 21
深部静脈血栓 ▶ 118
深部静脈血栓症 ▶ 219
診療録情報 ▶ 19
ステッピング DSA ▶ 182
ステントアシストコイル ▶ 81
ステントグラフト内挿術 ▶ 148
ステント・バルーン ▶ 59
ストリークアーチファクト ▶ 8, 158
生化学検査情報 ▶ 19
ゼラチンスポンジ ▶ 59, 112, 146
前下小脳動脈 ▶ 74
前脛骨動脈 ▶ 180, 210
前交通動脈 ▶ 76
洗浄性硬化剤 ▶ 146
浅側頭動脈 ▶ 74
浅大腿動脈 ▶ 177
前大脳動脈 ▶ 72
前脈絡叢動脈 ▶ 69

線量限度 ▶ 45
造影剤 ▶ 24
造影剤希釈 ▶ 24
造影剤腎症 ▶ 13
造影剤注入条件 ▶ 25, 141
造影剤漏出 ▶ 186
総頸動脈 ▶ 69
総合技術評価 ▶ 29
臓側枝 ▶ 102
総大腿動脈 ▶ 177
総腸骨動脈 ▶ 135, 144, 177
塞栓物質 ▶ 59, 145

【た】
大腿深動脈 ▶ 177
大動脈瘤 ▶ 102
ダイナミックレンジ ▶ 3, 36
体表エコーとIVUSの活用 ▶ 201
タイムアウト ▶ 29
他院からの情報提供内容 ▶ 19
多軸駆動機構 ▶ 7
炭酸ガス ▶ 202
チーム医療 ▶ 50, 52
チームエラー ▶ 48
知識の習得 ▶ 55
中硬膜動脈 ▶ 74
中大脳動脈 ▶ 73
超選択的血管造影法 ▶ 141
直接変換方式 ▶ 34
低圧長時間拡張 ▶ 212
低浸透圧造影剤 ▶ 24
テクニカルサポート ▶ 50
テクニカルディスカッション ▶ 30
デジタル画像 ▶ 33
デタッチャブルコイル ▶ 62
手袋 ▶ 46
デュアルインジェクタ ▶ 25
天井懸垂式 ▶ 6
同時併用療法 ▶ 184
動静脈奇形 ▶ 217
等浸透圧造影剤 ▶ 24
透析シャント不全 ▶ 221
同側順行性 ▶ 212
動注化学療法 ▶ 184
頭部血管用カテーテル ▶ 21

【な】
内頸静脈の正常解剖 ▶ 106
内頸動脈 ▶ 69

ナイダス ▶ 78
内腸骨動脈 ▶ 177
内服薬情報 ▶ 27
日常点検 ▶ 53
入院経過 ▶ 19
乳酸アシドーシス ▶ 28
ノイズ ▶ 37
脳梗塞 ▶ 84
脳動静脈奇形 ▶ 78, 96
脳動脈瘤 ▶ 78, 88
脳動脈瘤塞栓術 ▶ 81
濃度補償フィルタ ▶ 183

【は】
肺血栓塞栓症 ▶ 116
肺静脈の走行 ▶ 105
肺動静脈奇形 ▶ 112
肺動脈塞栓術 ▶ 108, 112
肺動脈の走行 ▶ 105
バイプレーン撮影 ▶ 6
肺塞栓症 ▶ 219
薄膜トランジスタ ▶ 36
針刺し事故対策 ▶ 47
バルーン付カテーテル ▶ 58
バルーン閉塞下逆行性経静脈的塞栓術 ▶ 152
パルクス ▶ 65
パルスドプラ法 ▶ 17
ハレーション ▶ 3
ハレーション防止用のボーラス ▶ 183
非イオン性ヨード造影剤 ▶ 202
ビーズ ▶ 112
ビームハードニングアーチファクト ▶ 8
ビグアナイド系糖尿病薬 ▶ 28
鼻腔血管腫 ▶ 86
非血管系IVR ▶ 138
腓骨動脈 ▶ 180, 210
左鎖骨下動脈 ▶ 101
左総頸動脈 ▶ 101
左副腎静脈用カテーテル ▶ 173
左腕頭静脈狭窄に対するPTA ▶ 219
ピッグテールカテーテル ▶ 23
被曝管理 ▶ 44
被曝の影響 ▶ 43
皮膚灌流圧測定 ▶ 208
ヒヤリ・ハット報告 ▶ 47
標準予防策 ▶ 45
病態変化 ▶ 27
品質管理 ▶ 52
品質保証 ▶ 52

フィルタ ▶ 81, 139
フィルタデバイス ▶ 92
フェイスシールド ▶ 46
不均等被曝 ▶ 45
副腎静脈採血 ▶ 172
副腎皮質刺激ホルモン ▶ 172
腹部大動脈 ▶ 133
腹部大動脈瘤ステントグラフト内挿術 ▶ 178
ブスコパン ▶ 162
腹腔動脈 ▶ 133
フットケアチーム ▶ 181
プラーク ▶ 14
ブランクロードマップ ▶ 81, 90
ブリーフィング ▶ 29
プルスルーテクニック ▶ 213
フレームレート ▶ 82
ベアリングレス ▶ 4
壁側枝 ▶ 101
ヘルスケア・リスク・マネジメント ▶ 47
放射線安全管理 ▶ 43
放射線管理 ▶ 49
放射線障害 ▶ 43
放射線治療 ▶ 184, 217
放射線取扱説明 ▶ 55
放射線皮膚障害 ▶ 44
放射線防護 ▶ 44
放射線防護の三原則 ▶ 49
ポジショニング ▶ 141, 206

【ま】
マイクロカテーテル ▶ 58
マスク ▶ 46
マスク画像加算 ▶ 205

末梢保護デバイス ▶ 58
ミカエルソン ▶ 23
右副腎静脈用カテーテル ▶ 173
ミスレジストレーションアーチファクト ▶ 160, 169, 183
無水 alcohol ▶ 61
無水エタノール ▶ 146
メディカルスタッフ ▶ 50
モーションアーチファクト ▶ 183
門脈 ▶ 136

【や】
薬剤禁忌情報 ▶ 27
薬剤動注療法 ▶ 217
歪み ▶ 36
ヨウ化セシウム ▶ 34
陽性造影剤 ▶ 202

【ら】
ラジオ波焼灼療法 ▶ 156
リカーシブフィルタ処理 ▶ 37
離脱式バルーン ▶ 113
リピオドール ▶ 62, 146
リマスク処理 ▶ 160, 186
流出静脈 ▶ 78
流入動脈 ▶ 78
両方向性アプローチ ▶ 202
臨床情報からの病態予測 ▶ 27
臨床評価 ▶ 29
連続波ドプラ法 ▶ 17

【わ】
ワーキングアングル ▶ 80
腕頭動脈 ▶ 101

【A】

abdominal aorta ▶ 133
ABI ▶ 192
ACTH ▶ 172
Adamkiewicz 動脈 ▶ 111
adrenal venous sampling: AVS ▶ 172
AEC ▶ 5
ALI ▶ 188
Allcock 法 ▶ 81
Amplatzer: vascular plug ▶ 113
angio CT ▶ 142
angiosome ▶ 180, 210
anterior cerebral artery ▶ 72
anterior choroidal artery ▶ 69
anterior communicating artery: Acom ▶ 72, 76
anterior inferior cerebellar artery: AICA ▶ 74
AO/OTA 分類 ▶ 169, 171
ARALA ▶ 49
a-Se ▶ 34
ATA ▶ 180, 210

【B】

Balloon ▶ 116
balloon-occluded retrograde transvenous obliteration: B-RTO ▶ 152
below the ankle: BA ▶ 180
below the knee: BK ▶ 180, 210
bi directional wiring approach ▶ 202
BK-EVT ▶ 212
bronchial arterial embolization: BAE ▶ 120

【C】

carotid stenosis ▶ 92
CBCT ▶ 143, 157, 158
CDC ガイドライン ▶ 45
celiac artery ▶ 133
cerebral aneurysm ▶ 88
cerebral arteriovenous malformation: AVM ▶ 96
cerebral infarction ▶ 84
CFA ▶ 177, 179
CIA ▶ 177
CKD ▶ 201
common carotid artery ▶ 69
common iliac artery ▶ 135
cone beam CT ▶ 8, 143
contrast induced nephropathy: CIN ▶ 13
Crawford 分類 ▶ 132
critical limb ischemia: CLI ▶ 181, 212
CsI ▶ 34

CT during arterial portography: CTAP ▶ 142
CT during hepatic arteriography: CTHA ▶ 142
CTO ▶ 180
CT 検査 ▶ 19
cut-off sign ▶ 117
C アーム ▶ 5

【D】

DA ▶ 33, 182
degradable starch microspheres ▶ 59
DFA ▶ 177, 179
DICOM ▶ 39
digital angiography ▶ 182
Digital Imaging and Communications in Medicine ▶ 39
digital subtraction angiography ▶ 182
draining vein ▶ 78
DR システム ▶ 33
DSA ▶ 33, 177, 182, 202
DSM ▶ 59
dural arteriovenous fistula: dAVF ▶ 98

【E】

ECHO guide ▶ 180
EIA ▶ 177
endovascular aneurysm repair: EVAR ▶ 148
endovascular therapy: EVT ▶ 194
ethanolamine oleate ▶ 61
external carotid artery ▶ 74

【F】

feeder artery ▶ 78
filling defect ▶ 117
flat panel detector: FPD ▶ 5, 33
Fogarty による血栓除去術 ▶ 188
Fontaine ▶ 177
fraction flow reserve: FFR ▶ 14
fusion image ▶ 11

【G】

Galen 大静脈 ▶ 77

【H】

Health Information and Communication Standards Board: HELICS ▶ 40
Health Level 7 ▶ 39
Heubner 反回動脈 ▶ 72
HL7 ▶ 39
Hybrid OR ▶ 191

【I】

IHE ▶ 39
IIA ▶ 177
iliac EVT ▶ 201
image intensifier: I.I ▶ 5
inferior mesenteric artery ▶ 135
inferior vena cava filter placement ▶ 154
inferior vena cave ▶ 137
Integrating the Healthcare Enterprise ▶ 39
internal carotid artery ▶ 69
International Subarachnoid Aneurysm Trial: ISAT ▶ 62
IVC フィルタ ▶ 219
IVR-CT 装置 ▶ 12
IVUS ▶ 14，194

【K】

key data ▶ 26，30
key image ▶ 26，30
key point ▶ 26，30
key technique ▶ 26，30

【L】

landing zone ▶ 114

【M】

Matas 法 ▶ 81
Medical waveform Format Encoding Rules ▶ 39
MFER ▶ 39
microspheres ▶ 61
middle cerebral artery ▶ 73
middle meningeal artery: MMA ▶ 74

【N】

nasal cavity hemangioma ▶ 86
N-butyl-2-cyanoacrylate: NBCA ▶ 146
needle guide ▶ 11
Neg/Pos ▶ 204
non stent zone ▶ 180
non-vascular IVR ▶ 138

【O】

Onyx ▶ 63，96
ophtahlmic artery ▶ 69

【P】

PA ▶ 180，210
PAD-EVT ▶ 178
parallel wire ▶ 199
PDI ▶ 40
peak 値加算画像処理 ▶ 203
pelvic fracture ▶ 168
Penumbra ▶ 84
perforation ▶ 202
peripheral artery disease: PAD ▶ 177
PMDA ▶ 52
polyvinyl alcohol ▶ 61
pop ▶ 179
Portable Data for Imaging ▶ 40
portal vein ▶ 136
posterior cerebral artery ▶ 75
posterior communicating artery: Pcom ▶ 69，76
posterior inferior cerebellar artery: PICA ▶ 74
pressure wire ▶ 14
PTA ▶ 180，192，210
pulmonary thromboembolism ▶ 116
PVA ▶ 61

【Q】

quality assurance: QA ▶ 52
quality control: QC ▶ 52

【R】

reentry ▶ 218
RFA ▶ 156
roadmap のマスク画像 ▶ 209
Rutherford ▶ 177

【S】

SFA ▶ 177，179
shotgun stenting ▶ 199
skin re-perfusion pressure：SRPP ▶ 208
S/N ▶ 203
Stiffwire ▶ 116
sub intimal space ▶ 199
superficial temporal artery: STA ▶ 74
superior cerebellar artery: SCA ▶ 74
superior mesenteric artery ▶ 135

【T】

TAE ▶ 184
TASC Ⅱ ▶ 196
TFT ▶ 36
thoracic endovascular aortic repair: TEVAR ▶ 104，108，114，124
t-PA ▶ 116

transcatheter arterial chemo-embolization: TACE ▶ 156
transjugular intrahepatic portosystemic shunt: TIPS ▶ 164
TREVO ▶ 84
true lumen ▶ 199

【U】
uterine artery embolization: UAE ▶ 186

【V】
vascular IVR ▶ 138

【X】
X線管 ▶ 4
X線高電圧発生装置 ▶ 3

【数字】
3D-DSA ▶ 78
3D road map ▶ 11
3D rotation angiography: 3DRA ▶ 8
4つのkey ▶ 26, 30
5つのP徴候 ▶ 190

血管画像技術 完全ガイドブック
—— 頭頸部・胸部・腹部・四肢 ——

価格はカバーに表示してあります

2015年8月18日　第一版 第1刷 発行

編　者	循環器画像技術研究会 ©
編　著	加藤　京一
発行人	古屋敷　信一
発行所	株式会社 医療科学社
	〒113-0033　東京都文京区本郷3-11-9
	TEL 03(3818)9821　　FAX 03(3818)9371
	ホームページ　http://www.iryokagaku.co.jp
	郵便振替　00170-7-656570

ISBN978-4-86003-461-0　　　　　（乱丁・落丁はお取り替えいたします）

本書の複製権・翻訳権・上映権・譲渡権・公衆送信権（送信可能化権を含む）は（株）医療科学社が保有します。

JCOPY　＜(社)出版者著作権管理機構　委託出版物＞

本書の無断複写は著作権法上での例外を除き，禁じられています。複写される場合は，そのつど事前に(社)出版者著作権管理機構（電話 03-3513-6969，FAX 03-3513-6979，e-mail: info@jcopy.or.jp）の許諾を得てください。

Technology for Vascular Imaging---Perfect Guide Book
----Head and Neck, Chest, Abdomen and Pelvis, Limbs----
Iryokagakusha